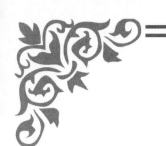
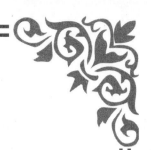

广东省中药配方颗粒标准

（第三册）

广东省药品监督管理局　编

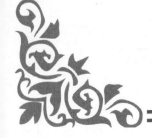

SPM 南方传媒　广东科技出版社
全国优秀出版社
·广州·

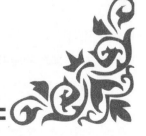

图书在版编目（CIP）数据

广东省中药配方颗粒标准. 第三册 / 广东省药品监督
管理局编. —广州：广东科技出版社，2023.4
　　ISBN 978-7-5359-7972-8

　　Ⅰ．①广…　Ⅱ．①广…　Ⅲ．①中成药—颗粒剂—
标准—广东　Ⅳ．①R286-65

中国版本图书馆CIP数据核字（2022）第187610号

广东省中药配方颗粒标准（第三册）
Guangdong Sheng Zhongyao Peifangkeli Biaozhun（Di-san Ce）

出 版 人：严奉强
责任编辑：杜怡枫
责任校对：陈　静
责任印制：彭海波
出版发行：广东科技出版社
　　　　　（广州市环市东路水荫路11号　邮政编码：510075）

销售热线：020-37607413
http://www.gdstp.com.cn
E-mail：gdkjbw@nfcb.com.cn

经　　销：广东新华发行集团股份有限公司
印　　刷：广州市东盛彩印有限公司
　　　　　（广州市增城区太平洋工业区太平洋十路2号　邮政编码：511300）

规　　格：889 mm×1 194 mm　1/16　印张18.5　字数400千
版　　次：2023年4月第1版
　　　　　2023年4月第1次印刷
定　　价：198.00元

如发现因印装质量问题影响阅读，请与广东科技出版社印制室联系调换（电话：020-37607272）。

前　言

　　根据《国家药品监督管理局　国家中医药管理局　国家卫生健康委员会　国家医疗保障局关于结束中药配方颗粒试点工作的公告》和《广东省药品监督管理局办公室关于加快推进中药配方颗粒标准制修订工作的通知》的要求，2021年2月19日，广东省药品监督管理局组织广东省药品检验所（以下简称省药检所）起草并发布了《广东省药品监督管理局关于发布〈广东省中药配方颗粒质量控制与标准制定技术要求（试行）〉〈广东省中药配方颗粒标准增补工作程序及申报资料要求（试行）〉的通告》，全面启动广东省中药配方颗粒质量标准的审核工作。2021年省药检所共完成283个中药配方颗粒品种的质量标准审核，发布256个中药配方颗粒品种的质量标准。在广东省中药配方颗粒标准发布后，国家药典委员会发布了49个同品种的国家标准。

　　2022年，广东省药品监督管理局组织省药检所对已发布的207个广东省中药配方颗粒标准开展编辑出版工作（国家药典委员会已发布的49个标准不予收载），其中，104个标准收录在《广东省中药配方颗粒标准（第三册）》，103个标准收录在《广东省中药配方颗粒标准（第四册）》。在有关部门和中药配方颗粒标准相关申报单位的积极配合下，经项目组全体人员的不懈努力，高质量地完成了编纂工作。与《广东省中药配方颗粒标准（第一册）》《广东省中药配方颗粒标准（第二册）》比较，《广东省中药配方颗粒标准（第三册）》《广东省中药配方颗粒标准（第四册）》参照《中华人民共和国药典》2020年版（以下简称《中国药典》）的编写体例，对标准正文的格式和用语进行了规范；按照《中药配方颗粒质量控制与标准制定技术要求》《广东省中药配方颗粒质量控制与标准制定技术要求（试行）》的要求，增加了标准汤剂的研究，并以其为桥接，所有药学研究均须与标准汤剂进行对比，考察单味中药配方颗粒与其相对应的单味中药饮片临床汤剂是否基本一致；规定了出膏率范围，使得辅料与中间体之比一般不超过1∶1；增加了特征图谱/指纹图谱的测定，作为区分不同基原、不同炮制方法及其混淆品的专属性鉴别。

　　本册标准的编纂工作时间紧、任务重，难免出现不足或有待提高之处，希望各有关单位和广大读者提出宝贵意见，以便进一步完善，不断提高我省质量标准水平。

　　相同品种的配方颗粒国家药品标准颁布实施后，本册相应品种的标准即行废止，不再另行通知。

广东省药品监督管理局

目　录

广东省中药配方颗粒标准历史沿革

（一）

我国中医药事业的发展，从《黄帝内经》时代奠定的中医药理论与实践基础，到以张仲景《伤寒论》为代表的经典医籍建立的辨证施治、随证加减的中医临床实践思想，再到今天，经历了数千年的积累，形成了中医药独特的治疗体系与中药汤剂水煎用药的特点。

20世纪末到21世纪初，中医药事业的发展进入了一个以现代化、标准化为主题的新时期。在对传统中医药的传承与发展中，中药配方颗粒作为一种新的用药方式，遵循着"继承不泥古，创新不离宗"的现代化与标准化目标与原则应运而生。

中药配方颗粒是由单味中药饮片经水加热提取、分离、浓缩、干燥、制粒而成的颗粒，在中医药理论指导下，按照中医临床处方调配后，供患者冲服使用。

中药配方颗粒通过工业化、产品化，在很大程度上解决了传统饮片煎煮不方便的问题，在传承中药汤剂的同时，也完成了对中药饮片传统用药方式的一次超越。

（二）

1. 1993年，国家中医药管理局前瞻性地提出并确立了"中药配方颗粒的研制与开发"项目，同年确认了首批全国中药饮片剂型改革生产基地和中药配方颗粒研究开发试点单位。

同年，国家中医药管理局回复广东省中医药管理局"关于建立中药配方颗粒生产基地的可行性论证报告"，同意将广东一方制药有限公司列为国家中医药管理局医政司中药饮片改革基地，指示按照科工贸一体化原则，加强组织管理，首先在广东省范围内形成生产、供销网络，有计划、有步骤地试行中药饮片改革，并及时研究试行情况，以便在更大范围内推广应用。

2. 1994年，国家中医药管理局确定广东一方制药有限公司为国家中医药管理局中药配方颗粒研究开发试点单位。

3. 1995—1996年，在中华人民共和国国家科学技术委员会、中华人民共和国卫生部的高度重视和领导下，国家中医药管理局颁发了《中药配方颗粒科研规范》，启动了中药配方颗粒的研制与开发，研发项目被列为国家中医药管理局、广东省重大科技项目和国家级高科技领域产业化"火炬计划"项目。广东省中医药工程技术研究院（原广东省中医研究所）和广东一方制药有限公司围绕项目开展了系统的制备工艺、质量标准、临床疗效对比观察等研究。

4. 1997年，国家中医药管理局在广州召开了全国中药配方颗粒研讨会。会议认为，中药配方颗粒适应快节奏社会人们看中医、用中药的需要，可以更好地发挥中药饮片的优势，是一个重大改革和变革，是我国中医药学说在20世纪取得重大发展的标志之一。同年，广东省中医药管理局同意将中药配方颗粒在广东省部分医疗机构逐步推广使用，要求在临床使用过程中积极开展科研协作，注意系统收集临床资料，不断总结经验，提高产品质量，促进中药饮片改革工作。此外，中药配方颗粒在试点医疗机构推广应用报价得到广东省物价局核准和备案，产品在广东省60余家省、地、市级综合医院推广应用。

5. 1998年，国家中医药管理局同意由广东省中医药工程技术研究院和广东一方制药有限公司牵头，建立中药配方颗粒临床科研协作网。

6. 1999年，广东省卫生厅和广东省中医药管理局联合下发《关于在全省扩大应用中药配方颗粒的通知》，指出中药配方颗粒项目自1994年国家中医药管理局批准立项和中华人民共和国国家科学技术委员会将其列为国家"火炬计划"项目以来，广东省中医药工程技术研究院和广东一方制药有限公司应用高新技术对项目进行了近5年的系统研究与开发，研制出400多种中药配方颗粒并投入工业化批量生产。通知决定在广东省医疗机构扩大应用中药配方颗粒。

7. 2001年，为规范中药配方颗粒管理，国家药品监督管理局将以往诸如"中药浓缩颗粒""精制颗粒""免煎饮片"等称谓，统一定名为"中药配方颗粒"，同时颁发了《中药配方颗粒管理暂行规定》，并规定中药配方颗粒从2001年12月1日起纳入中药饮片管理范畴，并采取试点企业研究、生产和试点医疗机构使用的管理方式。同年，国家药品监督管理局首次确定广东一方制药有限公司和江苏天江药业有限公司为国内两家中药配方颗粒试点生产企业。两家企业生产近600种中药配方颗粒供试点医院临床调剂使用。

8. 2002年，国家药品监督管理局批准华润三九医药股份有限公司为中药配方颗粒试点生产企业。至此，广东一方制药有限公司和华润三九医药股份有限公司先后成为广东省辖区内的国家级"中药配方颗粒试点生产企业"。

9. 2006—2008年，由广东省中医药工程技术研究院和广东一方制药有限公司共同承担的

"中药配方颗粒共性关键制剂技术及其产业化研究"和"中药配方颗粒质量标准研究的技术要求和指导原则"，被列为中华人民共和国科学技术部"十一五"科技支撑项目。

10．2007年3月，由广东省中医药工程技术研究院和广东一方制药有限公司共同承担的中医药专项"100种中药配方颗粒的专属性检测方法和质量标准示范研究"通过了国家中医药管理局的验收。

11．中药配方颗粒产业发展迅速且临床应用范围日益扩大，但由于种种原因，产品仍然处于被当作科研样品在临床上"试点"应用的状态，没有统一可控的法定质量标准，致使不仅难以规范企业生产、临床使用和科学监管，而且面临着监管部门、非试点生产企业和医疗机构及社会公众等多方面的压力。为此，2008年以来，国家食品药品监督管理局多次组织相关部门与企业研究加强中药配方颗粒监管的思路与方案，重点强调以统一的法定标准作为监管的依据。

12．广东省为最大的中药配方颗粒试点省份，因此广东省食品药品监督管理局高度重视中药配方颗粒标准制定工作。2009年10月，广东省食品药品监督管理局指示广东省食品药品检验所启动《广东省中药配方颗粒质量标准研究规范（试行）》的起草工作，该规范于2010年10月起草完毕并正式颁布试行。

13．《广东省中药配方颗粒标准研究规范（试行）》正式颁布实施后，华润三九医药股份有限公司与广东省食品药品质量研究所合作完成了100个配方颗粒品种质量标准的起草工作，为中药配方颗粒省级标准出台迈开了关键的第一步。之后，广东一方制药有限公司也积极参与省级标准起草工作。广东省食品药品检验所完成了标准复核任务，并组织审评，对标准进行规范和统一，形成广东省统一的中药配方颗粒标准。

14．2011年中药配方颗粒项目纳入广东省"十二五"规划。

15．2012年10月广东省食品药品监督管理局正式颁布《广东省中药配方颗粒标准（第一册）》，并自2013年1月1日起执行，为全国第一部地方性法定配方颗粒标准。

16．2013年，为进一步落实广东省"十二五"规划，广东省食品药品监督管理局启动了《广东省中药配方颗粒标准（第二册）》的编撰工作。该册标准的起草和复核得到了广东省食品药品监督管理局领导的大力支持，广东省中医药工程技术研究院、广东一方制药有限公司和华润三九医药股份有限公司积极配合，于2014年8月顺利完成了《广东省中药配方颗粒标准（第二册）》的编撰工作。

17．2016年2月，国务院印发了《中医药发展战略规划纲要（2016—2030年）》，提出"完善中药质量标准体系"，明确将中药配方颗粒纳入国家中医药发展战略规划内容之中。同年8月，国家药典委员会发布了《中药配方颗粒质量控制与标准制定技术要求（征求意见稿）》，全面启动中药配方颗粒国家标准研究。

18. 2021年1月，国家药品监督管理局正式发布《中药配方颗粒质量控制与标准制定技术要求》，以规范中药配方颗粒的质量控制与标准研究。同年2月，国家药品监督管理局、国家中医药管理局、国家卫生健康委员会和国家医疗保障局联合发布《关于结束中药配方颗粒试点工作的公告》，规定2021年11月1日起结束20多年的中药配方颗粒试点工作，对中药配方颗粒品种实施备案管理，其质量监管纳入中药饮片管理范畴。

19. 2021年2月，广东省药品监督管理局发布了《广东省中药配方颗粒质量控制与标准制定技术要求（试行）》和《广东省中药配方颗粒标准增补工作程序及申报资料要求（试行）》，广东省成为全国第一个发布省级中药配方颗粒标准制修订指导原则和技术要求的省份。

20. 2021年，广东省药品检验所审核标准283个，其中公示标准266个，发布标准256个，发布的标准数量位居全国第一。

（三）

《广东省中药配方颗粒标准（第三册）》收载中药配方颗粒质量标准104个品种，《广东省中药配方颗粒标准（第四册）》收载中药配方颗粒质量标准103个品种，均为中医临床处方常用品种，收载品种的药材源于植物的根与根茎、果实、种子、花、全草等不同药用部位，以及部分动物药。投料饮片涉及净制、切制、炒制、醋炙、盐炙、蜜炙、酒炙等不同的炮制方法。

广东省中药配方颗粒标准制定严格按照《中药配方颗粒质量控制与标准制定技术要求》《广东省中药配方颗粒质量控制与标准制定技术要求（试行）》《广东省中药配方颗粒标准增补工作程序及申报资料要求（试行）》，广泛邀请包括国家药典委员会委员在内的中医药领域专家，对配方颗粒申报资料进行审核并及时公示和发布，对申报资料研究不充分和不符合要求的品种进行资料的补充与完善或不予通过，以制定严谨的标准。本标准是广东省坚持科学监管、中医药守正创新理念的重要成果，《广东省中药配方颗粒标准（第三册）》和《广东省中药配方颗粒标准（第四册）》的出版必将为中药配方颗粒品种的真伪鉴别和质量的优劣评价，以及地方标准品种日后转化为国家标准品种提供重要参考。

凡　例

总　则

一、《广东省中药配方颗粒标准（第三册）》是广东省药品监督管理局依据《中华人民共和国药品管理法》《中药配方颗粒质量控制与标准制定技术要求》组织制定和颁布实施的地方标准，是国家中药配方颗粒标准体系的补充。

二、本标准为广东省中药配方颗粒生产、使用、检验和监督管理的法定技术标准。国家中药配方颗粒标准一经颁布实施，本标准收载的相同品种标准立即停止使用。

三、本标准由凡例、正文、附录构成。

四、《广东省中药配方颗粒标准》按册颁布，若因标准提高需要，各册有收载相同品种的，以后面颁布的标准为准，之前颁布的标准即行废止。若凡例、附录出现重大变化，则之前颁布的标准应同时进行修订。

五、凡例是为正确使用本标准，对品种正文、附录及有关共性问题的统一规定。

六、凡例和附录中采用的"除另有规定外"这一用语，表示存在与凡例或附录有关规定不一致的情况时，则在正文中另作规定，并按此规定执行。

七、正文中引用的中药配方颗粒系指本册标准中收载的品种，其质量应符合相应的规定。

八、正文所设各项规定是针对符合《药品生产质量管理规范》（Good Manufacturing Practices，GMP）的产品而言。任何违反GMP或有未经批准添加物质所生产的中药配方颗粒，即使符合本标准或按照标准没有检出其添加物质或相关杂质，亦不能认为其符合规定。

九、本标准的项目与要求、检验方法和限度、计量、精确度、试药、试液、指示剂等均按现行版《中国药典》执行。中国食品药品检定研究院未提供的标准物质（对照品、对照药材、对照提取物、标准品），按广东省药品监督管理局的有关规定执行。

正　文

十、品种正文系根据药物自身的理化与生物学特性，按照批准的来源、制法、贮藏等条件所制定的，用以检测中药配方颗粒质量是否达到用药要求并衡量其质量是否稳定均一的技术规定。

十一、品种正文根据不同品种，按顺序分别列有：（1）品名；（2）来源；（3）生产用饮片的炮制；（4）制法；（5）性状；（6）鉴别；（7）特征图谱/指纹图谱；（8）检查；（9）浸出物；（10）含量测定；（11）注意；（12）规格；（13）贮藏等。

十二、正文中引用的《中国药典》内容均指现行版，必要时另注明版次。

附　　录

十三、附录收载《广东省中药配方颗粒质量控制与标准制定技术要求（试行）》、制备过程常用辅料、标准物质名录。使用本标准进行质量检定工作时的取样法、通用检测方法和其他指导原则均以现行版《中国药典》通则中的相关内容为准。

十四、中药配方颗粒应符合《中国药典》（2020年版）0104通则项下的规定。

名称与编排

十五、标准编号格式为"粤PFKL+四位批准年份+四位顺序号"，如为修订标准，则标准编号格式为"粤PFKL+四位批准年份+四位顺序号–Vn"，"n"为修订的次数，第一次修订时，"n"为"1"，以此类推。

各品种名称包括中文名、汉语拼音名。

十六、正文按品种中文名称笔画数顺序排列，同笔画数的字按起笔笔形一丨丿、一顺序排列；索引分别按汉语拼音索引、药材拉丁学名索引顺序排列。

项目与要求

十七、各品种正文包括【制法】项，【制法】项不等同于生产工艺，只要求规定工艺中的主要步骤和必要的技术参数，明确提取溶剂为水，以及提取、分离、浓缩、干燥等步骤必要的条件，【制法】中"加入辅料适量"系指"不加或加适量辅料"。

十八、如投料饮片未被《中国药典》现行版收载，需在正文中增加【生产用饮片的炮制】项。

十九、中药配方颗粒的投料饮片和辅料均应符合法定标准的规定。

品 名 目 次

正 文

土贝母配方颗粒

Tubeimu Peifangkeli

【来源】 本品为葫芦科植物土贝母 *Bolbostemma paniculatum*（Maxim.）Franquet 的干燥块茎经炮制并按标准汤剂的主要质量指标加工制成的配方颗粒。

【制法】 取土贝母饮片3 000g，加水煎煮，滤过，滤液浓缩成清膏（干浸膏出膏率为22%～30%），加入辅料适量，干燥（或干燥，粉碎），再加入辅料适量，混匀，制粒，制成1 000g，即得。

【性状】 本品为淡黄色至黄色的颗粒；气微，味微苦。

【鉴别】 取本品适量，研细，取0.3g，加水20ml，超声处理20分钟，滤过，滤液用水饱和正丁醇振摇提取2次，每次20ml，合并正丁醇液，蒸干，残渣加甲醇1ml使溶解，作为供试品溶液。另取土贝母苷甲对照品，加甲醇制成每1ml含1mg的溶液，作为对照品溶液。照薄层色谱法（《中国药典》2020年版通则0502）试验，吸取上述两种溶液各5μl，分别点于同一硅胶G薄层板上，以静置4小时后的三氯甲烷-乙酸乙酯-甲醇-水（3∶8∶4.4∶1.5）为展开剂，展开，取出，晾干，喷以10%硫酸乙醇溶液，在105℃加热至斑点显色清晰。供试品色谱中，在与对照品色谱相应的位置上，显相同颜色的斑点。

【特征图谱】 照高效液相色谱法（《中国药典》2020年版通则0512）测定。

色谱条件与系统适用性试验 同〔含量测定〕项。

参照物溶液的制备 取〔含量测定〕项下的对照品溶液，作为对照品参照物溶液。

供试品溶液的制备 同〔含量测定〕项。

测定法 分别精密吸取参照物溶液与供试品溶液各20μl，注入液相色谱仪，测定，即得。

供试品色谱中应呈现6个特征峰，其中峰6应与对照品参照物峰保留时间相对应。与土贝母苷甲参照物峰相对应的峰为S峰，计算其余各特征峰与S峰的相对保留时间，其相对保留时间应在规定值的±12%之内，规定值为：0.20（峰1）、0.23（峰2）、0.38（峰3）、0.87（峰4）、0.88（峰5）。

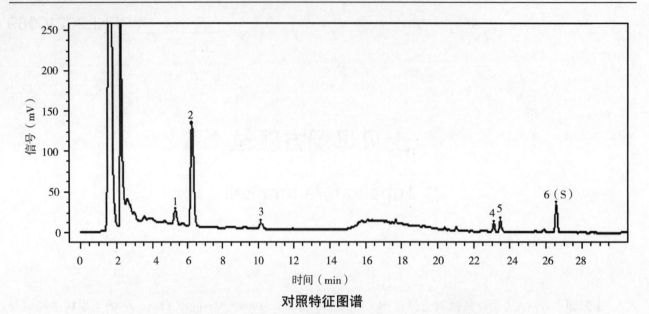

对照特征图谱

峰4：土贝母苷乙；峰5：土贝母苷丙；峰6（S）：土贝母苷甲

参考色谱柱：XBridge C18，4.6mm×150mm，3.5μm/5μm

【检查】 应符合颗粒剂项下有关的各项规定（《中国药典》2020年版通则0104）。

【浸出物】 取本品适量，研细，取约2g，精密称定，精密加入乙醇50ml，照醇溶性浸出物测定法（《中国药典》2020年版通则2201）项下的热浸法测定，不得少于13.0%。

【含量测定】 照高效液相色谱法（《中国药典》2020年版通则0512）测定。

色谱条件与系统适用性试验 以十八烷基硅烷键合硅胶为填充剂；以乙腈为流动相A，以0.1%磷酸溶液为流动相B，按下表中的规定进行梯度洗脱；柱温为30℃；检测波长为214nm。理论板数按土贝母苷甲峰计算应不低于5 000。

时间（分钟）	流动相A（%）	流动相B（%）
0～12	5→10	95→90
12～17	10→29	90→71
17～31	29→38	71→62

对照品溶液的制备 取土贝母苷甲对照品适量，精密称定，加70%甲醇制成每1ml含0.1mg的溶液，即得。

供试品溶液的制备 取本品适量，研细，取约0.2g，精密称定，置具塞锥形瓶中，精密加入70%甲醇25ml，称定重量，超声处理（功率250W，频率40kHz）40分钟，放冷，再称定重量，用70%甲醇补足减失的重量，摇匀，滤过，取续滤液，即得。

测定法 分别精密吸取对照品溶液与供试品溶液各20μl，注入液相色谱仪，测定，即得。

本品每1g含土贝母苷甲（$C_{63}H_{98}O_{29}$）应为8.0～18.0mg。

【规格】 每1g配方颗粒相当于饮片3g

【贮藏】 密封。

大血藤配方颗粒

Daxueteng Peifangkeli

【来源】 本品为木通科植物大血藤 Sargentodoxa cuneata（Oliv.）Rehd. et Wils. 的干燥藤茎经炮制并按标准汤剂的主要质量指标加工制成的配方颗粒。

【制法】 取大血藤饮片6 000g，加水煎煮，滤过，滤液浓缩成清膏（干浸膏出膏率为9%～14%），加入辅料适量，干燥（或干燥，粉碎），再加入辅料适量，混匀，制粒，制成1 000g，即得。

【性状】 本品为黄棕色至浅红棕色的颗粒；气微，味微苦。

【鉴别】 取本品适量，研细，取0.1g，加甲醇20ml，超声处理20分钟，离心，取上清液蒸干，残渣加甲醇2ml使溶解，作为供试品溶液。另取大血藤对照药材0.5g，加甲醇20ml，同法制成对照药材溶液。照薄层色谱法（《中国药典》2020年版通则0502）试验，吸取上述两种溶液各3μl，分别点于同一硅胶G薄层板上，以三氯甲烷-甲醇-丙酮-水（6∶3∶1∶1）的下层溶液为展开剂，展开，取出，晾干，置碘蒸气中熏至斑点显色清晰。供试品色谱中，在与对照药材色谱相应的位置上，显相同颜色的斑点。

【特征图谱】 照高效液相色谱法（《中国药典》2020年版通则0512）测定。

色谱条件与系统适用性试验 以十八烷基硅烷键合硅胶为填充剂；以乙腈为流动相A，以0.1%磷酸溶液为流动相B，按下表中的规定进行梯度洗脱；柱温为30℃；检测波长为300nm。理论板数按绿原酸峰计算应不低于5 000。

时间（分钟）	流动相A（%）	流动相B（%）
0～25	5→10	95→90
25～45	10→20	90→80
45～65	20→28	80→72

参照物溶液的制备 取大血藤对照药材1.5g，加水50ml，煎煮30分钟，放冷，滤过，滤液蒸干，残渣加50%甲醇25ml，超声处理（功率600W，频率40kHz）30分钟，放冷，摇匀，滤过，取续滤液，作为对照药材参照物溶液。另取绿原酸对照品适量，加50%甲醇制成每1ml含50μg的溶液，作为对照品参照

物溶液。

供试品溶液的制备 取本品适量，研细，取0.5g，加50%甲醇50ml，超声处理（功率600W，频率40kHz）30分钟，放冷，摇匀，滤过，取续滤液，即得。

测定法 分别精密吸取参照物溶液与供试品溶液各10μl，注入液相色谱仪，测定，即得。

供试品色谱中应呈现6个特征峰，并应与对照药材参照物色谱中的6个特征峰保留时间相对应，其中峰5应与对照品参照物峰保留时间相对应。与绿原酸参照物峰相对应的峰为S峰，计算其余各特征峰与S峰的相对保留时间，其相对保留时间应在规定值的±8%之内，规定值为：0.42（峰1）、0.48（峰2）、0.61（峰3）、0.71（峰4）、1.11（峰6）。

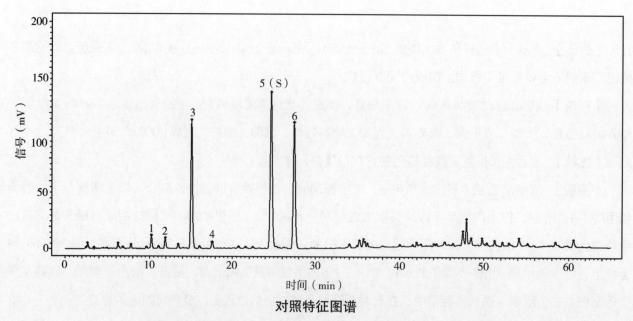

对照特征图谱

峰2：原儿茶酸；峰3：新绿原酸；峰5（S）：绿原酸；峰6：隐绿原酸

参考色谱柱：Eclipse Plus C18，4.6mm×250mm，5μm

【检查】 应符合颗粒剂项下有关的各项规定（《中国药典》2020年版通则0104）。

【浸出物】 取本品适量，研细，取约2g，精密称定，精密加入乙醇50ml，照醇溶性浸出物测定法（《中国药典》2020年版通则2201）项下的热浸法测定，不得少于23.0%。

【含量测定】 总酚（避光操作）

对照品溶液的制备 取没食子酸对照品适量，精密称定，加水制成每1ml含50μg的溶液，即得。

标准曲线的制备 精密量取对照品溶液0.2ml、0.4ml、0.6ml、0.8ml、1.0ml、1.2ml、1.4ml，分别置10ml量瓶中，加水6ml，摇匀，再加入福林酚试液B 0.5ml，摇匀，0.5~8分钟内加20%碳酸钠溶液1.5ml，用水稀释至刻度，摇匀。在75℃水浴中放置10分钟，以相应的试剂作为空白，照紫外-可见分光光度法（《中国药典》2020年版通则0401），在760nm波长处测定吸光度。以吸光度为纵坐标，浓度为横坐标，绘制标准曲线。

测定法 取本品适量，研细，取约0.1g，精密称定，置具塞锥形瓶中，精密加入水100ml，超声处理（功率200W，频率40kHz）30分钟，放冷，摇匀，滤过，精密量取续滤液0.3ml，置10ml棕色量瓶中，照标准曲线的制备项下的方法，自"加水6ml"起，依法测定吸光度，从标准曲线上读出供试品溶液中相当于没食子酸的浓度，计算，即得。

本品每1g含总酚以没食子酸（$C_7H_6O_5$）计，应为110.0～250.0mg。

红景天苷、绿原酸 照高效液相色谱法（《中国药典》2020年版通则0512）测定。

色谱条件与系统适用性试验 以十八烷基硅烷键合硅胶为填充剂；以乙腈为流动相A，以0.1%甲酸溶液为流动相B，按下表中的规定进行梯度洗脱；检测波长为275nm。理论板数按绿原酸峰计算应不低于2 000。

时间（分钟）	流动相A（%）	流动相B（%）
0～40	6→9	94→91

对照品溶液的制备 取红景天苷对照品、绿原酸对照品适量，精密称定，加50%甲醇制成每1ml含绿原酸0.1mg、红景天苷50μg的混合溶液，即得。

供试品溶液的制备 取本品适量，研细，取约0.1g，精密称定，置具塞锥形瓶中，精密加入50%甲醇20ml，称定重量，超声处理（功率600W，频率40kHz）20分钟，放冷，再称定重量，用50%甲醇补足减失的重量，摇匀，滤过，取续滤液，即得。

测定法 分别精密吸取对照品溶液与供试品溶液各10μl，注入液相色谱仪，测定，即得。

本品每1g含红景天苷（$C_{14}H_{20}O_7$）应为1.3～10.0mg，含绿原酸（$C_{16}H_{18}O_9$）应为5.0～20.0mg。

【规格】 每1g配方颗粒相当于饮片6g

【贮藏】 密封。

大蓟配方颗粒

Daji Peifangkeli

【来源】 本品为菊科植物蓟 *Cirsium japonicum* Fisch. ex DC. 的干燥地上部分经炮制并按标准汤剂的主要质量指标加工制成的配方颗粒。

【制法】 取大蓟饮片4 000g，加水煎煮，滤过，滤液浓缩成清膏（干浸膏出膏率为13%～23%），加入辅料适量，干燥（或干燥，粉碎），再加入辅料适量，混匀，制粒，制成1 000g，即得。

【性状】 本品为绿黄色至棕褐色的颗粒；气微，味微苦。

【鉴别】 取本品适量，研细，取0.3g，加甲醇10ml，超声处理30分钟，滤过，滤液蒸干，残渣加甲醇2ml使溶解，作为供试品溶液。另取大蓟对照药材3g，加水100ml，煎煮30分钟，滤过，滤液蒸干，残渣加甲醇10ml，同法制成对照药材溶液。照薄层色谱法（《中国药典》2020年版通则0502）试验，吸取供试品溶液1μl、对照药材溶液2μl，分别点于同一聚酰胺薄膜上，以乙酰丙酮-丁酮-乙醇-水（1∶3∶3∶13）为展开剂，展开，取出，晾干，喷以三氯化铝试液，热风吹干，置紫外光灯（365nm）下检测。供试品色谱中，在与对照药材色谱相应的位置上，显相同颜色的荧光斑点。

【特征图谱】 照高效液相色谱法（《中国药典》2020年版通则0512）测定。

色谱条件与系统适用性试验 以十八烷基硅烷键合硅胶为填充剂；以乙腈-甲醇（4∶1）为流动相A，以0.1%磷酸溶液为流动相B，按下表中的规定进行梯度洗脱；柱温为30℃；检测波长为330nm。理论板数按柳穿鱼叶苷峰计算应不低于5 000。

时间（分钟）	流动相A（%）	流动相B（%）
0～16	9→17	91→83
16～18	17→21	83→79
18～36	21→28	79→72
36～46	28	72
46～65	28→95	72→5

参照物溶液的制备 取大蓟对照药材0.5g，加70%甲醇100ml，加热回流1小时，放冷，摇匀，滤过，

取续滤液，作为对照药材参照物溶液。另取绿原酸对照品、蒙花苷对照品、柳穿鱼叶苷对照品适量，加70%甲醇制成每1ml各含50μg的混合溶液，作为对照品参照物溶液。

供试品溶液的制备 同〔含量测定〕项。

测定法 分别精密吸取参照物溶液与供试品溶液各10μl，注入液相色谱仪，测定，即得。

供试品色谱中应呈现6个特征峰，并应与对照药材参照物色谱中的6个特征峰保留时间相对应，其中峰2、峰5、峰6应分别与相应对照品参照物峰保留时间相对应。

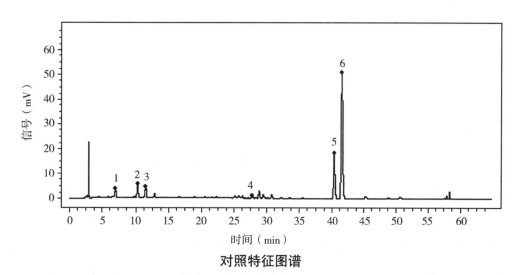

对照特征图谱

峰1：新绿原酸；峰2：绿原酸；峰3：隐绿原酸；峰5：蒙花苷；峰6：柳穿鱼叶苷

参考色谱柱：XBridge C18，4.6mm×250mm，5μm

【检查】 应符合颗粒剂项下有关的各项规定（《中国药典》2020年版通则0104）。

【浸出物】 取本品适量，研细，取约2g，精密称定，精密加入乙醇100ml，照醇溶性浸出物测定法（《中国药典》2020年版通则2201）项下的热浸法测定，不得少于15.0%。

【含量测定】 照高效液相色谱法（《中国药典》2020年版通则0512）测定。

色谱条件与系统适用性试验 以十八烷基硅烷键合硅胶为填充剂；以乙腈-0.1%磷酸溶液（21∶79）为流动相；柱温为30℃；检测波长为330nm。理论板数按柳穿鱼叶苷峰计算应不低于3 000。

对照品溶液的制备 取柳穿鱼叶苷对照品适量，精密称定，加甲醇制成每1ml含70μg的溶液，即得。

供试品溶液的制备 取本品适量，研细，取约0.1g，精密称定，置具塞锥形瓶中，精密加入稀乙醇50ml，称定重量，超声处理（功率250W，频率40kHz）30分钟，放冷，再称定重量，用稀乙醇补足减失的重量，摇匀，滤过，取续滤液，即得。

测定法 分别精密吸取对照品溶液与供试品溶液各10μl，注入液相色谱仪，测定，即得。

本品每1g含柳穿鱼叶苷（$C_{29}H_{34}O_{15}$）应为4.0～32.3mg。

【规格】 每1g配方颗粒相当于饮片4g

【贮藏】 密封。

山药配方颗粒

Shanyao Peifangkeli

【来源】 本品为薯蓣科植物薯蓣 *Dioscorea opposita* Thunb. 的干燥根茎经炮制并按标准汤剂的主要质量指标加工制成的配方颗粒。

【制法】 取山药饮片4 000g，加水煎煮，滤过，滤液浓缩成清膏（干浸膏出膏率为15%～25%），加入辅料适量，干燥（或干燥，粉碎），再加入辅料适量，混匀，制粒，制成1 000g，即得。

【性状】 本品为类白色至黄色的颗粒；气微，味淡、微酸。

【鉴别】 取本品适量，研细，取1g，加乙醇20ml，超声处理20分钟，滤过，滤液浓缩至2ml，作为供试品溶液。另取山药对照药材2g，同法制成对照药材溶液。照薄层色谱法（《中国药典》2020年版通则0502）试验，吸取供试品溶液2μl、对照药材溶液5μl，分别点于同一硅胶G薄层板上，以水饱和正丁醇-冰醋酸（13∶3）为展开剂，展开，取出，晾干，喷以茚三酮试液，在105℃加热至斑点显色清晰。供试品色谱中，在与对照药材色谱相应的位置上，显相同颜色的斑点。

【特征图谱】 照高效液相色谱法（《中国药典》2020年版通则0512）测定。

色谱条件与系统适用性试验 同〔含量测定〕腺苷项。

参照物溶液的制备 取山药对照药材0.5g，加10%甲醇25ml，超声处理（功率300W，频率40kHz）30分钟，放冷，摇匀，滤过，取续滤液，作为对照药材参照物溶液。另取〔含量测定〕腺苷项下的对照品溶液，作为对照品参照物溶液。

供试品溶液的制备 同〔含量测定〕腺苷项。

测定法 分别精密吸取参照物溶液与供试品溶液各1μl，注入液相色谱仪，测定，即得。

供试品色谱中应呈现4个特征峰，并应与对照药材参照物色谱中的4个特征峰保留时间相对应，其中峰1应与对照品参照物峰保留时间相对应。

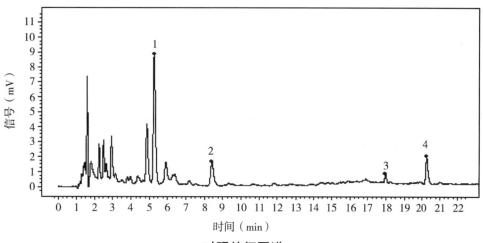

对照特征图谱

峰1：腺苷

参考色谱柱：Triart C18，2.1mm × 100mm，1.9 μm

【检查】 **溶化性** 照颗粒剂溶化性检查方法（《中国药典》2020年版通则0104）检查，加热水200ml，搅拌5分钟（必要时加热煮沸5分钟），立即观察，应全部溶化或轻微浑浊，不得有焦屑或异物。

二氧化硫残留量 照二氧化硫残留量测定法（《中国药典》2020年版通则2331）测定，不得过400mg/kg。

其他 应符合颗粒剂项下有关的各项规定（《中国药典》2020年版通则0104）。

【浸出物】 取本品适量，研细，取约2g，精密称定，精密加入乙醇100ml，照醇溶性浸出物测定法（《中国药典》2020年版通则2201）项下的热浸法测定，不得少于7.0%。

【含量测定】 **腺苷** 照高效液相色谱法（《中国药典》2020年版通则0512）测定。

色谱条件与系统适用性试验 以十八烷基硅烷键合硅胶为填充剂（柱长为100mm，内径为2.1mm，粒径为1.9 μm）；以乙腈为流动相A，以0.2%磷酸溶液为流动相B，按下表中的规定进行梯度洗脱；流速为每分钟0.2ml；柱温为30℃；检测波长为258nm。理论板数按腺苷峰计算应不低于4 000。

时间（分钟）	流动相A（%）	流动相B（%）
0～4	1	99
4～10	1→3	99→97
10～25	3→20	97→80

对照品溶液的制备 取腺苷对照品适量，精密称定，加10%甲醇制成每1ml含5 μg的溶液，即得。

供试品溶液的制备 取本品适量，研细，取约0.3g，精密称定，置具塞锥形瓶中，精密加入10%甲醇25ml，称定重量，超声处理（功率300W，频率40kHz）30分钟，放冷，再称定重量，用10%甲醇补足减失的重量，摇匀，滤过，取续滤液，即得。

测定法 分别精密吸取对照品溶液与供试品溶液各1 μl，注入液相色谱仪，测定，即得。

本品每1g含腺苷（$C_{10}H_{13}N_5O_4$）应为0.30~1.50mg。

尿囊素　照高效液相色谱法（《中国药典》2020年版通则0512）测定。

色谱条件与系统适用性试验　以氨基键合硅胶为填充剂；以乙腈-水（90∶10）为流动相；检测波长为224nm。理论板数按尿囊素峰计算应不低于2 500。

对照品溶液的制备　取尿囊素对照品适量，精密称定，加甲醇制成每1ml含80μg的溶液，即得。

供试品溶液的制备　取本品适量，研细，取约0.3g，精密称定，置具塞锥形瓶中，精密加入稀乙醇25ml，称定重量，超声处理（功率300W，频率40kHz）30分钟，放冷，再称定重量，用稀乙醇补足减失的重量，摇匀，滤过，取续滤液，即得。

测定法　分别精密吸取对照品溶液与供试品溶液各10μl，注入液相色谱仪，测定，即得。

本品每1g含尿囊素（$C_4H_6N_4O_3$）应为7.0~42.0mg。

【规格】　每1g配方颗粒相当于饮片4g

【贮藏】　密封。

山银花（灰毡毛忍冬）配方颗粒

Shanyinhua（Huizhanmaorendong）Peifangkeli

【来源】 本品为忍冬科植物灰毡毛忍冬 *Lonicera macranthoides* Hand.-Mazz. 的干燥花蕾或带初开的花经炮制并按标准汤剂的主要质量指标加工制成的配方颗粒。

【制法】 取山银花（灰毡毛忍冬）饮片2 500g，加水煎煮，滤过，滤液浓缩成清膏（干浸膏出膏率为26.0%～38.5%），加入辅料适量，干燥（或干燥，粉碎），再加入辅料适量，混匀，制粒，制成1 000g，即得。

【性状】 本品为棕黄色至黄棕色的颗粒；气微香，味苦。

【鉴别】 取本品适量，研细，取0.1g，加甲醇5ml，超声处理20分钟，滤过，取滤液，作为供试品溶液。另取山银花（灰毡毛忍冬）对照药材0.5g，加水100ml，煎煮30分钟，滤过，滤液蒸干，残渣加甲醇5ml，同法制成对照药材溶液。再取绿原酸对照品，加甲醇制成每1ml含1mg的溶液，作为对照品溶液。照薄层色谱法（《中国药典》2020年版通则0502）试验，吸取上述三种溶液各1μl，分别点于同一硅胶G薄层板上，以乙酸丁酯-甲酸-水（7:2.5:2.5）的上层溶液为展开剂，展开，取出，晾干，置紫外光灯（365nm）下检视。供试品色谱中，在与对照药材色谱和对照品色谱相应的位置上，显相同颜色的荧光斑点。

【特征图谱】 照高效液相色谱法（《中国药典》2020年版通则0512）测定。

色谱条件与系统适用性试验 以十八烷基硅烷键合硅胶为填充剂（柱长为100mm，内径为2.1mm，粒径为1.8μm）；以乙腈为流动相A，以0.05%磷酸溶液为流动相B，按下表中的规定进行梯度洗脱；流速为每分钟0.3ml；柱温为30℃；检测波长为210nm。理论板数按绿原酸峰计算应不低于5 000。

时间（分钟）	流动相A（%）	流动相B（%）
0～1	7→10	93→90
1～9	10→21	90→79
9～24	21→42	79→58

　　参照物溶液的制备　取山银花（灰毡毛忍冬）对照药材0.5g，加70%甲醇50ml，超声处理（功率250W，频率40kHz）30分钟，放冷，滤过，取续滤液，作为对照药材参照物溶液。另取绿原酸对照品、3，5-*O*-二咖啡酰奎宁酸对照品、4，5-*O*-二咖啡酰奎宁酸对照品、灰毡毛忍冬皂苷乙对照品、川续断皂苷乙对照品适量，加甲醇制成每1ml各含80μg的混合溶液，作为对照品参照物溶液。

　　供试品溶液的制备　同〔含量测定〕项。

　　测定法　分别精密吸取参照物溶液与供试品溶液各2μl，注入液相色谱仪，测定，即得。

　　供试品色谱中应呈现8个特征峰，并应与对照药材参照物色谱中的8个特征峰保留时间相对应，其中峰3、峰4、峰5、峰6、峰8应分别与相应对照品参照物峰保留时间相对应。

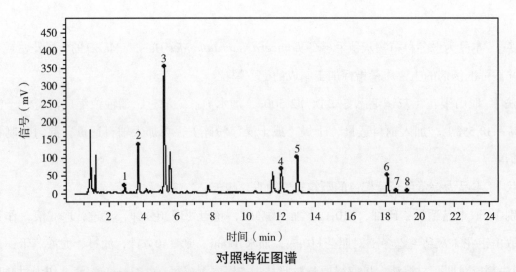

对照特征图谱

峰2：新绿原酸；峰3：绿原酸；峰4：3，5-*O*-二咖啡酰奎宁酸；
峰5：4，5-*O*-二咖啡酰奎宁酸；峰6：灰毡毛忍冬皂苷乙；峰8：川续断皂苷乙
参考色谱柱：HSS T3，2.1mm×100mm，1.8μm

　　【检查】　重金属及有害元素　照铅、镉、砷、汞、铜测定法（《中国药典》2020年版通则2321原子吸收分光光度法或电感耦合等离子体质谱法）测定，铅不得过5mg/kg；镉不得过1mg/kg；砷不得过2mg/kg；汞不得过0.2mg/kg；铜不得过20mg/kg。

　　其他　应符合颗粒剂项下有关的各项规定（《中国药典》2020年版通则0104）。

　　【浸出物】　取本品适量，研细，取约2g，精密称定，精密加入乙醇100ml，照醇溶性浸出物测定法（《中国药典》2020年版通则2201）项下的热浸法测定，不得少于32.0%。

　　【含量测定】　照高效液相色谱法（《中国药典》2020年版通则0512）测定。

　　色谱条件与系统适用性试验　以苯基硅烷键合硅胶为填充剂（柱长为250mm，内径为4.6mm，粒径为5μm）；以乙腈为流动相A，以0.4%醋酸溶液为流动相B，按下表中的规定进行梯度洗脱；流速为每分钟0.9ml；柱温为30℃；绿原酸检测波长为330nm；皂苷用蒸发光散射检测器检测。理论板数按绿原酸峰计算应不低于1 000。

时间（分钟）	流动相A（%）	流动相B（%）
0～10	11.5→15	88.5→85
10～12	15→29	85→71
12～18	29→33	71→67
18～30	33→45	67→55

对照品溶液的制备　取绿原酸对照品、灰毡毛忍冬皂苷乙对照品、川续断皂苷乙对照品适量，精密称定，加50%甲醇制成每1ml含绿原酸0.2mg、灰毡毛忍冬皂苷乙0.3mg、川续断皂苷乙0.1mg的混合溶液，即得。

供试品溶液的制备　取本品适量，研细，取约0.1g，精密称定，置具塞锥形瓶中，精密加入50%甲醇50ml，称定重量，超声处理（功率250W，频率40kHz）30分钟，放冷，再称定重量，用50%甲醇补足减失的重量，摇匀，滤过，取续滤液，即得。

测定法　分别精密吸取对照品溶液2μl、10μl，供试品溶液10μl，注入液相色谱仪，测定，以外标法计算绿原酸的含量，以外标两点法对数方程计算灰毡毛忍冬皂苷乙、川续断皂苷乙的含量，即得。

本品每1g含绿原酸（$C_{16}H_{18}O_9$）应为45.0～110.0mg，含灰毡毛忍冬皂苷乙（$C_{65}H_{106}O_{32}$）和川续断皂苷乙（$C_{53}H_{86}O_{22}$）的总量应为100.0～210.0mg。

【规格】　每1g配方颗粒相当于饮片2.5g

【贮藏】　密封。

山慈菇（独蒜兰）配方颗粒

Shancigu（Dusuanlan）Peifangkeli

【来源】 本品为兰科植物独蒜兰 *Pleione bulbocodioides*（Franch.）Rolfe 的干燥假鳞茎经炮制并按标准汤剂的主要质量指标加工制成的配方颗粒。

【制法】 取山慈菇（独蒜兰）饮片4 500g，加水煎煮，滤过，滤液浓缩成清膏（干浸膏出膏率为12%~19%），加入辅料适量，干燥（或干燥，粉碎），再加入辅料适量，混匀，制粒，制成1 000g，即得。

【性状】 本品为灰白色至浅灰黄色的颗粒；气微，味淡。

【鉴别】 取本品适量，研细，取0.5g，加适量浓氨溶液使湿润，再加入三氯甲烷30ml，加热回流30分钟，放冷，滤过，滤液蒸干，残渣加甲醇1ml使溶解，作为供试品溶液。另取山慈菇（独蒜兰）对照药材3g，加水50ml，加热回流30分钟，滤过，滤液蒸干，残渣加适量浓氨溶液使湿润，同法制成对照药材溶液。照薄层色谱法（《中国药典》2020年版通则0502）试验，吸取供试品溶液10μl、对照药材溶液15μl，分别点于同一硅胶G薄层板上，以三氯甲烷-丙酮-甲醇-浓氨试液（7：2：0.2：0.1）为展开剂，展开，取出，晾干，喷以10%硫酸乙醇溶液，在105℃加热至斑点显色清晰，分别置日光和紫外光灯（365nm）下检视。供试品色谱中，在与对照药材色谱相应的位置上，显相同颜色的斑点或荧光斑点。

【特征图谱】 照高效液相色谱法（《中国药典》2020年版通则0512）测定。

色谱条件与系统适用性试验 以十八烷基硅烷键合硅胶为填充剂（柱长为250mm，内径为4.6mm，粒径为5μm）；以乙腈为流动相A，以0.1%磷酸溶液为流动相B，按下表中的规定进行梯度洗脱；流速为每分钟0.8ml；柱温为30℃；检测波长为224nm。理论板数按1,4-二［4-（葡萄糖氧）苄基］-2-异丁基苹果酸酯峰计算应不低于3 000。

时间（分钟）	流动相A（%）	流动相B（%）
0~40	10→30	90→70
40~50	30→42	70→58
50~60	42→60	58→40
60~61	60→90	40→10

参照物溶液的制备　取山慈菇（独蒜兰）对照药材0.5g，加稀乙醇25ml，超声处理（功率300W，频率40kHz）30分钟，放冷，摇匀，滤过，取续滤液，作为对照药材参照物溶液。另取〔含量测定〕项下的对照品溶液，作为对照品参照物溶液。

供试品溶液的制备　同〔含量测定〕项。

测定法　分别精密吸取参照物溶液与供试品溶液各10μl，注入液相色谱仪，测定，即得。

供试品色谱中应呈现5个特征峰，并应与对照药材参照物色谱中的5个特征峰保留时间相对应，其中峰4应与对照品参照物峰的保留时间相对应。与1,4-二〔4-（葡萄糖氧）苄基〕-2-异丁基苹果酸酯参照物峰相对应的峰为S峰，计算其余各特征峰与S峰的相对保留时间，其相对保留时间应在规定值的±10%之内，规定值为：0.73（峰1）、0.81（峰2）、0.82（峰3）、1.47（峰5）。

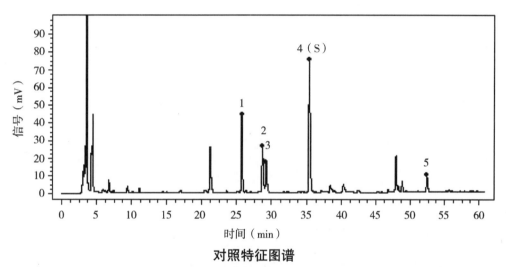

对照特征图谱

峰4（S）：1,4-二〔4-（葡萄糖氧）苄基〕-2-异丁基苹果酸酯

参考色谱柱：Xbridge C18，4.6mm×250mm，5μm

【检查】　**溶化性**　照颗粒剂溶化性检查方法（《中国药典》2020年版通则0104）检查，加热水200ml，搅拌5分钟（必要时加热煮沸2分钟），立即观察，应全部溶化或轻微浑浊，不得有焦屑或异物。

其他　应符合颗粒剂项下有关的各项规定（《中国药典》2020年版通则0104）。

【浸出物】　取本品适量，研细，取约2g，精密称定，精密加入乙醇100ml，照醇溶性浸出物测定法（《中国药典》2020年版通则2201）项下的热浸法测定，不得少于7.0%。

【含量测定】　照高效液相色谱法（《中国药典》2020年版通则0512）测定。

色谱条件与系统适用性试验　以十八烷基硅烷键合硅胶为填充剂；以乙腈-水（25：75）为流动相；检测波长为224nm。理论板数按1,4-二〔4-（葡萄糖氧）苄基〕-2-异丁基苹果酸酯峰计算应不低于3 000。

对照品溶液的制备　取1,4-二〔4-（葡萄糖氧）苄基〕-2-异丁基苹果酸酯对照品适量，精密称定，加甲醇制成每1ml含50μg的溶液，即得。

  供试品溶液的制备 取本品适量，研细，取约0.1g，精密称定，置具塞锥形瓶中，精密加入稀乙醇25ml，称定重量，超声处理（功率300W，频率40kHz）30分钟，放冷，再称定重量，用稀乙醇补足减失的重量，摇匀，滤过，取续滤液，即得。

  测定法 分别精密吸取对照品溶液与供试品溶液各10μl，注入液相色谱仪，测定，即得。

  本品每1g含1,4-二［4-（葡萄糖氧）苄基］-2-异丁基苹果酸酯（$C_{34}H_{46}O_{17}$）应为6.0～42.0mg。

  【规格】 每1g配方颗粒相当于饮片4.5g

  【贮藏】 密封。

川木香（川木香）配方颗粒

Chuanmuxiang（Chuanmuxiang）Peifangkeli

【来源】 本品为菊科植物川木香 *Vladimiria souliei*（Franch.）Ling 的干燥根经炮制并按标准汤剂的主要质量指标加工制成的配方颗粒。

【制法】 取川木香（川木香）饮片1 400g，加水煎煮，滤过，滤液浓缩成清膏（干浸膏出膏率为36%～50%），加入辅料适量，干燥（或干燥，粉碎），再加入辅料适量，混匀，制粒，制成1 000g，即得。

【性状】 本品为灰黄色至黄棕色的颗粒；气香，味微苦。

【鉴别】 取本品适量，研细，取2g，加乙醚20ml，超声处理30分钟，滤过，滤液挥干，残渣加甲醇1ml使溶解，作为供试品溶液。另取川木香（川木香）对照药材2g，加水50ml，加热回流30分钟，滤过，滤液浓缩至约20ml，用乙醚振摇提取2次，每次20ml，合并乙醚液，挥干，残渣加甲醇1ml使溶解，作为对照药材溶液。照薄层色谱法（《中国药典》2020年版通则0502）试验，吸取上述两种溶液各10μl，分别点于同一硅胶G薄层板上，以甲苯-乙酸乙酯（19∶1）为展开剂，展开，取出，晾干，喷以5%香草醛硫酸溶液，加热至斑点显色清晰。供试品色谱中，在与对照药材色谱相应的位置上，显相同颜色的斑点。

【特征图谱】 照高效液相色谱法（《中国药典》2020年版通则0512）测定。

色谱条件与系统适用性试验 除检测波长为238nm外，其余同〔含量测定〕绿原酸、4,5-*O*-二咖啡酰奎宁酸项。

参照物溶液的制备 取川木香（川木香）对照药材1g，加水25ml，加热回流30分钟，滤过，滤液蒸干，残渣加70%甲醇20ml，超声处理（功率250W，频率40kHz）30分钟，放冷，滤过，取续滤液，作为对照药材参照物溶液。另取紫丁香苷对照品、绿原酸对照品、3,4-*O*-二咖啡酰奎宁酸对照品、4,5-*O*-二咖啡酰奎宁酸对照品、木香烃内酯对照品、去氢木香内酯对照品适量，加甲醇制成每1ml含紫丁香苷10μg、绿原酸10μg、3,4-*O*-二咖啡酰奎宁酸10μg、4,5-*O*-二咖啡酰奎宁酸10μg、木香烃内酯20μg、去氢木香内酯20μg的混合溶液，作为对照品参照物溶液。

供试品溶液的制备 同〔含量测定〕绿原酸、4,5-*O*-二咖啡酰奎宁酸项。

测定法 分别精密吸取参照物溶液与供试品溶液各1μl，注入液相色谱仪，测定，即得。

供试品色谱中应呈现7个特征峰，并应与对照药材参照物色谱中的7个特征峰保留时间相对应，其中峰1、峰2、峰4、峰5、峰6、峰7应分别与相应对照品参照物峰保留时间相对应。与绿原酸参照物峰相对应的峰为S峰，计算峰3与S峰的相对保留时间，其相对保留时间应在规定值的±10%之内，规定值为：1.14（峰3）。

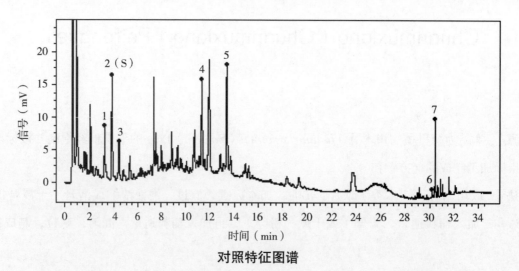

对照特征图谱

峰1：紫丁香苷；峰2（S）：绿原酸；峰3：隐绿原酸；峰4：3，4-*O*-二咖啡酰奎宁酸；
峰5：4，5-*O*-二咖啡酰奎宁酸；峰6：木香烃内酯；峰7：去氢木香内酯
参考色谱柱：HSS T3，2.1mm×100mm，1.8μm

【检查】 应符合颗粒剂项下有关的各项规定（《中国药典》2020年版通则0104）。

【浸出物】 取本品适量，研细，取约2g，精密称定，精密加入乙醇100ml，照醇溶性浸出物测定法（《中国药典》2020年版通则2201）项下的热浸法测定，不得少于8.0%。

【含量测定】 木香烃内酯、去氢木香内酯 照高效液相色谱法（《中国药典》2020年版通则0512）测定。

色谱条件与系统适用性试验 以十八烷基硅烷键合硅胶为填充剂（柱长为100mm，内径为2.1mm，粒径为1.8μm或1.9μm）；以甲醇-水（65∶35）为流动相；流速为每分钟0.25ml；检测波长为225nm。理论板数按木香烃内酯峰计算应不低于6 000。

对照品溶液的制备 取木香烃内酯对照品、去氢木香内酯对照品适量，精密称定，加甲醇制成每1ml含木香烃内酯3μg、去氢木香内酯36μg的混合溶液，即得。

供试品溶液的制备 取本品适量，研细，取约0.5g，精密称定，置具塞锥形瓶中，精密加入甲醇25ml，称定重量，超声处理（功率250W，频率40kHz）30分钟，放冷，再称定重量，用甲醇补足减失的重量，摇匀，滤过，取续滤液，即得。

测定法 分别精密吸取对照品溶液与供试品溶液各1μl，注入液相色谱仪，测定，即得。

本品每1g含木香烃内酯（$C_{15}H_{20}O_2$）和去氢木香内酯（$C_{15}H_{18}O_2$）的总量应为1.0～4.0mg。

绿原酸、4，5-*O*-二咖啡酰奎宁酸　照高效液相色谱法（《中国药典》2020年版通则0512）测定。

色谱条件与系统适用性试验　以十八烷基硅烷键合硅胶为填充剂（柱长为100mm，内径为2.1mm，粒径为1.8μm或1.9μm）；以乙腈为流动相A，以0.05%磷酸溶液为流动相B，按下表中的规定进行梯度洗脱；流速为每分钟0.35ml；柱温为30℃；检测波长为327nm。理论板数按4，5-*O*-二咖啡酰奎宁酸峰计算应不低于6 000。

时间（分钟）	流动相A（%）	流动相B（%）
0～3	10	90
3～5.5	10→15	90→85
5.5～7.0	15→18	85→82
7.0～15	18→23	82→77
15～21	23→25	77→75
21～23	25→28	75→72
23～31	28→80	72→20
31～35	80	20

对照品溶液的制备　取绿原酸对照品、4，5-*O*-二咖啡酰奎宁酸对照品适量，精密称定，加甲醇制成每1ml含绿原酸24μg、4，5-*O*-二咖啡酰奎宁酸26μg的混合溶液，即得。

供试品溶液的制备　取本品适量，研细，取约0.5g，精密称定，置具塞锥形瓶中，精密加入70%甲醇20ml，称定重量，超声处理（功率250W，频率40kHz）30分钟，放冷，再称定重量，用70%甲醇补足减失的重量，摇匀，滤过，取续滤液，即得。

测定法　分别精密吸取对照品溶液与供试品溶液各1μl，注入液相色谱仪，测定，即得。

本品每1g含绿原酸（$C_{16}H_{18}O_9$）和4，5-*O*-二咖啡酰奎宁酸（$C_{25}H_{24}O_{12}$）的总量应为0.5～2.0mg。

【**规格**】　每1g配方颗粒相当于饮片1.4g

【**贮藏**】　密封。

川楝子配方颗粒

Chuanlianzi Peifangkeli

【来源】 本品为楝科植物川楝 *Melia toosendan* Sieb. et Zucc. 的干燥成熟果实经炮制并按标准汤剂的主要质量指标加工制成的配方颗粒。

【制法】 取川楝子饮片3 500g，加水煎煮，滤过，滤液浓缩成清膏（干浸膏出膏率为18%～28%），加入辅料适量，干燥（或干燥，粉碎），再加入辅料适量，混匀，制粒，制成1 000g，即得。

【性状】 本品为浅黄棕色至深棕色的颗粒；气微，味酸、苦。

【鉴别】 取本品适量，研细，取1g，加乙醇30ml，超声处理30分钟，滤过，滤液蒸干，残渣加甲醇1ml使溶解，作为供试品溶液。另取川楝子对照药材2g，加水50ml，煎煮30分钟，滤过，滤液蒸干，残渣加乙醇30ml，同法制成对照药材溶液。照薄层色谱法（《中国药典》2020年版通则0502）试验，吸取上述两种溶液各5μl，分别点于同一硅胶G薄层板上，以甲苯-乙酸乙酯-甲酸（7：3：0.25）为展开剂，展开，取出，晾干，置紫外光灯（365nm）下检视。供试品色谱中，在与对照药材色谱相对应的位置上，显相同颜色的荧光斑点。

【特征图谱】 照高效液相色谱法（《中国药典》2020年版通则0512）测定。

色谱条件与系统适用性试验 以十八烷基硅烷键合硅胶为填充剂；以乙腈为流动相A，以0.1%甲酸溶液为流动相B，按下表中的规定进行梯度洗脱；柱温为30℃；蒸发光散射检测器检测。理论板数按川楝素峰计算应不低于10 000。

时间（分钟）	流动相A（%）	流动相B（%）
0～5	5	95
5～20	5→10	95→90
20～40	10→24	90→76
40～55	24→32	76→68
55～75	32→42	68→58

　　参照物溶液的制备　取川楝子对照药材1g，加70%甲醇50ml，加热回流1小时，放冷，离心（转速为每分钟4 000转）10分钟，取上清液25ml，蒸干，残渣加70%甲醇使溶解，并转移至2ml量瓶中，用70%甲醇稀释至刻度，摇匀，滤过，取续滤液，作为对照药材参照物溶液。另取川楝素对照品适量，加甲醇制成每1ml含0.3mg的溶液，作为对照品参照物溶液。

　　供试品溶液的制备　取本品适量，研细，取0.3g，加70%甲醇50ml，超声处理（功率300W，频率40kHz）30分钟，放冷，离心（转速为每分钟4 000转）10分钟，取上清液25ml，蒸干，残渣加70%甲醇使溶解，并转移至2ml量瓶中，用70%甲醇稀释至刻度，摇匀，滤过，取续滤液，即得。

　　测定法　分别精密吸取参照物溶液与供试品溶液各20μl，注入液相色谱仪，测定，即得。

　　供试品色谱中应呈现4个特征峰，并应与对照药材参照物色谱中的4个特征峰保留时间相对应，其中峰3、峰4应分别与相应对照品参照物峰保留时间相对应。

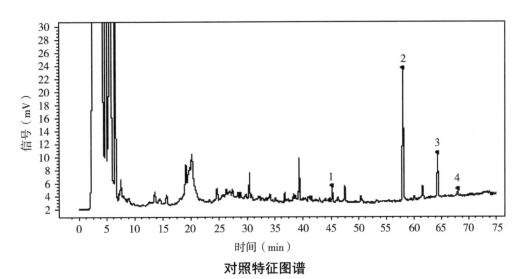

对照特征图谱

峰3：川楝素；峰4：川楝素

参考色谱柱：Triart C18，4.6mm×250mm，5μm

　　【检查】　应符合颗粒剂项下有关的各项规定（《中国药典》2020年版通则0104）。

　　【浸出物】　取本品适量，研细，取约2g，精密称定，精密加入乙醇100ml，照醇溶性浸出物测定法（《中国药典》2020年版通则2201）项下的热浸法测定，不得少于25.0%。

　　【含量测定】　照高效液相色谱法-质谱法（《中国药典》2020年版通则0512和通则0431）测定。

　　色谱、质谱条件与系统适用性试验　以十八烷基硅烷键合硅胶为填充剂（柱长为50mm，内径为2.1mm，粒径为1.6μm）；以乙腈-0.01%甲酸溶液（31∶69）为流动相；采用三重四极杆质谱检测器，电喷雾离子化（ESI）负离子模式下选择质荷比（m/z）573离子进行检测。理论板数按川楝素峰计算应不低于8 000。

　　对照品溶液的制备　取川楝素对照品适量，精密称定，加甲醇制成每1ml含4μg的溶液，即得。

供试品溶液的制备 取本品适量，研细，取约0.1g，精密称定，置具塞锥形瓶中，精密加入甲醇25ml，称定重量，超声处理（功率300W，频率40kHz）30分钟，放冷，再称定重量，用甲醇补足减失的重量，摇匀，滤过，取续滤液，即得。

测定法 分别精密吸取对照品溶液与供试品溶液各1μl，注入液相色谱-质谱联用仪，测定，以川楝素两个峰面积之和计算，即得。

本品每1g含川楝素（$C_{30}H_{38}O_{11}$）应为0.30~1.80mg。

【规格】 每1g配方颗粒相当于饮片3.5g

【贮藏】 密封。

天葵子配方颗粒

Tiankuizi Peifangkeli

【来源】 本品为毛茛科植物天葵 *Semiaquilegia adoxoides*（DC.）Makino 的干燥块根经炮制并按标准汤剂的主要质量指标加工制成的配方颗粒。

【制法】 取天葵子饮片1 400g，加水煎煮，滤过，滤液浓缩成清膏（干浸膏出膏率为36%～60%），加入辅料适量，干燥（或干燥，粉碎），再加入辅料适量，混匀，制粒，制成1 000g，即得。

【性状】 本品为浅黄棕色至棕褐色的颗粒；气微，味甘、微苦。

【鉴别】 取本品适量，研细，取0.5g，加甲醇20ml，加热回流30分钟，放冷，滤过，滤液蒸干，残渣加甲醇2ml使溶解，作为供试品溶液。另取天葵子对照药材2g，加甲醇20ml，同法制成对照药材溶液。再取格列风内酯对照品、紫草氰苷对照品，加甲醇制成每1ml各含1mg的混合溶液，作为对照品溶液。照薄层色谱法（《中国药典》2020年版通则0502）试验，吸取供试品溶液3 µl、对照药材溶液与对照品溶液各1 µl，分别点于同一硅胶GF$_{254}$薄层板上，以三氯甲烷-甲醇-水（6∶4∶1）的下层溶液为展开剂，展开，取出，晾干，置紫外光灯（254nm）下检视。供试品色谱中，在与对照药材色谱和对照品色谱相应的位置上，显相同颜色的斑点。

【特征图谱】 照高效液相色谱法（《中国药典》2020年版通则0512）测定。

色谱条件与系统适用性试验 同〔含量测定〕项。

参照物溶液的制备 取天葵子对照药材1g，加70%甲醇50ml，加热回流30分钟，放冷，滤过，取续滤液，作为对照药材参照物溶液。另取格列风内酯对照品、紫草氰苷对照品、木兰花碱对照品适量，加70%甲醇制成每1ml各含10 µg的混合溶液，作为对照品参照物溶液。

供试品溶液的制备 同〔含量测定〕项。

测定法 分别精密吸取参照物溶液与供试品溶液各1 µl，注入液相色谱仪，测定，即得。

供试品色谱中应呈现7个特征峰，并应与对照药材参照物色谱中的7个特征峰保留时间相对应，其中峰1、峰3、峰6应分别与相应对照品参照物峰保留时间相对应。

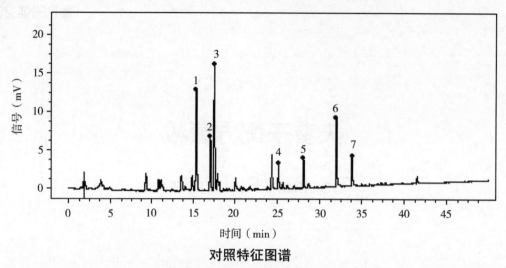

对照特征图谱

峰1：格列风内酯；峰3：紫草氰苷；峰6：木兰花碱
参考色谱柱：HSS T3，2.1mm×150mm，1.8μm

【检查】 应符合颗粒剂项下有关的各项规定（《中国药典》2020年版通则0104）。

【浸出物】 取本品适量，研细，取约2g，精密称定，精密加入乙醇100ml，照醇溶性浸出物测定法（《中国药典》2020年版通则2201）项下的热浸法测定，不得少于5.0%。

【含量测定】 照高效液相色谱法（《中国药典》2020年版通则0512）测定。

色谱条件与系统适用性试验 以十八烷基硅烷键合硅胶为填充剂（柱长为150mm，内径为2.1mm，粒径为1.8μm）；以甲醇为流动相A，以0.05%磷酸溶液为流动相B，按下表中的规定进行梯度洗脱；流速为每分钟0.25ml；柱温为15℃；检测波长为260nm。理论板数按格列风内酯峰计算应不低于5 000。

时间（分钟）	流动相A（%）	流动相B（%）
0～12	0→6	100→94
12～60	6→80	94→20

对照品溶液的制备 取格列风内酯对照品、木兰花碱对照品适量，精密称定，加70%甲醇制成每1ml含格列风内酯5μg、木兰花碱20μg的混合溶液，即得。

供试品溶液的制备 取本品适量，研细，取约0.2g，精密称定，置具塞锥形瓶中，精密加入70%甲醇25ml，称定重量，超声处理（功率250W，频率40kHz）30分钟，放冷，再称定重量，用70%甲醇补足减失的重量，摇匀，滤过，取续滤液，即得。

测定法 分别精密吸取对照品溶液与供试品溶液各1μl，注入液相色谱仪，测定，即得。

本品每1g含格列风内酯（$C_8H_8O_4$）应为0.20～0.85mg，含木兰花碱（$C_{20}H_{24}NO_4$）应为0.30～2.10mg。

【规格】 每1g配方颗粒相当于饮片1.4g

【贮藏】 密封。

木芙蓉叶配方颗粒

Mufurongye Peifangkeli

【来源】 本品为锦葵科植物木芙蓉 *Hibiscus mutabilis* L. 的干燥叶经炮制并按标准汤剂的主要质量指标加工制成的配方颗粒。

【制法】 取木芙蓉叶饮片5 000g，加水煎煮，滤过，滤液浓缩成清膏（干浸膏出膏率为11%～20%），加入辅料适量，干燥（或干燥，粉碎），再加入辅料适量，混匀，制粒，制成1 000g，即得。

【性状】 本品为棕黄色至深黄棕色的颗粒；气微，味苦。

【鉴别】 取本品适量，研细，取1g，加甲醇30ml，加热回流30分钟，滤过，滤液蒸干，残渣加水15ml使溶解，用三氯甲烷20ml振摇提取，弃去三氯甲烷液，水液用水饱和的正丁醇25ml振摇提取，取正丁醇液，回收溶剂至干，残渣加无水乙醇1ml使溶解，作为供试品溶液。另取木芙蓉叶对照药材0.5g，加水30ml，煎煮并保持微沸20分钟，滤过，滤液蒸干，残渣加水15ml使溶解，同法制成对照药材溶液。再取芦丁对照品，加无水乙醇制成每1ml含0.5mg的溶液，作为对照品溶液。照薄层色谱法（《中国药典》2020年版通则0502）试验，吸取供试品溶液与对照品溶液各2μl、对照药材溶液5μl，分别点于同一硅胶G薄层板上，以乙酸乙酯-甲酸-水-丙酮（15∶2∶3∶7）为展开剂，展开，取出，晾干，喷以10%硫酸乙醇溶液，在105℃加热至斑点显色清晰，置紫外光灯（365nm）下检视。供试品色谱中，在与对照药材色谱和对照品色谱相应的位置上，显相同颜色的荧光斑点。

【特征图谱】 照高效液相色谱法（《中国药典》2020年版通则0512）测定。

色谱条件与系统适用性试验 同〔含量测定〕椴树苷项。

参照物溶液的制备 取木芙蓉叶对照药材1g，加水30ml，加热回流30分钟，放冷，滤过，取续滤液5ml，置10ml量瓶中，用乙醇稀释至刻度，摇匀，滤过，取续滤液，作为对照药材参照物溶液。另取咖啡酸对照品、芦丁对照品、椴树苷对照品适量，加甲醇制成每1ml含咖啡酸50μg、芦丁20μg、椴树苷20μg的混合溶液，作为对照品参照物溶液。

供试品溶液的制备 同〔含量测定〕椴树苷项。

测定法 分别精密吸取参照物溶液与供试品溶液各1μl，注入液相色谱仪，测定，即得。

供试品色谱中应呈现7个特征峰，并应与对照药材参照物色谱中的7个特征峰保留时间相对应，其中峰2、峰5、峰6应分别与相应对照品参照物峰保留时间相对应。

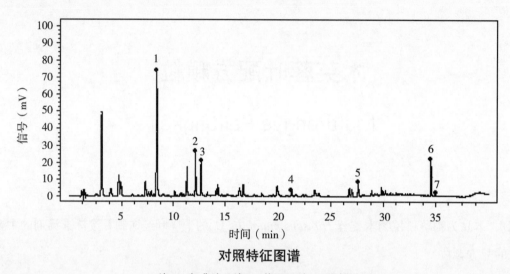

对照特征图谱

峰2：咖啡酸；峰5：芦丁；峰6：椴树苷

参考色谱柱：CORTECS T3，2.1mm×150mm，1.6μm

【检查】　应符合颗粒剂项下有关的各项规定（《中国药典》2020年版通则0104）。

【浸出物】　取本品适量，研细，取约2g，精密称定，精密加入乙醇100ml，照醇溶性浸出物测定法（《中国药典》2020年版通则2201）项下的热浸法测定，不得少于11.0%。

【含量测定】　椴树苷　照高效液相色谱法（《中国药典》2020年版通则0512）测定。

色谱条件与系统适用性试验　以十八烷基硅烷键合硅胶为填充剂（柱长为150mm，内径为2.1mm，粒径为1.6μm）；以乙腈为流动相A，以0.1%磷酸溶液为流动相B，按下表中的规定进行梯度洗脱；流速为每分钟0.3ml；柱温为30℃；检测波长为320nm。理论板数按椴树苷峰计算应不低于8 000。

时间（分钟）	流动相A（%）	流动相B（%）
0～5	4→6	96→94
5～7	6→10	94→90
7～20	10→13	90→87
20～22	13	87
22～32	13→33	87→67
32～35	33→35	67→65
35～40	35	65

对照品溶液的制备　取椴树苷对照品适量，精密称定，加甲醇制成每1ml含10μg的溶液，即得。

供试品溶液的制备　取本品适量，研细，取约0.2g，精密称定，置具塞锥形瓶中，精密加入稀乙醇25ml，称定重量，超声处理（功率250W，频率40kHz）30分钟，放冷，再称定重量，用稀乙醇补足减失的重量，摇匀，滤过，取续滤液，即得。

测定法 分别精密吸取对照品溶液与供试品溶液各1μl，注入液相色谱仪，测定，即得。

本品每1g含椴树苷（$C_{30}H_{26}O_{13}$）应为0.5～3.0mg。

芦丁 照高效液相色谱法（《中国药典》2020年版通则0512）测定。

色谱条件与系统适用性试验 以十八烷基硅烷键合硅胶为填充剂；以四氢呋喃-0.3%磷酸溶液（15∶85）为流动相；检测波长为359nm。理论板数按芦丁峰计算应不低于3 000。

对照品溶液的制备 取芦丁对照品适量，精密称定，加稀乙醇制成每1ml含16μg的溶液，即得。

供试品溶液的制备 同〔含量测定〕椴树苷项。

测定法 分别精密吸取对照品溶液与供试品溶液各10μl，注入液相色谱仪，测定，即得。

本品每1g含芦丁（$C_{27}H_{30}O_{16}$）应为0.6～4.8mg。

【规格】 每1g配方颗粒相当于饮片5g

【贮藏】 密封。

五倍子配方颗粒

Wubeizi Peifangkeli

【来源】 本品为漆树科植物盐肤木 *Rhus chinensis* Mill.、青麸杨 *Rhus potaninii* Maxim. 或红麸杨 *Rhus punjabensis* Stew. var. *sinica*（Diels）Rehd. et Wils. 叶上的虫瘿〔主要由五倍子蚜 *Melaphis chinensis*（Bell）Baker 寄生而形成〕经炮制并按标准汤剂的主要质量指标加工制成的配方颗粒。

【制法】 取五倍子饮片1 600g，加水煎煮，滤过，滤液浓缩成清膏（干浸膏出膏率为51.0%～62.5%），加入辅料适量，干燥（或干燥，粉碎），再加入辅料适量，混匀，制粒，制成1 000g，即得。

【性状】 本品为浅灰棕色至棕色的颗粒；气微，味酸、涩。

【鉴别】 取本品适量，研细，取0.2g，加甲醇10ml，超声处理15分钟，滤过，滤液蒸干，残渣加甲醇1ml使溶解，滤过，滤液作为供试品溶液。另取五倍子对照药材1g，加水50ml，煎煮30分钟，滤过，滤液蒸干，残渣加甲醇10ml，同法制成对照药材溶液。再取没食子酸对照品，加甲醇制成每1ml含1mg的溶液，作为对照品溶液。照薄层色谱法（《中国药典》2020年版通则0502）试验，吸取上述三种溶液各2μl，分别点于同一硅胶GF$_{254}$薄层板上，以三氯甲烷-乙酸乙酯-甲酸（5∶5∶1）为展开剂，展开，取出，晾干，置紫外光灯（254nm）下检视。供试品色谱中，在与对照药材色谱和对照品色谱相应的位置上，显相同颜色的斑点。

【特征图谱】 照高效液相色谱法（《中国药典》2020年版通则0512）测定。

色谱条件与系统适用性试验 以十八烷基硅烷键合硅胶为填充剂；以甲醇为流动相A，以0.2%甲酸溶液为流动相B，按下表中的规定进行梯度洗脱；流速为每分钟0.8ml；柱温为25℃；检测波长为280nm。理论板数按没食子酸峰计算应不低于2 000。

时间（分钟）	流动相A（%）	流动相B（%）
0～20	5→20.8	95→79.2
20～30	20.8→22.7	79.2→77.3
30～35	22.7→24.5	77.3→75.5
35～40	24.5→28.7	75.5→71.3
40～55	28.7	71.3
55～80	28.7→31	71.3→69
80～85	31→95	69→5

参照物溶液的制备 取五倍子对照药材0.2g，加水50ml，加热回流45分钟，放冷，滤过，滤液蒸干，残渣加30%甲醇25ml，加热回流1小时，放冷，滤过，取续滤液，作为对照药材参照物溶液。另取没食子酸对照品适量，加30%甲醇制成每1ml含0.2mg的溶液，作为对照品参照物溶液。

供试品溶液的制备 取本品适量，研细，取0.1g，加30%甲醇25 ml，加热回流1小时，放冷，滤过，取续滤液，即得。

测定法 分别精密吸取参照物溶液与供试品溶液各10μl，注入液相色谱仪，测定，即得。

供试品色谱中应呈现7个特征峰，并应与对照药材参照物色谱中的7个特征峰保留时间相对应，其中峰2应与对照品参照物峰保留时间相对应。与没食子酸参照物峰相对应的峰为S峰，计算其余各特征峰与S峰的相对保留时间，其相对保留时间应在规定值的±10%之内，规定值为：0.80（峰1）、2.06（峰3）、2.51（峰4）、2.84（峰5）、4.84（峰6）、7.24（峰7）。

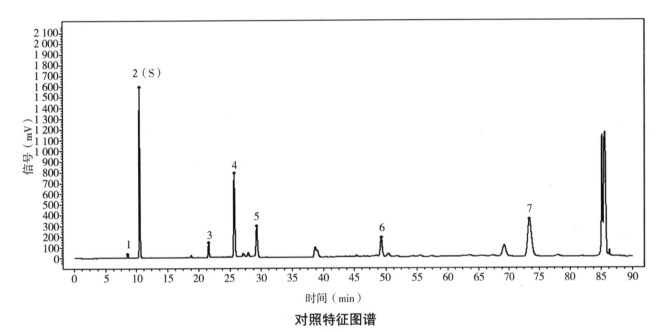

对照特征图谱

峰2（S）：没食子酸；峰4：没食子酸甲酯；

峰6：1，2，3，6-四-*O*-没食子酰葡萄糖；峰7：1，2，3，4，6-*O*-五没食子酰葡萄糖

参考色谱柱：SB-C18，4.6mm×250mm，5μm

【检查】 应符合颗粒剂项下有关的各项规定（《中国药典》2020年版通则0104）。

【浸出物】 取本品适量，研细，取约2g，精密称定，精密加入乙醇100ml，照醇溶性浸出物测定法（《中国药典》2020年版通则2201）项下的热浸法测定，不得少于46.0%。

【含量测定】 **鞣质** 取本品适量，研细，取约0.1g，精密称定，照鞣质含量测定法（《中国药典》2020年版通则2202）测定，即得。

本品每1g含鞣质应为450～740mg。

没食子酸 照高效液相色谱法（《中国药典》2020年版通则0512）测定。

色谱条件与系统适用性试验　以十八烷基硅烷键合硅胶为填充剂；以甲醇-0.1%磷酸溶液（15∶85）为流动相；检测波长为273nm。理论板数按没食子酸峰计算应不低于3 000。

对照品溶液的制备　取没食子酸对照品适量，精密称定，加50%甲醇制成每1ml含40μg的溶液，即得。

供试品溶液的制备　取本品适量，研细，取约0.25g，精密称定，置具塞锥形瓶中，精密加入4mol/L盐酸溶液50ml，水浴中加热水解3小时，放冷，滤过。精密量取续滤液1ml，置100ml量瓶中，用50%甲醇稀释至刻度，摇匀，滤过，取续滤液，即得。

测定法　分别精密吸取对照品溶液与供试品溶液各10μl，注入液相色谱仪，测定，即得。

本品每1g含没食子酸（$C_7H_6O_5$）应为440～760mg。

【规格】　每1g配方颗粒相当于饮片1.6g

【贮藏】　密封。

艾叶配方颗粒

Aiye Peifangkeli

【来源】 本品为菊科植物艾 *Artemisia argyi* Lévl. et Vant. 的干燥叶经炮制并按标准汤剂的主要质量指标加工制成的配方颗粒。

【制法】 取艾叶饮片4 000g，加水煎煮，滤过，滤液浓缩成清膏（干浸膏出膏率为15%～25%），加入辅料适量，干燥（或干燥，粉碎），再加入辅料适量，混匀，制粒，制成1 000g，即得。

【性状】 本品为黄棕色至棕褐色的颗粒；气微香，味苦。

【鉴别】 取本品适量，研细，取1g，加70%乙醇30ml和盐酸2ml，加热回流1小时，滤过，滤液蒸干，残渣加水20ml使溶解，用乙酸乙酯振摇提取2次，每次20ml，合并乙酸乙酯液，蒸干，残渣加甲醇1ml使溶解，作为供试品溶液。另取艾叶对照药材3g，加水50ml，煎煮30分钟，滤过，滤液蒸干，残渣加70%乙醇30ml和盐酸2ml，同法制成对照药材溶液。照薄层色谱法（《中国药典》2020年版通则0502）试验，吸取上述两种溶液各5μl，分别点于同一硅胶G薄层板上，以三氯甲烷-甲醇-甲酸（20：3.5：2）为展开剂，展开，取出，晾干，喷以三氯化铝试液，热风吹干，置紫外光灯（365nm）下检视。供试品色谱中，在与对照药材色谱相应的位置上，显相同颜色的荧光斑点。

【特征图谱】 照高效液相色谱法（《中国药典》2020年版通则0512）测定。

色谱条件与系统适用性试验 同〔含量测定〕绿原酸项。

参照物溶液的制备 取艾叶对照药材1g，加80%甲醇25ml，超声处理（功率300W，频率40kHz）30分钟，放冷，摇匀，滤过，取续滤液，作为对照药材参照物溶液。另取〔含量测定〕绿原酸项下的对照品溶液，作为对照品参照物溶液。

供试品溶液的制备 同〔含量测定〕绿原酸项。

测定法 分别精密吸取参照物溶液与供试品溶液各1μl，注入液相色谱仪，测定，即得。

供试品色谱中应呈现6个特征峰，并应与对照药材参照物色谱中的6个特征峰保留时间相对应，其中峰2应与对照品参照物峰保留时间相对应。

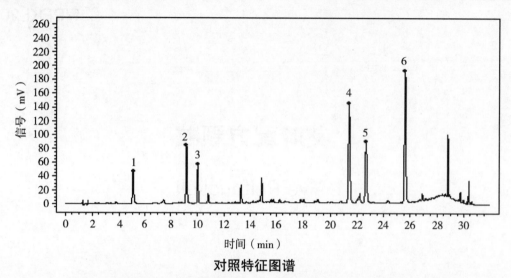

对照特征图谱

峰1：新绿原酸；峰2：绿原酸；峰3：隐绿原酸；峰4：异绿原酸B；

峰5：异绿原酸A；峰6：异绿原酸C

参考色谱柱：HSS T3，2.1mm×150mm，1.8μm

【检查】 应符合颗粒剂项下有关的各项规定（《中国药典》2020年版通则0104）。

【浸出物】 取本品适量，研细，取约2g，精密称定，精密加入乙醇100ml，照醇溶性浸出物测定法（《中国药典》2020年版通则2201）项下的热浸法测定，不得少于22.0%。

【含量测定】 **总黄酮** **对照品溶液的制备** 取芹菜素对照品适量，精密称定，加80%甲醇制成每1ml含40μg的溶液，即得。

标准曲线的制备 精密量取对照品溶液1.0ml、2.0ml、4.0ml、6.0ml、8.0ml，分别置25ml量瓶中，用80%甲醇稀释至刻度，摇匀。以相应的试剂为空白，照紫外-可见分光光度法（《中国药典》2020年版通则0401），在338nm的波长处分别测定吸光度，以吸光度为纵坐标，浓度为横坐标，绘制标准曲线。

测定法 取本品适量，研细，取约0.2g，精密称定，置具塞锥形瓶中，精密加入50%乙醇25ml，称定重量，超声处理（功率250W，频率40kHz）30分钟，放冷，再称定重量，用50%乙醇补足减失的重量，摇匀，滤过，精密量取续滤液5ml，置25ml量瓶中，用50%乙醇稀释至刻度，摇匀，作为供试品溶液。精密吸取供试品溶液1ml，置25ml量瓶中，照标准曲线的制备项下的方法，自"用80%甲醇稀释至刻度"起，依法测定吸光度，从标准曲线上读取供试品溶液中含芹菜素的浓度，计算，即得。

本品每1g含总黄酮以芹菜素（$C_{15}H_{10}O_5$）计，应为52.0～176.5mg。

绿原酸 照高效液相色谱法（《中国药典》2020年版通则0512）测定。

色谱条件与系统适用性试验 以十八烷基硅烷键合硅胶为填充剂（柱长为150mm，内径为2.1mm，粒径为1.8μm）；以乙腈为流动相A，以0.1%甲酸溶液为流动相B，按下表中的规定进行梯度洗脱；流速为每分钟0.3ml；柱温为30℃；检测波长为325nm。理论板数按绿原酸峰计算应不低于5 000。

时间（分钟）	流动相A（%）	流动相B（%）
0～2	8	92
2～4	8→10	92→90
4～8	10→15	90→85
8～12	15→18	85→82
12～18	18→19	82→81
18～22	19→21	81→79
22～25	21→37	79→63
25～28	37→100	63→0
28～32	100	0

对照品溶液的制备 取绿原酸对照品适量，精密称定，加甲醇制成每1ml含30μg的溶液，即得。

供试品溶液的制备 取本品适量，研细，取约0.2g，精密称定，置具塞锥形瓶中，精密加入80%甲醇25ml，称定重量，超声处理（功率300W，频率40kHz）30分钟，放冷，再称定重量，用80%甲醇补足减失的重量，摇匀，滤过，取续滤液，即得。

测定法 分别精密吸取对照品溶液与供试品溶液各1μl，注入液相色谱仪，测定，即得。

本品每1g含绿原酸（$C_{16}H_{18}O_9$）应为3.0～15.0mg。

【规格】 每1g配方颗粒相当于饮片4g

【贮藏】 密封。

石韦（有柄石韦）配方颗粒

Shiwei（Youbingshiwei）Peifangkeli

【来源】 本品为水龙骨科植物有柄石韦 *Pyrrosia petiolosa*（Christ）Ching 的干燥叶经炮制并按标准汤剂的主要质量指标加工制成的配方颗粒。

【制法】 取石韦（有柄石韦）饮片4 500g，加水煎煮，滤过，滤液浓缩成清膏（干浸膏出膏率为14%~22%），加入辅料适量，干燥（或干燥，粉碎），再加入辅料适量，混匀，制粒，制成1 000g，即得。

【性状】 本品为浅黄棕色至棕褐色的颗粒；气微，味微苦、涩。

【鉴别】 取本品适量，研细，取0.2g，加甲醇10ml，超声处理30分钟，滤过，滤液蒸干，残渣加甲醇1ml使溶解，作为供试品溶液。另取石韦（有柄石韦）对照药材1g，加水50ml，煎煮30分钟，滤过，滤液蒸干，残渣加甲醇10ml，同法制成对照药材溶液。照薄层色谱法（《中国药典》2020年版通则0502）试验，吸取上述两种溶液各2μl，分别点于同一高效硅胶G薄层板上，以乙酸丁酯-甲酸-水（7:2.5:2.5）的上层溶液为展开剂，展开，取出，晾干，喷以1%三氯化铁-1%铁氰化钾（1:1）的混合溶液。供试品色谱中，在与对照药材色谱相应的位置上，显相同颜色的主斑点。

【特征图谱】 照高效液相色谱法（《中国药典》2020年版通则0512）测定。

色谱条件与系统适用性试验 以十八烷基硅烷键合硅胶为填充剂（柱长为100mm，内径为2.1mm，粒径为1.6μm）；以甲醇为流动相A，以0.1%磷酸溶液为流动相B，按下表中的规定进行梯度洗脱；流速为每分钟0.35ml；柱温为30℃；检测波长为326nm。理论板数按绿原酸峰计算应不低于5 000。

时间（分钟）	流动相A（%）	流动相B（%）
0~15	7→15	93→85
15~18	15→20	85→80
18~25	20→25	80→75
25~30	25	75
30~35	25→40	75→60
35~40	40→80	60→20
40~45	80	20

参照物溶液的制备　取石韦（有柄石韦）对照药材0.5g，加50%甲醇25ml，超声处理（功率250W，频率40kHz）30分钟，放冷，摇匀，滤过，取续滤液，作为对照药材参照物溶液。另取咖啡酸对照品、绿原酸对照品适量，加甲醇制成每1ml含咖啡酸5μg、绿原酸0.1mg的混合溶液，作为对照品参照物溶液。

供试品溶液的制备　同〔含量测定〕项。

测定法　分别精密吸取参照物溶液与供试品溶液各1μl，注入液相色谱仪，测定，即得。

供试品色谱中应呈现9个特征峰，并应与对照药材参照物色谱中的9个特征峰保留时间相对应，其中峰3、峰4应分别与相应对照品参照物峰保留时间相对应。

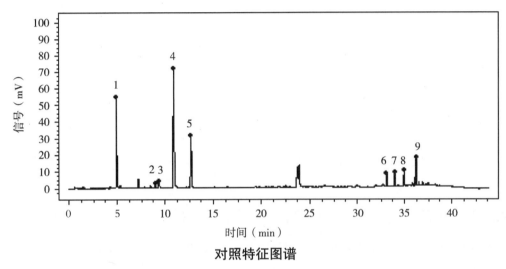

对照特征图谱

峰1：新绿原酸；峰3：咖啡酸；峰4：绿原酸；峰5：隐绿原酸；峰9：异绿原酸C
参考色谱柱：CORTECS T3，2.1mm×100mm，1.6μm

【检查】　应符合颗粒剂项下有关的各项规定（《中国药典》2020年版通则0104）。

【浸出物】　取本品适量，研细，取约2g，精密称定，精密加入乙醇100ml，照醇溶性浸出物测定法（《中国药典》2020年版通则2201）项下的热浸法测定，不得少于23.0%。

【含量测定】　照高效液相色谱法（《中国药典》2020年版通则0512）测定。

色谱条件与系统适用性试验　以十八烷基硅烷键合硅胶为填充剂；以乙腈-0.5%磷酸溶液（8∶92）为流动相；检测波长为326nm。理论板数按绿原酸峰计算应不低于2 000。

对照品溶液的制备　取绿原酸对照品适量，精密称定，加50%甲醇制成每1ml含60μg的溶液，即得。

供试品溶液的制备　取本品适量，研细，取约0.1g，精密称定，置具塞锥形瓶中，精密加入50%甲醇25ml，称定重量，超声处理（功率250W，频率40kHz）30分钟，放冷，再称定重量，用50%甲醇补足减失的重量，摇匀，滤过，取续滤液，即得。

测定法　分别精密吸取对照品溶液与供试品溶液各5μl，注入液相色谱仪，测定，即得。

本品每1g含绿原酸（$C_{16}H_{18}O_9$）应为8.0～30.0mg。

【规格】　每1g配方颗粒相当于饮片4.5g

【贮藏】　密封。

布渣叶配方颗粒

Buzhaye Peifangkeli

【来源】 本品为椴树科植物破布叶 *Microcos paniculata* L. 的干燥叶经炮制并按标准汤剂的主要质量指标加工制成的配方颗粒。

【制法】 取布渣叶饮片6 000g，加水煎煮，滤过，滤液浓缩成清膏（干浸膏出膏率为9%～16%），加入辅料适量，干燥（或干燥，粉碎），再加入辅料适量，混匀，制粒，制成1 000g，即得。

【性状】 本品为浅棕黄色至黄棕色的颗粒；气微，味苦、涩。

【鉴别】 取本品适量，研细，取1g，加水30ml使溶解，用乙酸乙酯振摇提取2次（30ml，25ml），合并乙酸乙酯液，蒸干，残渣加无水乙醇1ml使溶解，作为供试品溶液。另取布渣叶对照药材2g，加水60ml，煎煮30分钟，滤过，滤液蒸干，残渣加水30ml使溶解，同法制成对照药材溶液。照薄层色谱法（《中国药典》2020年版通则0502）试验，吸取供试品溶液10μl、对照药材溶液5μl，分别点于同一硅胶G薄层板上，以二氯甲烷-丁酮-甲酸-水（10∶1∶0.1∶0.1）为展开剂，展开，取出，晾干，置紫外光灯（365nm）下检视。供试品色谱中，在与对照药材色谱相应的位置上，显相同颜色的荧光斑点。

【特征图谱】 照高效液相色谱法（《中国药典》2020年版通则0512）测定。

色谱条件与系统适用性试验 同〔含量测定〕项。

参照物溶液的制备 取布渣叶对照药材1g，加70%甲醇50ml，超声处理（功率250W，频率40kHz）1小时，放冷，摇匀，滤过，取续滤液，作为对照药材参照物溶液。另取〔含量测定〕项下的对照品溶液，作为对照品参照物溶液。

供试品溶液的制备 同〔含量测定〕项。

测定法 分别精密吸取参照物溶液与供试品溶液各1μl，注入液相色谱仪，测定，即得。

供试品色谱中应呈现5个特征峰，并应与对照药材参照物色谱中的5个特征峰保留时间相对应，其中峰2、峰5应分别与相应对照品参照物峰保留时间相对应。

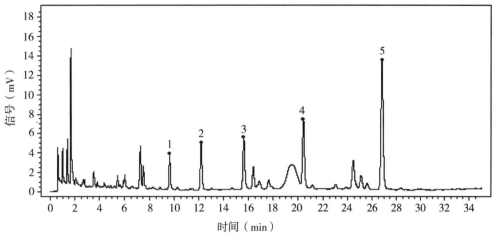

对照特征图谱

峰2：牡荆苷；峰3：异牡荆苷；峰5：水仙苷

参考色谱柱：CORTECS T3，2.1mm × 100mm，1.6μm

【检查】 应符合颗粒剂项下有关的各项规定（《中国药典》2020年版通则0104）。

【浸出物】 取本品适量，研细，取约2g，精密称定，精密加入乙醇100ml，照醇溶性浸出物测定法（《中国药典》2020年版通则2201）项下的热浸法测定，不得少于24.0%。

【含量测定】 照高效液相色谱法（《中国药典》2020年版通则0512）测定。

色谱条件与系统适用性试验 以十八烷基硅烷键合硅胶为填充剂（柱长为100mm，内径为2.1mm，粒径为1.6μm）；以甲醇为流动相A，以0.1%甲酸溶液为流动相B，按下表中的规定进行梯度洗脱；流速为每分钟0.35ml；柱温为30℃；检测波长为339nm。理论板数按牡荆苷峰计算应不低于3 000。

时间（分钟）	流动相A（%）	流动相B（%）
0～6	20→25	80→75
6～24	25→32	75→68
24～32	32→40	68→60
32～35	40→44	60→56

对照品溶液的制备 取牡荆苷对照品、水仙苷对照品适量，精密称定，加甲醇制成每1ml含牡荆苷8μg、水仙苷40μg的混合溶液，即得。

供试品溶液的制备 取本品适量，研细，取约0.1g，精密称定，置具塞锥形瓶中，精密加入70%甲醇25ml，称定重量，超声处理（功率250W，频率40kHz）30分钟，放冷，再称定重量，用70%甲醇补足减失的重量，摇匀，滤过，取续滤液，即得。

测定法 分别精密吸取对照品溶液与供试品溶液各1μl，注入液相色谱仪，测定，即得。

本品每1g含牡荆苷（$C_{21}H_{20}O_{10}$）应为1.0～3.5mg，含水仙苷（$C_{28}H_{32}O_{16}$）应为4.0～15.0mg。

【规格】 每1g配方颗粒相当于饮片6g

【贮藏】 密封。

龙胆（坚龙胆）配方颗粒

Longdan（Jianlongdan）Peifangkeli

【来源】 本品为龙胆科植物坚龙胆 *Gentiana rigescens* Franch. 的干燥根和根茎经炮制并按标准汤剂的主要质量指标加工制成的配方颗粒。

【制法】 取龙胆（坚龙胆）饮片2 200g，加水煎煮，滤过，滤液浓缩成清膏（干浸膏出膏率为25%～35%），加入辅料适量，干燥（或干燥，粉碎），再加入辅料适量，混匀，制粒，制成1 000g，即得。

【性状】 本品为浅黄棕色至棕褐色的颗粒；气微，味极苦。

【鉴别】 取本品适量，研细，取0.5g，加甲醇20ml，加热回流15分钟，放冷，滤过，滤液作为供试品溶液。另取龙胆（坚龙胆）对照药材0.5g，加甲醇20ml，同法制成对照药材溶液。再取龙胆苦苷对照品，加甲醇制成每1ml含1mg的溶液，作为对照品溶液。照薄层色谱法（《中国药典》2020年版通则0502）试验，吸取供试品溶液与对照药材溶液各5μl、对照品溶液3μl，分别点于同一硅胶GF$_{254}$薄层板上，以乙酸乙酯-甲醇-水（10∶2∶1）为展开剂，展开，取出，晾干，置紫外光灯（254nm）下检视。供试品色谱中，在与对照药材色谱和对照品色谱相应的位置上，显相同颜色的斑点。

【特征图谱】 照高效液相色谱法（《中国药典》2020年版通则0512）测定。

色谱条件与系统适用性试验 以十八烷基硅烷键合硅胶为填充剂（柱长为250mm，内径为4.6mm，粒径为5μm）；以乙腈为流动相A，以0.1%醋酸溶液为流动相B，按下表中的规定进行梯度洗脱；流速为每分钟0.8ml；柱温为30℃；检测波长为240nm。理论板数按龙胆苦苷峰计算应不低于3 000。

时间（分钟）	流动相A（%）	流动相B（%）
0～12	5→11	95→89
12～30	11	89
30～70	11→70	89→30
70～75	70	30

参照物溶液的制备 取龙胆（坚龙胆）对照药材0.5g，加甲醇20ml，加热回流15分钟，放冷，摇匀，滤过，取续滤液，作为对照药材参照物溶液。另取马钱苷酸对照品、獐牙菜苦苷对照品、龙胆苦苷对照

品适量，加甲醇制成每1ml各含0.1mg的混合溶液，作为对照品参照物溶液。

供试品溶液的制备　取本品适量，研细，取0.1g，加甲醇20ml，超声处理（功率300W，频率40kHz）15分钟，放冷，摇匀，滤过，取续滤液，即得。

测定法　分别精密吸取参照物溶液与供试品溶液各5μl，注入液相色谱仪，测定，即得。

供试品色谱中应呈现5个特征峰，并应与对照药材参照物色谱中的5个特征峰保留时间相对应，其中峰1～峰3应分别与相应对照品参照物峰保留时间相对应。与龙胆苦苷参照物峰相对应的峰为S峰，峰4、峰5之间与S峰相对保留时间在1.76±0.176的范围内应出现峰高大于峰5的色谱峰。

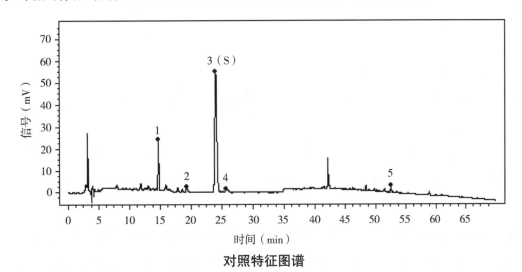

对照特征图谱

峰1：马钱苷酸；峰2：獐牙菜苦苷；峰3（S）：龙胆苦苷
参考色谱柱：Eclipse XDB C18，4.6mm×250mm，5μm

【检查】　应符合颗粒剂项下有关的各项规定（《中国药典》2020年版通则0104）。

【浸出物】　取本品适量，研细，取约2g，精密称定，精密加入乙醇100ml，照醇溶性浸出物测定法（《中国药典》2020年版通则2201）项下的热浸法测定，不得少于27.0%。

【含量测定】　照高效液相色谱法（《中国药典》2020年版通则0512）测定。

色谱条件与系统适用性试验　以十八烷基硅烷键合硅胶为填充剂（柱长为100mm，内径为2.1mm，粒径为1.7μm或1.8μm）；以甲醇-水（23：77）为流动相；流速为每分钟0.4ml；柱温为30℃；检测波长为270nm。理论板数按龙胆苦苷峰计算应不低于6 000。

对照品溶液的制备　取龙胆苦苷对照品适量，精密称定，加甲醇制成每1ml含0.1mg的溶液，即得。

供试品溶液的制备　取本品适量，研细，取约0.1g，精密称定，置具塞锥形瓶中，精密加入甲醇50ml，密塞，称定重量，超声处理（功率300W，频率40kHz）15分钟，放冷，再称定重量，用甲醇补足减失的重量，摇匀，滤过，取续滤液，即得。

测定法　分别精密吸取对照品溶液与供试品溶液各1μl，注入液相色谱仪，测定，即得。

本品每1g含龙胆苦苷（$C_{16}H_{20}O_9$）应为30.0～70.0mg。

【规格】　每1g配方颗粒相当于饮片2.2g

【贮藏】　密封。

龙脷叶配方颗粒

Longliye Peifangkeli

【来源】 本品为大戟科植物龙脷叶 *Sauropus spatulifolius* Beille 的干燥叶经炮制并按标准汤剂的主要质量指标加工制成的配方颗粒。

【制法】 取龙脷叶饮片2500g，加水煎煮，滤过，滤液浓缩成清膏（干浸膏出膏率为22%～35%），加入辅料适量，干燥（或干燥，粉碎），再加入辅料适量，混匀，制粒，制成1 000g，即得。

【性状】 本品为黄棕色至棕褐色的颗粒；气微，味微苦、涩。

【鉴别】 取本品适量，研细，取0.5g，加甲醇20ml，超声处理30分钟，滤过，滤液蒸干，残渣加甲醇1ml使溶解，作为供试品溶液。另取龙脷叶对照药材1g，加水60ml，煎煮30分钟，滤过，滤液蒸干，残渣加甲醇20ml，同法制成对照药材溶液。照薄层色谱法（《中国药典》2020年版通则0502）试验，吸取上述两种溶液各5μl，分别点于同一硅胶G薄层板上，以正己烷-乙酸乙酯（1∶4）为展开剂，展开，取出，晾干，喷以10%硫酸乙醇溶液，在105℃加热至斑点显色清晰。供试品色谱中，在与对照药材色谱相应的位置上，显相同颜色的斑点。

【特征图谱】 照高效液相色谱法（《中国药典》2020年版通则0512）测定。

色谱条件与系统适用性试验 以十八烷基硅烷键合硅胶为填充剂（柱长为150mm，内径为2.1mm，粒径为1.8μm）；以甲醇为流动相A，以0.4%磷酸溶液为流动相B，按下表中的规定进行梯度洗脱；流速为每分钟0.3ml；柱温为30℃；检测波长为349nm。理论板数按山奈酚-3-*O*-龙胆二糖苷峰计算应不低于8 000。

时间（分钟）	流动相A（%）	流动相B（%）
0～10	6	94
10～15	6→7	94→93
15～20	7	93
20～25	7→18	93→82
25～30	18→23	82→77
30～40	23→45	77→55
40～50	45→59	55→41

参照物溶液的制备 取龙脷叶对照药材0.5g，加50%甲醇25ml，超声处理（功率300W，频率40kHz）30分钟，放冷，摇匀，滤过，取续滤液，作为对照药材参照物溶液。另取〔含量测定〕项下的对照品溶液，作为对照品参照物溶液。

供试品溶液的制备 同〔含量测定〕项。

测定法 分别精密吸取参照物溶液与供试品溶液各1μl，注入液相色谱仪，测定，即得。

供试品色谱中应呈现8个特征峰，并应与对照药材参照物色谱中的8个特征峰保留时间相对应，其中峰8应与对照品参照物峰保留时间相对应。

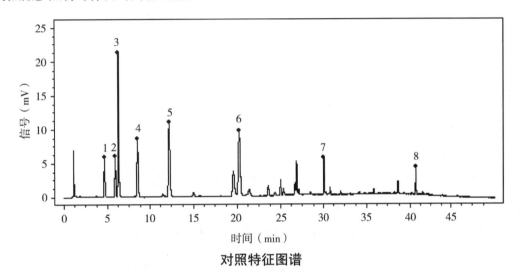

对照特征图谱

峰7：6-羟基香豆素；峰8：山奈酚-3-O-龙胆二糖苷

参考色谱柱：SB C18，2.1mm×150mm，1.8μm

【检查】 应符合颗粒剂项下有关的各项规定（《中国药典》2020年版通则0104）。

【浸出物】 取本品适量，研细，取约2g，精密称定，精密加入乙醇100ml，照醇溶性浸出物测定法（《中国药典》2020年版通则2201）项下的热浸法测定，不得少于17.0%。

【含量测定】 照高效液相色谱法（《中国药典》2020年版通则0512）测定。

色谱条件与系统适用性试验 以十八烷基硅烷键合硅胶为填充剂；以甲醇-0.4%磷酸溶液（43:57）为流动相；检测波长为349nm。理论板数按山奈酚-3-O-龙胆二糖苷峰计算应不低于3 000。

对照品溶液的制备 取山奈酚-3-O-龙胆二糖苷对照品适量，精密称定，置棕色量瓶中，加甲醇制成每1ml含0.1mg的溶液，即得。

供试品溶液的制备 取本品适量，研细，取约0.2g，精密称定，置具塞锥形瓶中，精密加入50%甲醇25ml，称定重量，超声处理（功率250W，频率40kHz）1小时，放冷，再称定重量，用50%甲醇补足减失的重量，摇匀，滤过，取续滤液，即得。

测定法 分别精密吸取对照品溶液与供试品溶液各5μl，注入液相色谱仪，测定，即得。

本品每1g含山奈酚-3-O-龙胆二糖苷（$C_{27}H_{30}O_{16}$）应为0.35～1.40mg。

【规格】 每1g配方颗粒相当于饮片2.5g

【贮藏】 密封。

北刘寄奴配方颗粒

Beiliujinu Peifangkeli

【来源】 本品为玄参科植物阴行草 *Siphonostegia chinensis* Benth. 的干燥全草经炮制并按标准汤剂的主要质量指标加工制成的配方颗粒。

【制法】 取北刘寄奴饮片4 000g，加水煎煮，滤过，滤液浓缩成清膏（干浸膏出膏率为18%～25%），加入辅料适量，干燥（或干燥，粉碎），再加入辅料适量，混匀，制粒，制成1 000g，即得。

【性状】 本品为棕黄色至棕褐色的颗粒；气微，味淡。

【鉴别】 取本品适量，研细，取1g，加50%甲醇20ml，超声处理30分钟，滤过，滤液蒸干，残渣加甲醇1ml使溶解，作为供试品溶液。另取北刘寄奴对照药材2g，加水60ml，煎煮30分钟，离心，取上清液，减压浓缩至干，残渣加50%甲醇20ml，同法制成对照药材溶液。再取木犀草素对照品，加甲醇制成每1ml含1mg的溶液，作为对照品溶液。照薄层色谱法（《中国药典》2020年版通则0502）试验，吸取供试品溶液5μl、对照药材溶液8μl、对照品溶液2μl，分别点于同一硅胶G薄层板上，以甲苯-丙酮-甲酸（7∶2∶1）为展开剂，展开，取出，晾干，喷以10%三氯化铝乙醇溶液，晾干，置紫外光灯（365nm）下检视。供试品色谱中，在与对照药材色谱和对照品色谱相应的位置上，显相同颜色的荧光斑点。

【特征图谱】 照高效液相色谱法（《中国药典》2020年版通则0512）测定。

色谱条件与系统适用性试验 除检测波长为350nm，其余同〔含量测定〕项。

参照物溶液的制备 取北刘寄奴对照药材1g，加水50ml，煎煮45分钟，放冷，离心，取上清液，减压浓缩至干，残渣加70%乙醇20ml，超声处理（功率250W，频率40kHz）30分钟，放冷，滤过，取续滤液，作为对照药材参照物溶液。另取木犀草素对照品、毛蕊花糖苷对照品、芹菜素对照品适量，加甲醇制成每1ml含木犀草素20μg、毛蕊花糖苷60μg、芹菜素30μg的混合溶液，作为对照品参照物溶液。

供试品溶液的制备 同〔含量测定〕项。

测定法 分别精密吸取参照物溶液与供试品溶液各1μl，注入液相色谱仪，测定，即得。

供试品色谱中应呈现7个特征峰，并应与对照药材参照物色谱中的7个特征峰保留时间相对应，其中峰1、峰6、峰7应分别与相应对照品参照物峰保留时间相对应。与毛蕊花糖苷参照物峰相对应的峰为S1峰，计算峰2～峰4与S1峰的相对保留时间，其相对保留时间应在规定值的±10%之内，规定值为：1.18（峰2）、1.31（峰3）、1.47（峰4）；与木犀草素参照物峰相对应的峰为S2峰，计算峰5与S2峰的相对保留时间，其相对保留时间应在规定值的±10%之内，规定值为：0.65（峰5）。

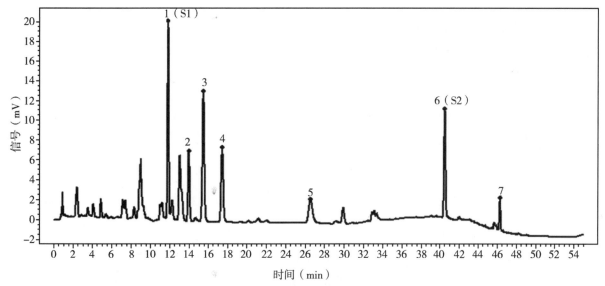

对照特征图谱

峰1（S1）：毛蕊花糖苷；峰6（S2）：木犀草素；峰7：芹菜素

参考色谱柱：BEH Shield RP18，2.1mm×100mm，1.7μm

【检查】 应符合颗粒剂项下有关的各项规定（《中国药典》2020年版通则0104）。

【浸出物】 取本品适量，研细，取约2g，精密称定，精密加入乙醇50ml，照醇溶性浸出物测定法（《中国药典》2020年版通则2201）项下的热浸法测定，不得少于30.0%。

【含量测定】 照高效液相色谱法（《中国药典》2020年版通则0512）测定。

色谱条件与系统适用性试验 以十八烷基硅烷键合硅胶为填充剂（柱长为100mm，内径为2.1mm，粒径为1.7μm）；以乙腈为流动相A，以0.1%磷酸溶液为流动相B，按下表中的规定进行梯度洗脱；流速为每分钟0.3ml；柱温为35℃；木犀草素检测波长为350nm、毛蕊花糖苷检测波长为310nm。理论板数按木犀草素峰计算应不低于10 000。

时间（分钟）	流动相A（%）	流动相B（%）
0～6	10→15	90→85
6～25	15	85
25～40	15→27	85→73

续表

时间（分钟）	流动相A（%）	流动相B（%）
40～52	27→44	73→56
52～55	44→10	56→90

对照品溶液的制备　取木犀草素对照品、毛蕊花糖苷对照品适量，精密称定，加甲醇制成每1ml含木犀草素20μg、毛蕊花糖苷60μg的混合溶液，作为对照品溶液。

供试品溶液的制备　取本品适量，研细，取约0.1g，精密称定，置具塞锥形瓶中，精密加入70%乙醇20ml，称定重量，超声处理（功率250W，频率40kHz）30分钟，放冷，再称定重量，用70%乙醇补足减失的重量，摇匀，滤过，取续滤液，即得。

测定法　分别精密吸取对照品溶液与供试品溶液各1μl，注入液相色谱仪，测定，即得。

本品每1g含木犀草素（$C_{15}H_{10}O_6$）应为0.90～3.20mg，含毛蕊花糖苷（$C_{29}H_{36}O_{15}$）应为4.0～25.0mg。

【规格】　每1g配方颗粒相当于饮片4g

【贮藏】　密封。

仙鹤草配方颗粒

Xianhecao Peifangkeli

【来源】 本品为蔷薇科植物龙芽草 *Agrimonia pilosa* Ledeb. 的干燥地上部分经炮制并按标准汤剂的主要质量指标加工制成的配方颗粒。

【制法】 取仙鹤草饮片6 000g，加水煎煮，滤过，滤液浓缩成清膏（干浸膏出膏率为9%～16%），加入辅料适量，干燥（或干燥，粉碎），再加入辅料适量，混匀，制粒，制成1 000g，即得。

【性状】 本品为黄棕色至棕褐色的颗粒；气微，味微苦。

【鉴别】 取本品适量，研细，取0.5g，加氨试液30ml，超声处理30分钟，离心，取上清液，用水饱和正丁醇振摇提取2次，每次25ml，合并正丁醇液，蒸干，残渣加甲醇1ml使溶解，作为供试品溶液。另取仙鹤草对照药材1.5g，同法制成对照药材溶液。照薄层色谱法（《中国药典》2020年版通则0502）试验，吸取上述两种溶液各4μl，分别点于同一硅胶G薄层板上，以甲苯-乙酸乙酯-甲酸（5∶3∶1）为展开剂，展开，取出，晾干，喷以10%三氯化铝溶液，在105℃加热3分钟，置紫外光灯（365nm）下检视。供试品色谱中，在与对照药材色谱相应的位置上，显相同颜色的荧光斑点。

【特征图谱】 照高效液相色谱法（《中国药典》2020年版通则0512）测定。

色谱条件与系统适用性试验 以十八烷基硅烷键合硅胶为填充剂；以乙腈为流动相A，以0.1%磷酸溶液为流动相B，按下表中的规定进行梯度洗脱；柱温为30℃；检测波长为320nm。理论板数按槲皮苷峰计算应不低于7 000。

时间（分钟）	流动相A（%）	流动相B（%）
0～30	22→35	78→65
30～32	35	65

参照物溶液的制备 取仙鹤草对照药材0.5g，加50%乙醇50ml，加热回流30分钟，放冷，摇匀，滤过，取续滤液，作为对照药材参照物溶液。另取〔含量测定〕项下的对照品溶液，作为对照品参照物溶液。

供试品溶液的制备 同〔含量测定〕项。

测定法 分别精密吸取参照物溶液与供试品溶液各10μl，注入液相色谱仪，测定，即得。

供试品色谱中应呈现5个特征峰，并应与对照药材参照物色谱中的5个特征峰保留时间相对应，其中峰2应与对照品参照物峰保留时间相对应。

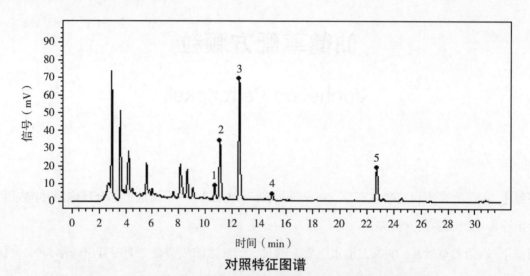

对照特征图谱

峰1：紫云英苷；峰2：槲皮苷；峰3：芹菜素-7-*O*-葡萄糖醛酸苷

参考色谱柱：HSS T3，4.6mm×250mm，3.5μm

【**检查**】 应符合颗粒剂项下有关的各项规定（《中国药典》2020年版通则0104）。

【**浸出物**】 取本品适量，研细，取约2g，精密称定，精密加入乙醇100ml，照醇溶性浸出物测定法（《中国药典》2020年版通则2201）项下的热浸法测定，不得少于25.0%。

【**含量测定**】 照高效液相色谱法（《中国药典》2020年版通则0512）测定。

色谱条件与系统适用性试验 以十八烷基硅烷键合硅胶为填充剂；以乙腈-0.1%磷酸溶液（23：77）为流动相；检测波长为254nm。理论板数按槲皮苷峰计算应不低于7 000。

对照品溶液的制备 取槲皮苷对照品适量，精密称定，加甲醇制成每1ml含30μg的溶液，即得。

供试品溶液的制备 取本品适量，研细，取约0.1g，精密称定，置具塞锥形瓶中，精密加入50%乙醇25ml，称定重量，超声处理（功率250W，频率40kHz）30分钟，放冷，再称定重量，用50%乙醇补足减失的重量，摇匀，滤过，取续滤液，即得。

测定法 分别精密吸取对照品溶液与供试品溶液各10μl，注入液相色谱仪，测定，即得。

本品每1g含槲皮苷（$C_{21}H_{20}O_{11}$）应为2.5~8.0mg。

【**规格**】 每1g配方颗粒相当于饮片6g

【**贮藏**】 密封。

白头翁配方颗粒

Baitouweng Peifangkeli

【来源】 本品为毛茛科植物白头翁 *Pulsatilla chinensis*（Bge.）Regel 的干燥根经炮制并按标准汤剂的主要质量指标加工制成的配方颗粒。

【制法】 取白头翁饮片3 000g，加水煎煮，滤过，滤液浓缩成清膏（干浸膏出膏率为20%～33%），加入辅料适量，干燥（或干燥，粉碎），再加入辅料适量，混匀，制粒，制成1 000g，即得。

【性状】 本品为浅黄棕色至棕色的颗粒；气微，味微苦涩。

【鉴别】 取本品适量，研细，取0.8g，加甲醇10ml，超声处理10分钟，滤过，滤液作为供试品溶液。另取白头翁对照药材3g，加水100ml，煎煮30分钟，滤过，滤液蒸干，残渣加甲醇10ml，同法制成对照药材溶液。再取白头翁皂苷B$_4$对照品，加甲醇制成每1ml含2mg的溶液，作为对照品溶液。照薄层色谱法（《中国药典》2020年版通则0502）试验，吸取供试品溶液与对照药材溶液各3 μl、对照品溶液10 μl，分别点于同一硅胶G薄层板上，以正丁醇-醋酸-水（4∶1∶2）的上层溶液为展开剂，展开，取出，晾干，喷以10%硫酸乙醇溶液，在105℃加热至斑点显色清晰，分别置日光和紫外光灯（365nm）下检视。供试品色谱中，在与对照药材色谱和对照品色谱相应的位置上，显相同颜色的斑点或荧光斑点。

【特征图谱】 照高效液相色谱法（《中国药典》2020年版通则0512）测定。

色谱条件与系统适用性试验 以十八烷基硅烷键合硅胶为填充剂（柱长为150mm，内径为2.1mm，粒径为1.8 μm）；以乙腈为流动相A，以0.1%磷酸溶液为流动相B，按下表中的规定进行梯度洗脱；流速为每分钟0.3ml；柱温为25℃；检测波长为201nm。理论板数按菊苣酸峰计算应不低于8 000。

时间（分钟）	流动相A（%）	流动相B（%）
0～5	5	95
5～15	5→12	95→88
15～22	12→22	88→78
22～33	22→38	78→62
33～35	38→42	62→58
35～37	42→80	58→20

参照物溶液的制备 取白头翁对照药材1g，加水30ml，加热回流30分钟，放冷，滤过，取续滤液1ml，加甲醇稀释至10ml，摇匀，滤过，取续滤液，作为对照药材参照物溶液。另取菊苣酸对照品、白头翁皂苷B$_4$对照品适量，加甲醇制成每1ml含菊苣酸50μg、白头翁皂苷B$_4$200μg的混合溶液，作为对照品参照物溶液。

供试品溶液的制备 同〔含量测定〕项。

测定法 分别精密吸取参照物溶液与供试品溶液各1μl，注入液相色谱仪，测定，即得。

供试品色谱中应呈现4个特征峰，并应与对照药材参照物色谱中的4个特征峰保留时间相对应，其中峰3、峰4应分别与相应对照品参照物峰保留时间相对应。

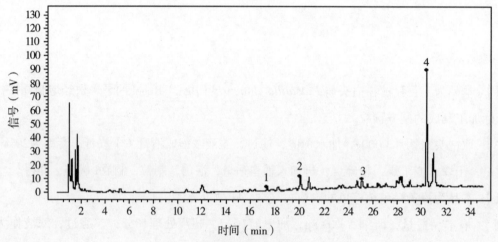

对照特征图谱

峰3：菊苣酸；峰4：白头翁皂苷B$_4$

参考色谱柱：SB C18，2.1mm×150mm，1.8μm

【检查】 应符合颗粒剂项下有关的各项规定（《中国药典》2020年版通则0104）。

【浸出物】 取本品适量，研细，取约2g，精密称定，精密加入乙醇100ml，照醇溶性浸出物测定法（《中国药典》2020年版通则2201）项下的热浸法测定，不得少于40.0%。

【含量测定】 照高效液相色谱法（《中国药典》2020年版通则0512）测定。

色谱条件与系统适用性试验 以十八烷基硅烷键合硅胶为填充剂（柱长为150mm，内径为2.1mm，粒径为1.8μm）；以甲醇-水（64∶36）为流动相；流速为每分钟0.3ml；柱温为30℃；检测波长为201nm。理论板数按白头翁皂苷B$_4$峰计算应不低于3 000。

对照品溶液的制备 取白头翁皂苷B$_4$对照品适量，精密称定，加甲醇制成每1ml含0.4mg的溶液，即得。

供试品溶液的制备 取本品适量，研细，取约0.1g，精密称定，置具塞锥形瓶中，精密加入10%甲醇25ml，称定重量，超声处理（功率250W，频率40kHz）30分钟，放冷，再称定重量，用10%甲醇补足减失重量，摇匀，滤过，取续滤液，即得。

测定法 分别精密吸取对照品溶液与供试品溶液各1μl，注入液相色谱仪，测定，即得。

本品每1g含白头翁皂苷B$_4$（C$_{59}$H$_{96}$O$_{26}$）应为80.0～210.0mg。

【规格】 每1g配方颗粒相当于饮片3g

【贮藏】 密封。

白扁豆配方颗粒

Baibiandou Peifangkeli

【来源】 本品为豆科植物扁豆 *Dolichos lablab* L. 的干燥成熟种子经炮制并按标准汤剂的主要质量指标加工制成的配方颗粒。

【制法】 取白扁豆饮片5 000g，加水煎煮，滤过，滤液浓缩成清膏（干浸膏出膏率为13%～20%），加入辅料适量，干燥（或干燥，粉碎），再加入辅料适量，混匀，制粒，制成1 000g，即得。

【性状】 本品为黄白色至浅棕黄色的颗粒；气微，味淡，嚼之有豆腥味。

【鉴别】 取本品适量，研细，取0.2g，加70%乙醇5ml，超声处理10分钟，滤过，滤液蒸干，残渣加70%乙醇1ml使溶解，作为供试品溶液。另取白扁豆对照药材2g，加水50ml，煎煮20分钟，滤过，滤液蒸干，残渣加70%乙醇5ml，同法制成对照药材溶液。照薄层色谱法（《中国药典》2020年版通则0502）试验，吸取上述两种溶液各2μl，分别点于同一硅胶G薄层板上，以正丁醇-冰醋酸-水（3∶1∶1）为展开剂，展开，取出，晾干，喷以0.5%茚三酮丙酮溶液，在105℃加热至斑点显色清晰。供试品色谱中，在与对照药材色谱相应的位置上，显相同颜色的斑点。

【特征图谱】 照高效液相色谱法（《中国药典》2020年版通则0512）测定。

色谱条件与系统适用性试验　以十八烷基硅烷键合硅胶为填充剂；以甲醇为流动相A，以水为流动相B，按下表中的规定进行梯度洗脱；柱温为30℃；检测波长为257nm。理论板数按胡芦巴碱峰计算应不低于4 000。

时间（分钟）	流动相A（%）	流动相B（%）
0～5	0	100
5～30	0→35	100→65
30～35	35→100	65→0

参照物溶液的制备　取白扁豆对照药材1.5g，加20%甲醇25ml，超声处理（功率250W，频率40kHz）30分钟，放冷，离心（转速为每分钟13 000转）5分钟，取上清液，滤过，取续滤液，作为对照药材参照物溶液。另取〔含量测定〕项下的对照品溶液，作为对照品参照物溶液。

供试品溶液的制备 同〔含量测定〕项。

测定法 分别精密吸取参照物溶液与供试品溶液各10μl，注入液相色谱仪，测定，即得。

供试品色谱中应呈现4个特征峰，并应与对照药材参照物色谱中的4个特征峰保留时间相对应，其中峰1应与对照品参照物峰保留时间相对应。与胡芦巴碱参照物峰相对应的峰为S峰，计算其余特征峰与S峰的相对保留时间，其相对保留时间应在规定值的±10%之内，规定值为：3.95（峰2）、5.37（峰3）、6.85（峰4）。

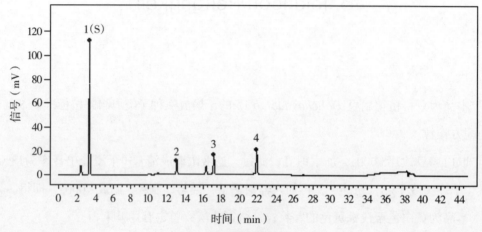

对照特征图谱

峰1（S）：胡芦巴碱

参考色谱柱：HSS T3，4.6 mm×250mm，5μm

【**检查**】 应符合颗粒剂项下有关的各项规定（《中国药典》2020年版通则0104）。

【**浸出物**】 取本品适量，研细，取约2g，精密称定，精密加入乙醇100ml，照醇溶性浸出物测定法（《中国药典》2020年版通则2201）项下的热浸法测定，不得少于8.0%。

【**含量测定**】 照高效液相色谱法（《中国药典》2020年版通则0512）测定。

色谱条件与系统适用性试验 以氨基键合硅胶为填充剂；以乙腈-水（80∶20）为流动相；检测波长为264nm。理论板数按胡芦巴碱峰计算应不低于4 000。

对照品溶液的制备 取胡芦巴碱对照品适量，精密称定，加甲醇制成每1ml含80μg的溶液，即得。

供试品溶液的制备 取本品适量，研细，取约0.2g，精密称定，置具塞锥形瓶中，精密加入20%甲醇25ml，称定重量，超声处理（功率250W，频率40kHz）30分钟，放冷，再称定重量，用20%甲醇补足减失的重量，摇匀，滤过，取续滤液，即得。

测定法 分别精密吸取对照品溶液与供试品溶液各10μl，注入液相色谱仪，测定，即得。

本品每1g含胡芦巴碱（$C_7H_7NO_2$）应为5.5~11.0mg。

【**规格**】 每1g配方颗粒相当于饮片5g

【**贮藏**】 密封。

白蔹配方颗粒

Bailian Peifangkeli

【来源】 本品为葡萄科植物白蔹 *Ampelopsis japonica*（Thunb.）Makino 的干燥块根经炮制并按标准汤剂的主要质量指标加工制成的配方颗粒。

【制法】 取白蔹饮片4 000g，加水煎煮，滤过，滤液浓缩成清膏（干浸膏出膏率为13%～20%），加入辅料适量，干燥（或干燥，粉碎），再加入辅料适量，混匀，制粒，制成1 000g，即得。

【性状】 本品为黄白色至灰棕色的颗粒；气微，味甘。

【鉴别】 取本品适量，研细，取2g，加乙醇30ml，加热回流1小时，滤过，滤液蒸干，残渣加乙醇2ml使溶解，作为供试品溶液。另取白蔹对照药材2g，加乙醇30ml，同法制成对照药材溶液。照薄层色谱法（《中国药典》2020年版通则0502）试验，吸取供试品溶液20μl、对照药材溶液15μl，分别点于同一硅胶G薄层板上，以三氯甲烷-甲醇（6：1）为展开剂，展开，取出，晾干，喷以10%硫酸乙醇溶液，在105℃加热至斑点显色清晰，置紫外光灯（365nm）下检视。供试品色谱中，在与对照药材色谱相应的位置上，显相同颜色的荧光斑点。

【特征图谱】 照高效液相色谱法（《中国药典》2020年版通则0512）测定。

色谱条件与系统适用性试验 以十八烷基硅烷键合硅胶为填充剂；以甲醇为流动相A，以0.2%的磷酸溶液为流动相B，按下表中的规定进行梯度洗脱；柱温为25℃；检测波长为280nm。理论板数按儿茶素峰计算应不低于5 000。

时间（分钟）	流动相A（%）	流动相B（%）
0～8	3	97
8～15	3→5	97→95
15～35	5	95
35～40	5→20	95→80
40～70	20	80

参照物溶液的制备 取白蔹对照药材1g，加50%甲醇25ml，超声处理（功率600W，频率40kHz）30分钟，放冷，滤过，取续滤液，作为对照药材参照物溶液。另取儿茶素对照品、没食子酸对照品适量，加50%甲醇制成每1ml含儿茶素30μg、没食子酸40μg的混合溶液，作为对照品参照物溶液。

供试品溶液的制备 取本品适量，研细，取0.5g，加50%甲醇20ml，超声处理（功率600W，频率40kHz）30分钟，放冷，滤过，取续滤液，作为供试品溶液。

测定法 分别精密吸取参照物溶液与供试品溶液各10μl，注入液相色谱仪，测定，即得。

供试品色谱中应呈现4个特征峰，并应与对照药材参照物色谱中的4个特征峰保留时间相对应，其中峰1、峰3应分别与相应对照品参照物峰保留时间相对应。与儿茶素参照物峰相对应的峰为S峰，计算峰2、峰4与S峰的相对保留时间，其相对保留时间应在规定值的±10%之内，规定值为：0.48（峰2）、1.09（峰4）。

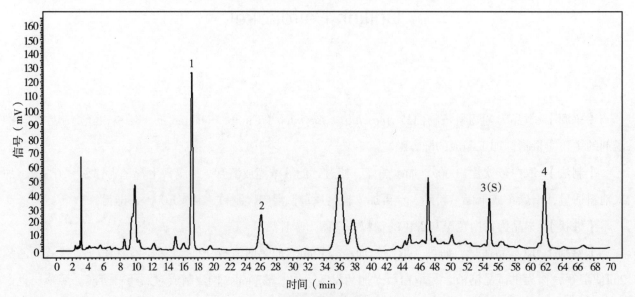

对照特征图谱

峰1：没食子酸；峰3（S）：儿茶素

参考色谱柱：Luna（2）100Å C18，4.6mm×250mm，5μm

【检查】 应符合颗粒剂项下有关的各项规定（《中国药典》2020年版通则0104）。

【浸出物】 取本品适量，研细，取约2g，精密称定，精密加入乙醇50ml，照醇溶性浸出物测定法（《中国药典》2020年版通则2201）项下的热浸法测定，不得少于12.0%。

【含量测定】 照高效液相色谱法（《中国药典》2020年版通则0512）测定。

色谱条件与系统适用性试验 以十八烷基硅烷键合硅胶为填充剂；以乙腈-0.2%磷酸溶液（8∶92）为流动相；检测波长为280nm。理论板数按儿茶素峰计算应不低于3 500。

对照品溶液的制备 取儿茶素对照品适量，精密称定，加50%甲醇制成每1ml含40μg的溶液，即得。

供试品溶液的制备 取本品适量，研细，取约0.5g，精密称定，置具塞锥形瓶中，精密加入50%甲醇25ml，称定重量，超声处理（功率600W，频率40kHz）10分钟，放冷，再称定重量，用50%甲醇补足减失的重量，摇匀，滤过，取续滤液，即得。

测定法 分别精密吸取对照品溶液与供试品溶液各10μl，注入液相色谱仪，测定，即得。

本品每1g含儿茶素（$C_{15}H_{14}O_6$）应为0.60～2.50mg。

【规格】 每1g配方颗粒相当于饮片4g

【贮藏】 密封。

瓜蒌皮（栝楼）配方颗粒

Gualoupi（Gualou）Peifangkeli

【来源】 本品为葫芦科植物栝楼 *Trichosanthes kirilowii* Maxim. 的干燥成熟果皮经炮制并按标准汤剂的主要质量指标加工制成的配方颗粒。

【制法】 取瓜蒌皮（栝楼）饮片1 500g，加水煎煮，滤过，滤液浓缩成清膏（干浸膏出膏率为28%～41%），加入辅料适量，干燥（或干燥，粉碎），再加入辅料适量，混匀，制粒，制成1 000g，即得。

【性状】 本品为浅黄色至黄棕色的颗粒；气微，味淡。

【鉴别】 取本品适量，研细，取4g，加乙醇30ml，超声处理30分钟，滤过，滤液蒸干，残渣加水20ml使溶解，用乙酸乙酯振摇提取2次，每次20ml，合并乙酸乙酯液，蒸干，残渣加甲醇0.5ml使溶解，作为供试品溶液。另取瓜蒌皮（栝楼）对照药材2g，加水50ml，煎煮30分钟，滤过，滤液蒸干，残渣加乙醇30ml，同法制成对照药材溶液。照薄层色谱法（《中国药典》2020年版通则0502）试验，吸取上述两种溶液各20μl，分别点于同一硅胶G薄层板上，以甲苯-甲酸乙酯-甲酸（10：8：1）为展开剂，展开，取出，晾干，喷以磷钼酸试液，在105℃加热至斑点显色清晰。供试品色谱中，在与对照药材色谱相应的位置上，显相同颜色的斑点。

【特征图谱】 照高效液相色谱法（《中国药典》2020年版通则0512）测定。

色谱条件与系统适用性试验 以十八烷基硅烷键合硅胶为填充剂；以甲醇-乙腈（1：10）的混合溶液为流动相A，以0.1%磷酸溶液为流动相B，按下表中的规定进行梯度洗脱；柱温为25℃；检测波长为360nm。理论板数按芦丁峰计算应不低于2 000。

时间（分钟）	流动相A（%）	流动相B（%）
0～30	13.5→16.5	86.5→83.5
30～40	16.5→19.5	83.5→80.5
40～55	19.5→23	80.5→77
55～70	23→26	77→74
70～80	26→35	74→65
80～90	35→40	65→60

参照物溶液的制备 取瓜蒌皮（栝楼）对照药材1.2g，加50%甲醇10ml，超声处理（功率250W，频率40kHz）30分钟，放冷，摇匀，滤过，取续滤液，作为对照药材参照物溶液。另取芦丁对照品适量，加50%甲醇制成每1ml含10μg的溶液，作为对照品参照物溶液。

供试品溶液的制备 同〔含量测定〕项。

测定法 分别精密吸取参照物溶液10μl、供试品溶液20μl，注入液相色谱仪，测定，即得。

供试品色谱中应呈现7个特征峰，并应与对照药材参照物色谱中的7个特征峰保留时间相对应，其中峰1应与对照品参照物峰保留时间相对应。与芦丁参照物峰相对应的峰为S峰，计算其余各特征峰与S峰的相对保留时间，其相对保留时间应在规定值的±10%之内，规定值为：1.06（峰2）、1.10（峰3）、1.32（峰4）、1.38（峰5）、1.46（峰6）、1.78（峰7）。

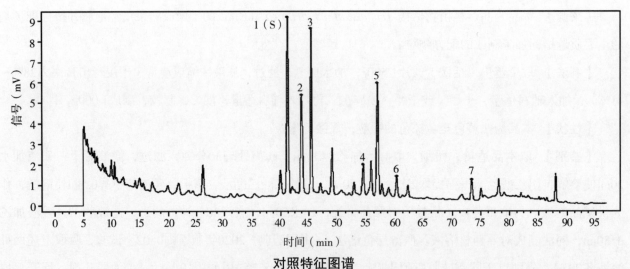

对照特征图谱

峰1（S）：芦丁；峰2：木犀草苷

参考色谱柱：5 TC-C18（2），4.6mm×250mm，5μm

【检查】 应符合颗粒剂项下有关的各项规定（《中国药典》2020年版通则0104）。

【浸出物】 取本品适量，研细，取约2g，精密称定，精密加入乙醇100ml，照醇溶性浸出物测定法（《中国药典》2020年版通则2201）项下的热浸法测定，不得少于10.0%。

【含量测定】 照高效液相色谱法（《中国药典》2020年版通则0512）测定。

色谱条件与系统适用性试验 以十八烷基硅烷键合硅胶为填充剂；以甲醇为流动相A，以0.2%醋酸溶液为流动相B，按下表中的规定进行梯度洗脱；柱温为30℃；检测波长为260nm。理论板数按香草酸峰计算应不低于3 000。

时间（分钟）	流动相A（%）	流动相B（%）
0～40	15	85
40～47	15→65	85→35

对照品溶液的制备　取香草酸对照品适量，精密称定，加50%甲醇制成每1ml含10μg的溶液，即得。

供试品溶液的制备　取本品适量，研细，取约1.0g，精密称定，置具塞锥形瓶中，精密加入50%甲醇150ml，超声处理（功率250W，频率40kHz）30分钟，滤过，减压浓缩，并转移至10ml量瓶中，用50%甲醇稀释至刻度，摇匀，滤过，取续滤液，即得。

测定法　分别精密吸取对照品溶液与供试品溶液各10μl，注入液相色谱仪，测定，即得。

本品每1g含香草酸（$C_8H_8O_4$）应为0.06～0.20mg。

【规格】　每1g配方颗粒相当于饮片1.5g

【贮藏】　密封。

冬葵果配方颗粒

Dongkuiguo Peifangkeli

【来源】 本品为锦葵科植物冬葵 *Malva verticillata* L. 的干燥成熟果实经炮制并按标准汤剂的主要质量指标加工制成的配方颗粒。

【制法】 取冬葵果饮片5 500g，加水煎煮，滤过，滤液浓缩成清膏（干浸膏出膏率为9.5%～15.0%），加入辅料适量，干燥（或干燥，粉碎），再加入辅料适量，混匀，制粒，制成1 000g，即得。

【性状】 本品为浅黄棕色至棕褐色的颗粒；气微，味微涩。

【鉴别】 取本品适量，研细，取2g，加甲醇30ml，超声处理30分钟，滤过，滤液蒸干，残渣加甲醇1ml使溶解，作为供试品溶液。另取冬葵果对照药材5g，加水100ml，加热回流30分钟，滤过，滤液蒸干，残渣加甲醇30ml，同法制成对照药材溶液。照薄层色谱法（《中国药典》2020年版通则0502）试验，吸取上述两种溶液各2μl，分别点于同一硅胶G薄层板上，以石油醚（60～90℃）-三氯甲烷-乙酸乙酯-甲酸（17∶5∶6∶1）为展开剂，展开，取出，晾干，喷以10%硫酸乙醇溶液，在105℃加热至斑点显色清晰，置紫外光灯（365nm）下检视。供试品色谱中，在与对照药材色谱相应的位置上，显相同颜色的荧光斑点。

【特征图谱】 照高效液相色谱法（《中国药典》2020年版通则0512）测定。

色谱条件与系统适用性试验 同〔含量测定〕咖啡酸项。

参照物溶液的制备 取冬葵果对照药材2g，加70%甲醇25ml，加热回流3小时，放冷，摇匀，滤过，取续滤液，作为对照药材参照物溶液。另取〔含量测定〕咖啡酸项下的对照品溶液，作为对照品参照物溶液。

供试品溶液的制备 同〔含量测定〕咖啡酸项。

测定法 分别精密吸取参照物溶液与供试品溶液各1μl，注入液相色谱仪，测定，即得。

供试品色谱中应呈现7个特征峰，并应与对照药材参照物色谱中的7个特征峰保留时间相对应，其中峰2应与对照品参照物峰保留时间相对应。与咖啡酸参照物峰相对应的峰为S峰，计算峰1、峰3、峰4与S峰的相对保留时间，其相对保留时间应在规定值的±10%之内，规定值为：0.64（峰1）、1.34（峰3）、

1.90（峰4）。

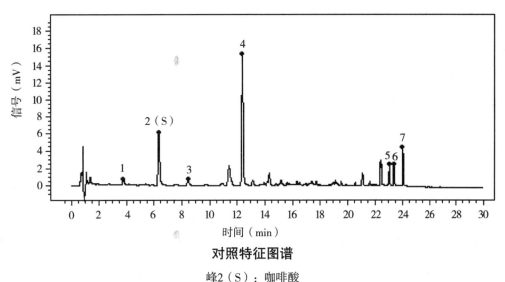

对照特征图谱

峰2（S）：咖啡酸

参考色谱柱：SB C18，2.1mm×100mm，1.8μm

【检查】 应符合颗粒剂项下有关的各项规定（《中国药典》2020年版通则0104）。

【浸出物】 取本品适量，研细，取约2g，精密称定，精密加入乙醇100ml，照醇溶性浸出物测定法（《中国药典》2020年版通则2201）项下的热浸法测定，不得少于10.0%。

【含量测定】 咖啡酸 照高效液相色谱法（《中国药典》2020年版通则0512）测定。

色谱条件与系统适用性试验 以十八烷基硅烷键合硅胶为填充剂（柱长为100mm，内径为2.1mm，粒径为1.8μm）；以乙腈为流动相A，以0.1%磷酸溶液为流动相B，按下表中的规定进行梯度洗脱；流速为每分钟0.3ml；柱温为30℃；检测波长为330nm。理论板数按咖啡酸峰计算应不低于5 000。

时间（分钟）	流动相A（%）	流动相B（%）
0～8	8→10	92→90
8～18	10→25	90→75
18～25	25→60	75→40
25～30	60	40

对照品溶液的制备 取咖啡酸对照品适量，精密称定，加甲醇制成每1ml含4μg的溶液，即得。

供试品溶液的制备 取本品适量，研细，取约0.2g，精密称定，置具塞锥形瓶中，精密加入70%甲醇25ml，称定重量，超声处理（功率300W，频率40kHz）30分钟，放冷，再称定重量，用70%甲醇补足减失的重量，摇匀，滤过，取续滤液，即得。

测定法 分别精密吸取对照品溶液与供试品溶液各1μl，注入液相色谱仪，测定，即得。

本品每1g含咖啡酸（$C_9H_8O_4$）应为0.30～0.70mg。

总酚酸 **对照品溶液的制备** 取咖啡酸对照品适量，精密称定，加无水甲醇制成每1ml含30μg的溶液，即得。

标准曲线的制备 精密量取对照品溶液0.25ml、0.5ml、1.0ml、1.5ml、2.0ml、3.0ml，分别置25ml量瓶中，加无水甲醇补至4.0ml，再加无水乙醇补至5.0ml，加0.3%十二烷基硫酸钠2.0ml及0.6%三氯化铁-0.9%铁氰化钾（1∶0.9）的混合溶液1.0ml，混匀，在暗处放置5分钟，用0.1mol/L盐酸溶液稀释至刻度，摇匀，在暗处放置20分钟，以相应的试剂为空白，照紫外-可见分光光度法（《中国药典》2020年版通则0401），在700nm波长处分别测定吸光度，以吸光度为纵坐标，浓度为横坐标，绘制标准曲线。

测定法 取本品适量，研细，取约0.2g，精密称定，置具塞锥形瓶中，加70%乙醇50ml，超声处理（功率300W，频率40kHz）30分钟，放冷，滤过，用70%乙醇分次洗涤容器和滤纸，洗液与滤液合并，蒸干，残渣加适量无水甲醇使溶解，并转移至25ml量瓶中，用无水甲醇稀释至刻度，摇匀（避光备用）。精密量取0.2ml，置25ml量瓶中，照标准曲线制备项下的方法，自"加无水甲醇补至4.0ml"起，依法测定吸光度，从标准曲线上读出供试品溶液中含咖啡酸的浓度，计算，即得。

本品每1g含总酚酸以咖啡酸（$C_9H_8O_4$）计，应为15.0～80.0mg。

【规格】 每1g配方颗粒相当于饮片5.5g

【贮藏】 密封。

半边莲配方颗粒

Banbianlian Peifangkeli

【来源】 本品为桔梗科植物半边莲 *Lobelia chinensis* Lour. 的干燥全草经炮制并按标准汤剂的主要质量指标加工制成的配方颗粒。

【制法】 取半边莲饮片2 800g，加水煎煮，滤过，滤液浓缩成清膏（干浸膏出膏率为25%～35%），加入辅料适量，干燥（或干燥、粉碎），再加入辅料适量，混匀，制粒，制成1 000g，即得。

【性状】 本品为棕黄色至棕色的颗粒；气特异，味微甘而辛。

【鉴别】 取本品适量，研细，取0.5g，加水25ml使溶解，滤过，滤液用乙酸乙酯振摇提取2次，每次20ml，合并乙酸乙酯液，蒸干，残渣加乙酸乙酯1ml使溶解，作为供试品溶液。另取半边莲对照药材2g，加水50ml，煎煮30分钟，滤过，滤液用乙酸乙酯振摇提取2次，同法制成对照药材溶液。照薄层色谱法（《中国药典》2020年版通则0502）试验，吸取供试品溶液5μl、对照药材溶液10μl，分别点于同一硅胶G薄层板上，以甲苯-乙酸乙酯（10∶4）为展开剂，展开，取出，晾干，置紫外光灯（365nm）下检视。供试品色谱中，在与对照药材色谱相应的位置上，显相同颜色的荧光斑点。

【特征图谱】 照高效液相色谱法（《中国药典》2020年版通则0512）测定。

色谱条件与系统适用性试验 以十八烷基硅烷键合硅胶为填充剂（柱长为100mm，内径为2.1mm，粒径为1.6μm）；以乙腈为流动相A，以0.1%磷酸溶液为流动相B，按下表中的规定进行梯度洗脱；流速为每分钟0.2ml；柱温为30℃；检测波长为340nm。理论板数按香叶木素峰计算应不低于10 000。

时间（分钟）	流动相A（%）	流动相B（%）
0～20	12→14	88→86
20～30	14→22	86→78
30～50	22→35	78→65

参照物溶液的制备 取半边莲对照药材4g，加水50ml，煎煮30分钟，放冷，滤过，滤液用乙酸乙酯振摇提取2次，每次15ml，合并乙酸乙酯液，蒸干，残渣加甲醇适量使溶解，并转移至5ml量瓶中，用甲

醇稀释至刻度，摇匀，滤过，取续滤液，作为对照药材参照物溶液。另取香叶木素对照品适量，加甲醇制成每1ml含0.1mg的溶液，作为对照品参照物溶液。

供试品溶液的制备 取本品适量，研细，取0.5g，加水25ml，超声处理（功率250W，频率40kHz）30分钟，滤过，滤液用乙酸乙酯振摇提取2次，每次15ml，合并乙酸乙酯液，蒸干，残渣加甲醇使溶解，并转移至5ml量瓶中，用甲醇稀释至刻度，摇匀，滤过，取续滤液，即得。

测定法 分别精密吸取参照物溶液与供试品溶液各2μl，注入液相色谱仪，测定，即得。

供试品色谱中应呈现6个特征峰，并应与对照药材参照物色谱中的6个特征峰保留时间相对应，其中峰6应与对照品参照物峰保留时间相对应。与香叶木素参照物峰相对应的峰为S峰，计算其余各特征峰与S峰的相对保留时间，其相对保留时间应在规定值的±10%之内，规定值为：0.41（峰1）、0.42（峰2）、0.82（峰3）、0.86（峰4）、0.95（峰5）。

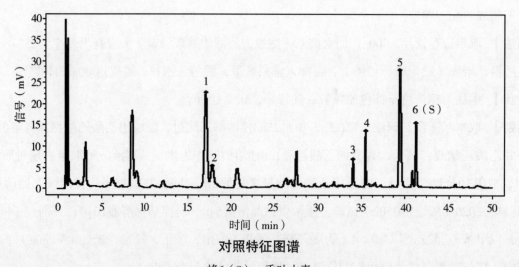

对照特征图谱

峰6（S）：香叶木素

参考色谱柱：CORTECS T3，2.1mm×100mm，1.6μm

【检查】 应符合颗粒剂项下有关的各项规定（《中国药典》2020年版通则0104）。

【浸出物】 取本品适量，研细，取约2g，精密称定，精密加入乙醇50ml，照醇溶性浸出物测定法（《中国药典》2020年版通则2201）项下的热浸法测定，不得少于20.0%。

【含量测定】 对照品溶液的制备 取芦丁对照品适量，精密称定，加60%乙醇制成每1ml含芦丁0.2mg的溶液，即得。

标准曲线的制备 精密量取对照品溶液1ml、2ml、3ml、4ml、5ml、6ml，分别置20ml量瓶中，各加30%乙醇至6.0ml，加5%亚硝酸钠溶液1ml，混匀，放置6分钟，加10%硝酸铝溶液1ml，摇匀，放置6分钟，加氢氧化钠试液10ml，用30%乙醇稀释至刻度，摇匀，放置15分钟，以相应的试剂为空白，照紫外-可见分光光度法（《中国药典》2020年版通则0401），在500nm的波长处测定吸光度，以吸光度为纵坐标，浓度为横坐标，绘制标准曲线。

测定法 取本品适量，研细，取约0.5g，精密称定，置具塞锥形瓶中，精密加入60%乙醇25ml，称定重量，超声处理（功率250W，频率40kHz）30分钟，放冷，再称定重量，用60%乙醇补足减失的重量，摇匀，滤过，精密量取续滤液3ml，置20ml量瓶中，照标准曲线制备项下的方法，自"加30%乙醇至6.0ml"起，依法测定吸光度，从标准曲线上读出供试品溶液中含芦丁的浓度，计算，即得。

本品每1g含总黄酮以芦丁（$C_{27}H_{30}O_{16}$）计，应为10.0～23.0mg。

【规格】 每1g配方颗粒相当于饮片2.8g

【贮藏】 密封。

老鹳草（野老鹳草）配方颗粒

Laoguancao（Yelaoguancao）Peifangkeli

【来源】 本品为牻牛儿苗科植物野老鹳草 *Geranium carolinianum* L. 的干燥地上部分经炮制并按标准汤剂的主要质量指标加工制成的配方颗粒。

【制法】 取老鹳草（野老鹳草）饮片4 000g，加水煎煮，滤过，滤液浓缩成清膏（干浸膏出膏率为13%～25%），加入辅料适量，干燥（或干燥，粉碎），再加入辅料适量，混匀，制粒，制成1 000g，即得。

【性状】 本品为黄褐色至棕褐色的颗粒；气微，味微苦、涩。

【鉴别】 取本品适量，研细，取0.2g，加6%盐酸溶液45ml，加热回流1小时，放冷，用乙酸乙酯振摇提取3次，每次20ml，合并乙酸乙酯液，蒸干，残渣加甲醇1ml使溶解，作为供试品溶液。另取老鹳草（野老鹳草）对照药材3g，加6%盐酸溶液45ml，同法制成对照药材溶液。再取没食子酸对照品，加甲醇制成每1ml含0.4mg的溶液，作为对照品溶液。照薄层色谱法（《中国药典》2020年版通则0502）试验，吸取供试品溶液3μl、对照药材溶液2μl、对照品溶液10μl，分别点于同一硅胶G薄层板上，以环己烷-乙酸乙酯-甲酸（8：8：1）为展开剂，展开，取出，晾干，喷以2%三氯化铁乙醇溶液，热风吹干。供试品色谱中，在与对照药材色谱和对照品色谱相应的位置上，显相同颜色的斑点。

【特征图谱】 照高效液相色谱法（《中国药典》2020年版通则0512）测定。

色谱条件与系统适用性试验 以十八烷基硅烷键合硅胶为填充剂（柱长为150mm，内径为2.1mm，粒径为1.8μm）；以甲醇-乙腈（3：1）为流动相A，以0.1%磷酸溶液为流动相B，按下表中的规定进行梯度洗脱；流速为每分钟0.35ml；柱温为30℃；检测波长为273nm。理论板数按柯里拉京峰计算应不低于5 000。

时间（分钟）	流动相A（%）	流动相B（%）
0～4	8→15	92→85
4～10	15→16	85→84
10～15	16→18	84→82
15～22	18→20	82→80
22～29	20→29	80→71
29～38	29→40	71→60
38～43	40	60

参照物溶液的制备　取老鹳草（野老鹳草）对照药材0.5g，加50%甲醇50ml，加热回流1小时，放冷，滤过，取续滤液，作为对照药材参照物溶液。另取没食子酸对照品、柯里拉京对照品、鞣花酸对照品适量，加甲醇制成每1ml含没食子酸20μg、柯里拉京75μg、鞣花酸15μg的混合溶液，作为对照品参照物溶液。

供试品溶液的制备　取本品适量，研细，取0.1g，加30%乙醇50ml，加热回流30分钟，放冷，摇匀，滤过，取续滤液，即得。

测定法　分别精密吸取参照物溶液与供试品溶液各1μl，注入液相色谱仪，测定，即得。

供试品色谱中应呈现4个特征峰，并应与对照药材参照物色谱中的4个特征峰保留时间相对应，其中峰1、峰3、峰4应分别与相应对照品参照物峰保留时间相对应。与柯里拉京参照物峰相对应的峰为S峰，计算峰2与S峰的相对保留时间，其相对保留时间应在规定值的±10%之内，规定值为：0.79（峰2）。

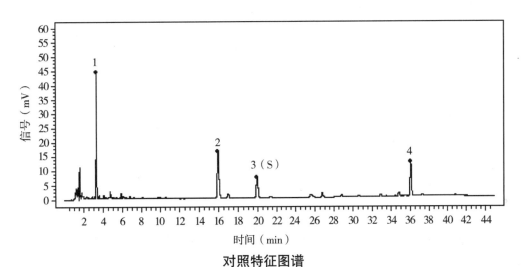

对照特征图谱

峰1：没食子酸；峰3（S）：柯里拉京；峰4：鞣花酸

参考色谱柱：HSS T3，2.1mm×150mm，1.8μm

【检查】　应符合颗粒剂项下有关的各项规定（《中国药典》2020年版通则0104）。

【浸出物】　取本品适量，研细，取约2g，精密称定，精密加入乙醇100ml，照醇溶性浸出物测定法（《中国药典》2020年版通则2201）项下的热浸法测定，不得少于11.0%。

【含量测定】　照高效液相色谱法（《中国药典》2020年版通则0512）测定。

色谱条件与系统适用性试验　以十八烷基硅烷键合硅胶为填充剂；以甲醇-0.05%磷酸溶液（5∶95）为流动相；流速为每分钟0.8ml；柱温为30℃；检测波长为273nm。理论板数按没食子酸峰计算应不低于3 000。

对照品溶液的制备　取没食子酸对照品适量，精密称定，加水制成每1ml含15μg的溶液，即得。

供试品溶液的制备　取本品适量，研细，取约0.1g，精密称定，置具塞锥形瓶中，精密加入3mol/L

盐酸溶液50ml，称定重量，加热回流3小时，放冷，再称定重量，用3mol/L盐酸溶液补足减失的重量，摇匀，滤过，精密量取续滤液10ml，置50ml量瓶中，用水稀释至刻度，摇匀，滤过，取续滤液，即得。

测定法　分别精密吸取对照品溶液与供试品溶液各10μl，注入液相色谱仪，测定，即得。

本品每1g含没食子酸（$C_7H_6O_5$）应为12.0～48.0mg。

【规格】　每1g配方颗粒相当于饮片4g

【贮藏】　密封。

地榆（地榆）配方颗粒

Diyu（Diyu）Peifangkeli

【来源】　本品为蔷薇科植物地榆 *Sanguisorba officinalis* L. 的干燥根经炮制并按标准汤剂的主要质量指标加工制成的配方颗粒。

【制法】　取地榆（地榆）饮片3 500g，加水煎煮，滤过，滤液浓缩成清膏（干浸膏出膏率为19%～28%），加入辅料适量，干燥（或干燥，粉碎），再加入辅料适量，混匀，制粒，制成1 000g，即得。

【性状】　本品为黄棕色至棕褐色的颗粒；气微，味微苦、微涩。

【鉴别】　取本品适量，研细，取0.3g，加10%盐酸的50%甲醇溶液25ml，加热回流2小时，放冷，滤过，滤液用盐酸饱和的乙醚振摇提取2次，每次25ml，合并乙醚液，挥干，残渣加甲醇1ml使溶解，作为供试品溶液。另取地榆（地榆）对照药材1g，同法制成对照药材溶液。再取没食子酸对照品，加甲醇制成每1ml含1mg的溶液，作为对照品溶液。照薄层色谱法（《中国药典》2020年版通则0502）试验，吸取上述三种溶液各5µl，分别点于同一硅胶G薄层板上，以水饱和甲苯-乙酸乙酯-甲酸（6：3：1）为展开剂，展开，取出，晾干，喷以1%三氯化铁乙醇溶液。供试品色谱中，在与对照药材色谱和对照品色谱相应的位置上，显相同颜色的斑点。

【特征图谱】　照高效液相色谱法（《中国药典》2020版通则0512）测定。

色谱条件与系统适用性试验　以十八烷基硅烷键合硅胶为填充剂（柱长为150mm，内径为2.1mm，粒径为1.6µm）；以甲醇为流动相A，以0.1%磷酸溶液为流动相B，按下表中的规定进行梯度洗脱；流速为每分钟0.25ml；柱温为35℃；检测波长为270nm。理论板数按没食子酸峰计算应不低于5 000。

时间（分钟）	流动相A（%）	流动相B（%）
0～6	3→6	97→94
6～8	6→11	94→89
8～20	11	89
20～25	11→42	89→58

续表

时间（分钟）	流动相A（%）	流动相B（%）
25～30	42	58
30～35	42→55	58→45
35～40	55→97	45→3
40～45	97	3

参照物溶液的制备　取地榆（地榆）对照药材0.1g，加30%甲醇25ml，加热回流1小时，放冷，滤过，取续滤液，作为对照药材参照物溶液。另取没食子酸对照品适量，加水制成每1ml含40μg的溶液，作为对照品参照物溶液。再取鞣花酸对照品适量，加甲醇制成每1ml含0.1mg的溶液，作为对照品参照物溶液。

供试品溶液的制备　取本品适量，研细，取0.1g，加30%甲醇25ml，加热回流1小时，放冷，滤过，取续滤液，即得。

测定法　分别精密吸取参照物溶液与供试品溶液各1μl，注入液相色谱仪，测定，即得。

供试品色谱中应呈现4个特征峰，并应与对照药材参照物色谱中的4个特征峰保留时间相对应，其中峰1、峰4应分别与相应对照品参照物峰保留时间相对应。与没食子酸参照物峰相对应的峰为S峰，计算峰2、峰3与S峰的相对保留时间，其相对保留时间应在规定值的±10%之内，规定值为：3.05（峰2），4.19（峰3）。

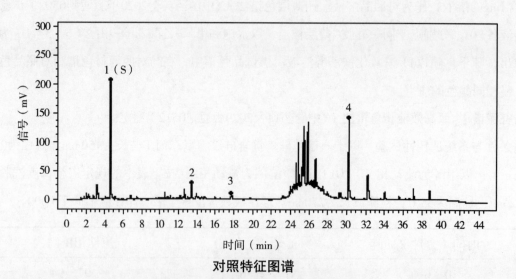

对照特征图谱

峰1（S）：没食子酸；峰4：鞣花酸

参考色谱柱：CORTECS T3，2.1mm×150mm，1.6μm

【检查】　应符合颗粒剂项下有关的各项规定（《中国药典》2020年版通则0104）。

【浸出物】　取本品适量，研细，取约2g，精密称定，精密加入乙醇100ml，照醇溶性浸出物测定法

（《中国药典》2020年版通则2201）项下的热浸法测定，不得少于35.0%。

【含量测定】 鞣质 取本品适量，研细，取约0.1g，精密称定，照鞣质含量测定法（《中国药典》2020年版通则2202）测定，计算，即得。

本品每1g含鞣质应为165.0～435.0mg。

没食子酸 照高效液相色谱法（《中国药典》2020版通则0512）测定。

色谱条件与系统适用性试验 以十八烷基硅烷键合硅胶为填充剂；以甲醇-0.05%磷酸溶液（5∶95）为流动相；检测波长为272nm。理论板数按没食子酸峰计算应不低于2 000。

对照品溶液的制备 取没食子酸对照品适量，精密称定，加水制成每1ml含90μg的溶液，即得。

供试品溶液的制备 取本品适量，研细，取约0.1g，精密称定，置具塞锥形瓶中，精密加入10%盐酸溶液50ml，称定重量，加热回流2小时，放冷，再称定重量，用10%盐酸溶液补足减失的重量，摇匀，滤过，精密量取续滤液10ml，置100ml量瓶中，用水稀释至刻度，摇匀，滤过，取续滤液，即得。

测定法 分别精密吸取对照品溶液与供试品溶液各10μl，注入液相色谱仪，测定，即得。

本品每1g含没食子酸（$C_7H_6O_5$）应为35.0～85.0mg。

【规格】 每1g配方颗粒相当于饮片3.5g

【贮藏】 密封。

地榆炭（地榆）配方颗粒

Diyutan（Diyu）Peifangkeli

【来源】 本品为蔷薇科植物地榆 *Sanguisorba officinalis* L. 的干燥根经炮制并按标准汤剂的主要质量指标加工制成的配方颗粒。

【制法】 取地榆炭（地榆）饮片5 000g，再加水煎煮，滤过，滤液浓缩成清膏（干浸膏出膏率为12%~20%），加入辅料适量，干燥（或干燥，粉碎），再加入辅料适量，混匀，制粒，制成1 000g，即得。

【性状】 本品为黄棕色至棕褐色的颗粒；气微，味微苦而涩。

【鉴别】 取本品适量，研细，取2g，加10%盐酸的50%甲醇溶液50ml，加热回流2小时，放冷，滤过，滤液用盐酸饱和的乙醚振摇提取2次，每次25ml，合并乙醚液，挥干，残渣加甲醇5ml使溶解，作为供试品溶液。另取地榆（地榆）对照药材5g，加10%盐酸的50%甲醇溶液50ml，同法制成对照药材溶液。再取没食子酸对照品，加甲醇制成每1ml含0.5mg的溶液，作为对照品溶液。照薄层色谱法（《中国药典》2020年版通则0502）试验，吸取供试品溶液与对照药材溶液各5μl、对照品溶液8μl，分别点于同一硅胶G薄层板上，以水饱和甲苯-乙酸乙酯-甲酸（6∶3∶1）为展开剂，展开，取出，晾干，喷以1%三氯化铁乙醇溶液。供试品色谱中，在与对照药材色谱和对照品色谱相应的位置上，显相同颜色的斑点。

【特征图谱】 照高效液相色谱法（《中国药典》2020年版通则0512）测定。

色谱条件与系统适用性试验 以十八烷基硅烷键合硅胶为填充剂；以甲醇为流动相A，以0.1%磷酸溶液为流动相B，按下表中的规定进行梯度洗脱；柱温为25℃；检测波长为272nm。理论板数按鞣花酸峰计算应不低于5 000。

时间（分钟）	流动相A（%）	流动相B（%）
0~15	5→20	95→80
15~25	20→30	80→70
25~55	30→75	70→25

参照物溶液的制备 取地榆（地榆）对照药材0.5g，加水50ml，超声处理30分钟，放冷，滤过，取续滤液，作为对照药材参照物溶液。另取鞣花酸对照品适量，置棕色量瓶中，加70%甲醇制成每1ml含30μg的溶液，作为对照品参照物溶液。

供试品溶液的制备 取本品适量，研细，取0.1g，加水50ml，超声处理（功率600W，频率40kHz）30分钟，摇匀，滤过，取续滤液，即得。

测定法　分别精密吸取参照物溶液与供试品溶液各10μl，注入液相色谱仪，测定，即得。

供试品色谱中应呈现9个特征峰，除峰2外，其余8个特征峰应与对照药材参照物色谱中的8个特征峰保留时间相对应，其中峰7应与对照品参照物峰保留时间相对应。与鞣花酸参照物峰相对应的峰为S峰，计算其余特征峰与S峰的相对保留时间，其相对保留时间应在规定值的±10%之内，规定值为：0.20（峰1）、0.27（峰2）、0.41（峰3）、0.69（峰4）、0.72（峰5）、0.83（峰6）、1.10（峰8）、1.24（峰9）。

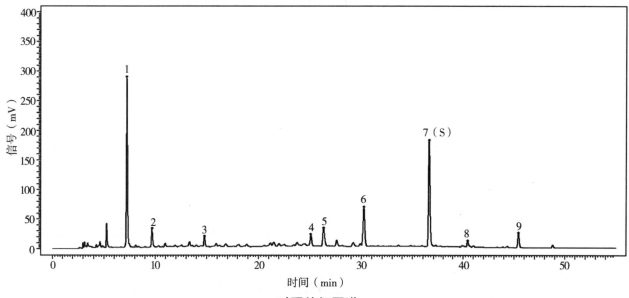

对照特征图谱

峰1：没食子酸；峰2：5-羟甲基糠醛；峰7（S）：鞣花酸

参考色谱柱：XBridge C18，4.6mm×250mm，5μm

【检查】　应符合颗粒剂项下有关的各项规定（《中国药典》2020年版通则0104）。

【浸出物】　取本品适量，研细，取约2g，精密称定，精密加入乙醇50ml，照醇溶性浸出物测定法（《中国药典》2020年版通则2201）项下的热浸法测定，不得少于24.0%。

【含量测定】　**鞣质**　取本品适量，研细，取约0.4g，精密称定，照鞣质含量测定法（《中国药典》2020年版通则2202）测定，即得。

本品每1g含鞣质应为110.0～300.0mg。

没食子酸　照高效液相色谱法（《中国药典》2020年版通则0512）测定。

色谱条件与系统适用性试验　以十八烷基硅烷键合硅胶为填充剂；以甲醇-0.05%磷酸溶液（5∶95）为流动相；检测波长为272nm。理论板数按没食子酸峰计算应不低于2 000。

对照品溶液的制备　取没食子酸对照品适量，精密称定，加水制成每1ml含30μg的溶液，即得。

供试品溶液的制备　取本品适量，研细，取约0.2g，精密称定，置具塞锥形瓶中，加10%盐酸溶液20ml，加热回流2小时，放冷，滤过，滤液置100ml量瓶中，用水适量分数次洗涤容器和残渣，洗涤液滤至同一量瓶中，用水稀释至刻度，摇匀，滤过，取续滤液，即得。

测定法　分别精密吸取对照品溶液与供试品溶液各10μl，注入液相色谱仪，测定，即得。

本品每1g含没食子酸（$C_7H_6O_5$）应为28.0～65.0mg。

【规格】　每1g配方颗粒相当于饮片5g

【贮藏】　密封。

地锦草（地锦）配方颗粒

Dijincao（Dijin）Peifangkeli

【来源】 本品为大戟科植物地锦 *Euphorbia humifusa* Willd. 的干燥全草经炮制并按标准汤剂的主要质量指标加工制成的配方颗粒。

【制法】 取地锦草（地锦）饮片3 500g，加水煎煮，滤过，滤液浓缩成清膏（干浸膏出膏率为15%～28%），加入辅料适量，干燥（或干燥，粉碎），再加入辅料适量，混匀，制粒，制成1 000g，即得。

【性状】 本品为浅棕黄色至棕褐色的颗粒；气微，味微涩。

【鉴别】 取本品适量，研细，取1g，加甲醇50ml，超声处理1小时，滤过，滤液蒸干，残渣加甲醇1ml使溶解，作为供试品溶液。另取槲皮素对照品，加甲醇制成每1ml含0.1mg的溶液，作为对照品溶液。照薄层色谱法（《中国药典》2020年版通则0502）试验，吸取供试品溶液3 μl、对照品溶液2 μl，分别点于同一硅胶G薄层板上，以甲苯-甲酸乙酯-甲酸-水（5∶6∶1∶1）的上层溶液为展开剂，展开，取出，晾干，喷以3%三氯化铝乙醇溶液，在105℃加热5～10分钟，置紫外光灯（365nm）下检视。供试品色谱中，在与对照品色谱相应的位置上，显相同颜色的荧光斑点。

【特征图谱】 照高效液相色谱法（《中国药典》2020年版通则0512）测定。

色谱条件与系统适用性试验 以十八烷基硅烷键合硅胶为填充剂；以甲醇为流动相A，以0.4%磷酸溶液为流动相B，按下表中的规定进行梯度洗脱；检测波长为260nm。理论板数按鞣花酸峰计算应不低于3 000。

时间（分钟）	流动相A（%）	流动相B（%）
0～70	5→66	95→34
70～80	66	34

参照物溶液的制备 取地锦草（地锦）对照药材1g，加80%甲醇50ml和25%盐酸溶液15ml，加热回流1小时，放冷，滤过，取续滤液，作为对照药材参照物溶液。另取鞣花酸对照品适量，加80%甲醇制成每1ml含20 μg的溶液，作为对照品参照物溶液。

供试品溶液的制备 取本品适量，研细，取0.2g，加80%甲醇50ml和25%盐酸溶液15ml，加热回流1小时，放冷，滤过，取续滤液，即得。

测定法　分别精密吸取参照物溶液与供试品溶液各10μl，注入液相色谱仪，测定，即得。

供试品色谱中应呈现7个特征峰，并应与对照药材参照物色谱中的7个特征峰保留时间相对应，其中峰5应与对照品参照物峰保留时间相对应。

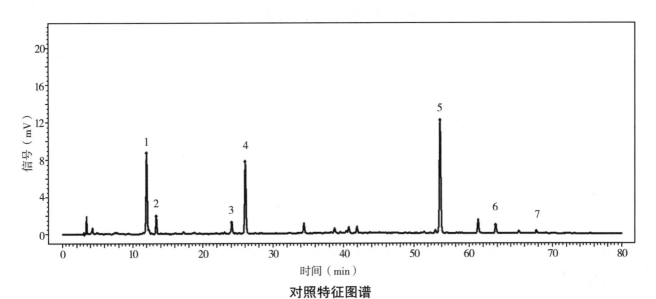

对照特征图谱

峰1：没食子酸；峰4：没食子酸甲酯；峰5：鞣花酸；峰6：槲皮素；峰7：山奈酚

参考色谱柱：5-TC C18，4.6mm×250mm，5μm

【检查】　应符合颗粒剂项下有关的各项规定（《中国药典》2020年版通则0104）。

【浸出物】　取本品适量，研细，取约2g，精密称定，精密加入乙醇50ml，照醇溶性浸出物测定法（《中国药典》2020年版通则2201）项下的热浸法测定，不得少于14.0%。

【含量测定】　照高效液相色谱法（《中国药典》2020年版通则0512）测定。

色谱条件与系统适用性试验　以十八烷基硅烷键合硅胶为填充剂；以甲醇-0.4%磷酸溶液（50∶50）为流动相；检测波长为360nm。理论板数按槲皮素峰计算应不低于2 500。

对照品溶液的制备　取槲皮素对照品适量，精密称定，加80%甲醇制成每1ml含10μg的溶液，即得。

供试品溶液的制备　取本品适量，研细，取约0.2g，精密称定，置具塞锥形瓶中，精密加入80%甲醇50ml和25%盐酸溶液15ml，称定重量，置85℃水浴中水解1小时，放冷，再称定重量，用80%甲醇补足减失的重量，摇匀，滤过，取续滤液，即得。

测定法　分别精密吸取对照品溶液与供试品溶液各10μl，注入液相色谱仪，测定，即得。

本品每1g含槲皮素（$C_{15}H_{10}O_7$）应为1.3～6.4mg。

【规格】　每1g配方颗粒相当于饮片3.5g

【贮藏】　密封。

西洋参配方颗粒

Xiyangshen Peifangkeli

【来源】 本品为五加科植物西洋参 *Panax quinquefolium* L. 的干燥根经炮制并按标准汤剂的主要质量指标加工制成的配方颗粒。

【制法】 取西洋参饮片2 000g，加水煎煮，滤过，滤液浓缩成清膏（干浸膏出膏率为30%～45%），加入辅料适量，干燥（或干燥，粉碎），再加辅料适量，混匀，制粒，制成1 000g，即得。

【性状】 本品为浅黄色至黄色的颗粒；气微而特异，味微苦、甘。

【鉴别】 取本品适量，研细，取1g，加甲醇25ml，超声处理30分钟，滤过，滤液蒸干，残渣加水20ml使溶解，用水饱和的正丁醇振摇提取2次，每次25ml，合并正丁醇提取液，用水洗涤2次，每次10ml，分取正丁醇液，回收溶剂至干，残渣加甲醇4ml使溶解，作为供试品溶液。另取西洋参对照药材、人参对照药材各1g，分别加甲醇25ml，同法制成西洋参对照药材溶液与人参对照药材溶液。再取拟人参皂苷F$_{11}$对照品、人参皂苷Rb$_1$对照品、人参皂苷Re对照品、人参皂苷Rg$_1$对照品，加甲醇制成每1ml各含2mg的混合溶液，作为对照品溶液。照薄层色谱法（《中国药典》2020年版通则0502）试验，吸取上述四种溶液各3μl，分别点于同一硅胶G薄层板上，以三氯甲烷-乙酸乙酯-甲醇-水（15：40：22：10）5～10℃放置12小时的下层溶液为展开剂，展开，取出，晾干，喷以10%硫酸乙醇溶液，在105℃加热至斑点显色清晰，分别置日光和紫外光灯（365nm）下检视。供试品色谱中，在与西洋参对照药材色谱和对照品色谱相应的位置上，显相同颜色的斑点或荧光斑点；不得显与人参对照药材完全一致的斑点或荧光斑点。

【特征图谱】 照高效液相色谱法（《中国药典》2020年版通则0512）测定。

色谱条件与系统适用性试验 同〔含量测定〕项。

参照物溶液的制备 取西洋参对照药材1g，加水25ml，加热回流30分钟，放冷，滤过，取续滤液10ml，置20ml量瓶中，用甲醇稀释至刻度，超声处理（功率250W，频率40kHz）30分钟，放冷，摇匀，滤过，取续滤液，作为对照药材参照物溶液。另取〔含量测定〕项下的对照品溶液，作为对照品参照物溶液。

供试品溶液的制备 同〔含量测定〕项。

测定法 分别精密吸取参照物溶液与供试品溶液各10ml，注入液相色谱仪，测定，即得。

供试品色谱中应呈现8个特征峰，并应与对照药材参照物色谱中的8个特征峰保留时间相对应，其中峰1～峰3应分别与相应对照品参照物峰保留时间相对应。与人参皂苷Rb₁参照物峰相对应的峰为S峰，计算峰4至峰8与S峰的相对保留时间，其相对保留时间应在规定值的±10%之内，规定值为：1.02（峰4）、1.07（峰5）、1.09（峰6）、1.13（峰7）、1.22（峰8）。

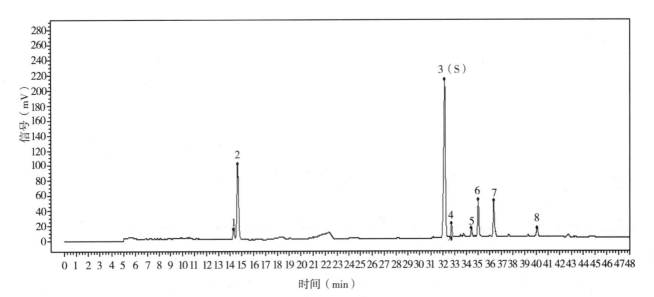

对照特征图谱

峰1：人参皂苷Rg₁；峰2：人参皂苷Re；峰3（S）：人参皂苷Rb₁；
峰4：人参皂苷Rc；峰6：人参皂苷Rd
参考色谱柱：C18，2.1mm×150mm，2.6μm

【检查】 **重金属及有害元素** 照铅、镉、砷、汞、铜测定法（《中国药典》2020年版通则2321原子吸收分光光度法或电感耦合等离子体质谱法）测定，铅不得过5mg/kg；镉不得过1mg/kg；砷不得过2mg/kg；汞不得过0.2mg/kg；铜不得过20mg/kg。

其他有机氯类农药残留量 照气相色谱法（《中国药典》2020年版通则0521）测定。

色谱条件与系统适用性试验 分析柱：以键合交联14%氰丙基苯基二甲基硅氧烷为固定液（DM1701或同类型）的毛细管柱（30m×0.32mm×0.25μm）；验证柱：以键合交联5%苯基甲基硅氧烷为固定液（DB5或同类型）的毛细管柱（30m×0.32mm×0.25μm）；^{63}Ni-ECD电子捕获检测器；进样口温度230℃，检测器温度300℃，不分流进样。柱温为程序升温：初始温度60℃，保持0.3分钟，以每分钟60℃升至170℃，再以每分钟10℃升至220℃，保持10分钟，再以每分钟1℃升至240℃，每分钟15℃升至280℃，保持5分钟。理论板数按α-BHC峰计算应不低于$1×10^5$，两个相邻色谱峰的分离度应大于1.5。

混合对照品储备液的制备　分别精密称取五氯硝基苯、六氯苯、七氯（七氯、环氧七氯）、氯丹（顺式氯丹、反式氯丹、氧化氯丹）农药对照品适量，用正己烷溶解分别制成每1ml约含100mg的溶液。精密量取上述对照品溶液各1ml，置同一100ml量瓶中，用正己烷稀释至刻度，摇匀；或精密量取有机氯农药混合对照品溶液1ml，置10ml量瓶中，用正己烷稀释至刻度，摇匀，即得（每1ml含各农药对照品1μg）。

混合对照品溶液的制备　精密量取上述混合对照品储备液，用正己烷制成每1ml分别含1ng、2ng、5ng、10ng、20ng、50ng、100ng的溶液，即得。

供试品溶液的制备　取本品适量，研细，取约5g，精密称定，置具塞锥形瓶中，加水30ml，振摇10分钟，精密加丙酮50ml，称定重量，超声处理（功率300W，频率40kHz）30分钟，放冷，再称定重量，用丙酮补足减失的重量，再加氯化钠约8g，精密加入二氯甲烷25ml，称定重量，超声处理（功率300W，频率40kHz）15分钟，再称定重量，用二氯甲烷补足减失的重量，振摇使氯化钠充分溶解，静置，转移至离心管中，离心（每分钟3 000转）3分钟，使完全分层，将有机相转移至装有适量无水硫酸钠的具塞锥形瓶中，放置30分钟。精密量取15ml，置40℃水浴中减压浓缩至约1ml，加正己烷约5ml，减压浓缩至近干，用正己烷使溶解，并转移至5ml量瓶中，用正己烷稀释至刻度，摇匀，转移至离心管中，缓缓加入硫酸溶液（9→10）1ml，振摇1分钟，离心（每分钟3 000转）10分钟，分取上清液，加水1ml，振摇，取上清液，即得。

测定法　分别精密吸取供试品溶液和与之相应浓度的混合对照品溶液各1μl，注入气相色谱仪，分别连续进样3次，取3次平均值，按外标法计算，即得。

本品含五氯硝基苯不得过0.1mg/kg；六氯苯不得过0.1mg/kg；七氯（七氯、环氧七氯之和）不得过0.05mg/kg；氯丹（顺式氯丹、反式氯丹、氧化氯丹之和）不得过0.1mg/kg。

其他　应符合颗粒剂项下有关的各项规定（《中国药典》2020年版通则0104）。

【浸出物】　取本品适量，研细，取约2g，精密称定，精密加入乙醇50ml，照醇溶性浸出物测定法（《中国药典》2020年版通则2201）项下的热浸法测定，不得少于25.0%。

【含量测定】　照高效液相色谱法（《中国药典》2020年版通则0512）测定。

色谱条件与系统适用性试验　以十八烷基硅烷键合硅胶为填充剂（柱长为150mm，内径为2.1mm，粒径为2.6μm）；以乙腈为流动相A，以水为流动相B，按下表中的规定进行梯度洗脱；流速为每分钟0.4ml；检测波长为203nm。理论板数按人参皂苷Rb$_1$峰计算应不低于10 000。

时间（分钟）	流动相A（%）	流动相B（%）
0~8	5→20	95→80
8~14	20	80
14~20	20→26	80→74

续表

时间（分钟）	流动相A（%）	流动相B（%）
20～28	26	74
28～29	26→30	74→70
29～38	30→40	70→60
38～48	40→43	60→57

对照品溶液的制备　取人参皂苷Rg_1对照品、人参皂苷Re对照品、人参皂苷Rb_1对照品适量，精密称定，加乙腈-水（20∶80）的混合溶液制成每1ml含人参皂苷Rg_1 15μg、人参皂苷Re 0.4mg、人参皂苷Rb_1 0.5mg的混合溶液，即得。

供试品溶液的制备　取本品适量，研细，取约0.5g，精密称定，置具塞锥形瓶中，精密加入50%甲醇50ml，称定重量，超声处理（功率250W，频率40kHz）30分钟，放冷，再称定重量，用50%甲醇补足减失的重量，摇匀，滤过，取续滤液，即得。

测定法　分别精密吸取对照品溶液与供试品溶液各10μl，注入液相色谱仪，测定，即得。

本品每1g含人参皂苷Rg_1（$C_{42}H_{72}O_{14}$）、人参皂苷Re（$C_{48}H_{82}O_{18}$）和人参皂苷Rb_1（$C_{54}H_{92}O_{23}$）的总量应为41.0～72.0mg。

【规格】　每1g配方颗粒相当于饮片2g

【贮藏】　密封。

肉苁蓉（肉苁蓉）配方颗粒

Roucongrong（Roucongrong）Peifangkeli

【来源】 本品为列当科植物肉苁蓉 *Cistanche deserticola* Y. C. Ma 的干燥带鳞叶的肉质茎经炮制并按标准汤剂的主要质量指标加工制成的配方颗粒。

【制法】 取肉苁蓉（肉苁蓉）饮片1 500g，加水煎煮，滤过，滤液浓缩成清膏（干浸膏出膏率为34%～47%），加入辅料适量，干燥（或干燥，粉碎），再加入辅料适量，混匀，制粒，制成1 000g，分装，即得。

【性状】 本品为浅灰色至棕褐色的颗粒；气微，味微甜、微苦。

【鉴别】 取本品适量，研细，取2g，加甲醇20ml，超声处理30分钟，滤过，滤液浓缩至近干，残渣加甲醇10ml使溶解，作为供试品溶液。另取肉苁蓉（肉苁蓉）对照药材1g，加水50ml，煎煮45分钟，滤过，滤液蒸干，残渣加甲醇20ml，同法制成对照药材溶液。再取松果菊苷对照品，加甲醇制成每1ml含1mg的溶液，作为对照品溶液。照薄层色谱法（《中国药典》2020年版通则0502）试验，吸取供试品溶液3μl、对照药材溶液与对照品溶液各2μl，分别点于同一聚酰胺薄膜上，以甲醇-乙酸-水（2∶1∶7）为展开剂，展开，取出，晾干，置紫外光灯（365nm）下检视。供试品色谱中，在与对照药材色谱和对照品色谱相应的位置上，显相同颜色的荧光斑点。

【特征图谱】 照高效液相色谱法（《中国药典》2020年版通则0512）测定。

色谱条件与系统适用性试验 以十八烷基硅烷键合硅胶为填充剂；以乙腈为流动相A，以0.1%醋酸溶液为流动相B，按下表中的规定进行梯度洗脱；柱温为25℃；检测波长为330nm。理论板数按毛蕊花糖苷色谱峰计算应不低于2 000。

时间（分钟）	流动相A（%）	流动相B（%）
0～15	7.5→9	92.5→91
15～17	9→12	91→88
17～25	12→13	88→87

续表

时间（分钟）	流动相A（％）	流动相B（％）
25～40	13→15	87→85
40～60	15	85
60～70	15→20	85→80
70～85	20	80
85～95	20→30	80→70
95～100	30→90	70→10

参照物溶液的制备　取肉苁蓉（肉苁蓉）对照药材2g，加水50ml，加热回流45分钟，放冷，滤过，滤液蒸干，残渣加50%甲醇50ml，超声处理（功率300W，频率40kHz）30分钟，放冷，摇匀，滤过，取续滤液，作为对照药材参照物溶液。另取松果菊苷对照品、毛蕊花糖苷对照品适量，加50%甲醇制成每1ml含松果菊苷0.2mg、毛蕊花糖苷0.2mg的混合溶液，作为对照品参照物溶液。

供试品溶液的制备　取本品适量，研细，取0.75g，加50%甲醇50ml，超声处理（功率300W，频率35kHz）30分钟，放冷，摇匀，静置，取上清液，滤过，取续滤液，即得。

测定法　分别精密吸取参照物溶液与供试品溶液各10μl，注入液相色谱仪，测定，即得。

供试品色谱中应呈现9个特征峰，并应与对照药材参照物色谱中的9个特征峰保留时间相对应，其中峰3、峰5应分别与相应对照品参照物峰保留时间相对应。与毛蕊花糖苷参照物峰相对应的峰为S峰，计算峰4、峰8与S峰的相对峰面积，峰4相对峰面积应不低于0.15，峰8相对峰面积应不低于0.26。

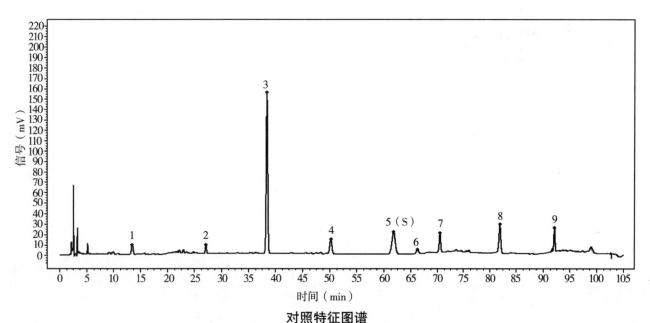

对照特征图谱

峰3：松果菊苷；峰5（S）：毛蕊花糖苷

参考色谱柱：Eclipse Plus C18，4.6mm×250mm，5μm

【检查】 应符合颗粒剂项下有关的各项规定（《中国药典》2020年版通则0104）。

【浸出物】 取本品适量，研细，取约2g，精密称定，精密加入乙醇100ml，照醇溶性浸出物测定法（《中国药典》2020年版通则2201）项下的热浸法测定，不得少于17.0%。

【含量测定】 照高效液相色谱法（《中国药典》2020年版通则0512）测定。

色谱条件与系统适用性试验 以十八烷基硅烷键合硅胶为填充剂；以甲醇为流动相A，以0.1%甲酸溶液为流动相B，按下表中的规定进行梯度洗脱；检测波长为330nm。理论板数按松果菊苷峰计算应不低于3 000。

时间（分钟）	流动相A（%）	流动相B（%）
0～17	26.5	73.5
17～20	26.5→29.5	73.5→70.5
20～40	29.5	70.5
40～45	29.5→90	70.5→10

对照品溶液的制备 取松果菊苷对照品、毛蕊花糖苷对照品适量，精密称定，加50%甲醇制成每1ml各含0.2mg的混合溶液，即得。

供试品溶液的制备 取本品适量，研细，取约0.5g，精密称定，置具塞锥形瓶中，精密加入50%甲醇50ml，称定重量，超声处理（功率300W，频率40kHz）30分钟，放冷，再称定重量，用50%甲醇补足减失的重量，摇匀，静置，取上清液，滤过，取续滤液，即得。

测定法 分别精密吸取对照品溶液与供试品溶液各10μl，注入液相色谱仪，测定，即得。

本品每1g含松果菊苷（$C_{35}H_{46}O_{20}$）和毛蕊花糖苷（$C_{29}H_{36}O_{15}$）的总量应为3.9～19.5mg。

【规格】 每1g配方颗粒相当于饮片1.5g

【贮藏】 密封。

肉豆蔻配方颗粒

Roudoukou Peifangkeli

【来源】 本品为肉豆蔻科植物肉豆蔻 *Myristica fragrans* Houtt. 的干燥种仁经炮制并按标准汤剂的主要质量指标加工制成的配方颗粒。

【制法】 取肉豆蔻饮片4 500g，加水煎煮，收集挥发油适量（以β-环糊精包合，备用），滤过，滤液浓缩成清膏（干浸膏出膏率为8%~18%），加入挥发油包合物，加入辅料适量，干燥（或干燥，粉碎），再加入辅料适量，混匀，制粒，制成1 000g，即得。

【性状】 本品为浅灰棕色至棕色的颗粒；气微香，味微辛。

【鉴别】 取本品适量，研细，取1g，加水20ml使溶解，用乙酸乙酯振摇提取2次，每次20ml，合并乙酸乙酯液，蒸干，残渣加甲醇1ml使溶解，作为供试品溶液。另取肉豆蔻对照药材2g，加水60ml，煎煮30分钟，滤过，滤液蒸干，残渣加水20ml使溶解，同法制成对照药材溶液。照薄层色谱法（《中国药典》2020年版通则0502）试验，吸取上述两种溶液各10μl，分别点于同一硅胶G薄层板上，以正己烷-乙酸乙酯（1：1）为展开剂，展开，取出，晾干，喷以10%硫酸乙醇溶液，在105℃加热至斑点显色清晰。供试品色谱中，在与对照药材色谱相应的位置上，显相同颜色的斑点。

【特征图谱】 照高效液相色谱法（《中国药典》2020年版通则0512）测定。

色谱条件与系统适用性试验 以十八烷基硅烷键合硅胶为填充剂；以甲醇为流动相A，以0.1%磷酸溶液为流动相B，按下表中的规定进行梯度洗脱；柱温为35℃；检测波长为274nm。理论板数按去氢二异丁香酚峰计算应不低于3 000。

时间（分钟）	流动相A（%）	流动相B（%）
0~8	65→70	35→30
8~28	70→78	30→22
28~40	78→80	22→20

参照物溶液的制备 取肉豆蔻对照药材0.5g，加甲醇50ml，超声处理（功率250W，频率40kHz）30

分钟，放冷，滤过，取续滤液，作为对照药材参照物溶液。另取去氢二异丁香酚对照品、肉豆蔻木脂素对照品适量，加甲醇制成每1ml含去氢二异丁香酚5μg、肉豆蔻木脂素10μg的混合溶液，作为对照品参照物溶液。

供试品溶液的制备　同〔含量测定〕去氢二异丁香酚项。

测定法　分别精密吸取参照物溶液与供试品溶液各10μl，注入液相色谱仪，测定，即得。

供试品色谱中应呈现6个特征峰，并应与对照药材参照物色谱中的6个特征峰保留时间相对应，其中峰1、峰3应分别与相应对照品参照物峰保留时间相对应。

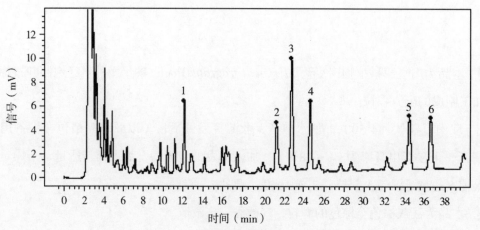

对照特征图谱

峰1：肉豆蔻木脂素；峰3：去氢二异丁香酚

参考色谱柱：Acclaim C18，4.6mm×250mm，5μm

【检查】 黄曲霉毒素　照真菌毒素测定法（《中国药典》2020年版通则2351）测定。

本品每1 000g含黄曲霉毒素B_1不得过5μg，含黄曲霉毒素G_2、黄曲霉毒素G_1、黄曲霉毒素B_2和黄曲霉毒素B_1的总量不得过10μg。

其他　应符合颗粒剂项下有关的各项规定（《中国药典》2020年版通则0104）。

【浸出物】　取本品适量，研细，取约2g，精密称定，精密加入乙醇100ml，照醇溶性浸出物测定法（《中国药典》2020年版通则2201）项下的热浸法测定，不得少于13.0%。

【含量测定】 去氢二异丁香酚　照高效液相色谱法（《中国药典》2020年版通则0512）测定。

色谱条件与系统适用性试验　以十八烷基硅烷键合硅胶为填充剂；以甲醇-水（75：25）为流动相；检测波长为274nm。理论板数按去氢二异丁香酚峰计算应不低于3 000。

对照品溶液的制备　取去氢二异丁香酚对照品适量，精密称定，加甲醇制成每1ml含5μg的溶液，即得。

供试品溶液的制备　取本品适量，研细，取约0.1g，精密称定，置具塞锥形瓶中，精密加入80%甲醇15ml，称定重量，超声处理（功率250W，频率40kHz）30分钟，放冷，再称定重量，用80%甲醇补足减失的重量，摇匀，滤过，取续滤液，即得。

测定法 分别精密吸取对照品溶液与供试品溶液各10μl，注入液相色谱仪，测定，即得。

本品每1g含去氢二异丁香酚（$C_{20}H_{22}O_4$）应为0.2～1.5mg。

肉豆蔻木脂素 照高效液相色谱法（《中国药典》2020年版通则0512）测定。

色谱条件与系统适用性试验 以十八烷基硅烷键合硅胶为填充剂；以甲醇-0.1%磷酸溶液（61∶39）为流动相；柱温为35℃；检测波长为274nm。理论板数按肉豆蔻木脂素峰计算应不低于3 000。

对照品溶液的制备 取肉豆蔻木脂素对照品适量，精密称定，加甲醇制成每1ml含10μg的溶液，即得。

供试品溶液的制备 同〔含量测定〕去氢二异丁香酚项。

测定法 分别精密吸取对照品溶液与供试品溶液各10μl，注入液相色谱仪，测定，即得。

本品每1g含肉豆蔻木脂素（$C_{21}H_{26}O_6$）应为0.5～3.2mg。

【**规格**】 每1g配方颗粒相当于饮片4.5g

【**贮藏**】 密封。

竹茹（青秆竹）配方颗粒

Zhuru（Qingganzhu）Peifangkeli

【来源】 本品为禾本科植物青秆竹 *Bambusa tuldoides* Munro 的茎秆的干燥中间层经炮制并按标准汤剂的主要质量指标加工制成的配方颗粒。

【制法】 取竹茹（青秆竹）饮片10 000 g，加水煎煮，滤过，滤液浓缩成清膏（干浸膏出膏率为5%～10%），加入辅料适量，干燥（或干燥，粉碎），再加入辅料适量，混匀，制粒，制成1 000g，即得。

【性状】 本品为棕黄色至棕褐色的颗粒；气微，味淡。

【鉴别】 取本品适量，研细，取1g，加水20ml使溶解，用乙醚振摇提取2次，每次20ml，合并乙醚液，挥干，残渣加甲醇1ml使溶解，作为供试品溶液。另取竹茹（青秆竹）对照药材5g，加水150ml，煎煮30分钟，滤过，滤渣再加水150ml，煎煮25分钟，滤过，合并两次滤液，蒸干，残渣加水20ml使溶解，用乙醚振摇提取2次，同法制成对照药材溶液。照薄层色谱法（《中国药典》2020年版通则0502）试验，吸取供试品溶液3μl、对照药材溶液8μl，分别点于同一硅胶GF$_{254}$薄层板上，以甲苯-三氯甲烷-丙酮-甲酸（8：5：3：0.1）为展开剂，展开，取出，晾干，置紫外光灯（254nm）下检视。供试品色谱中，在与对照药材色谱相应的位置上，显相同颜色的斑点。

【特征图谱】 照高效液相色谱法（《中国药典》2020年版通则0512）测定。

色谱条件与系统适用性试验 以十八烷基硅烷键合硅胶为填充剂（柱长为100mm，内径为2.1mm，粒径为1.8μm）；以乙腈为流动相A，以0.05%磷酸溶液为流动相B，按下表中的规定进行梯度洗脱；流速为每分钟0.4ml；柱温为40℃；检测波长为254nm。理论板数按对羟基肉桂酸峰计算应不低于5 000。

时间（分钟）	流动相A（%）	流动相B（%）
0～13	4	96
13～23	4→7	96→93
23～26	7→9	93→91
26～38	9→13	91→87
38～39	13→90	87→10
39～45	90	10

参照物溶液的制备　取竹茹（青秆竹）对照药材2g，加水50ml，加热回流30分钟，放冷，滤过，取续滤液，作为对照药材参照物溶液。另取对羟基肉桂酸对照品适量，加甲醇制成每1ml含50μg的溶液，作为对照品参照物溶液。再取〔含量测定〕项下的对照品溶液，作为对照品参照物溶液。

供试品溶液的制备　同〔含量测定〕项。

测定法　分别精密吸取参照物溶液与供试品溶液各2μl，注入液相色谱仪，测定，即得。

供试品色谱中应呈现4个特征峰，并应与对照药材参照物色谱中的4个特征峰保留时间相对应，其中峰3、峰4应分别与相应对照品参照物峰保留时间相对应。与对羟基肉桂酸参照物峰相对应的峰为S峰，计算峰1、峰2与S峰的相对保留时间，其相对保留时间应在规定值的±10%之内，规定值为：0.30（峰1）、0.44（峰2）。

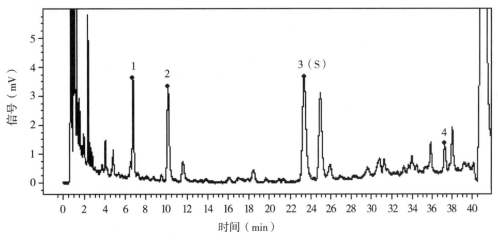

对照特征图谱

峰3（S）：对羟基肉桂酸；峰4：（+）-南烛木树脂酚-9'-*O*-葡萄糖苷

参考色谱柱：HSS T3，2.1mm×100mm，1.8μm

【检查】　应符合颗粒剂项下有关的各项规定（《中国药典》2020年版通则0104）。

【浸出物】　取本品适量，研细，取约2g，精密称定，精密加入乙醇100ml，照醇溶性浸出物测定法（《中国药典》2020年版通则2201）项下的热浸法测定，不得少于20.0%。

【含量测定】　照高效液相色谱法（《中国药典》2020年版通则0512）测定。

色谱条件与系统适用性试验　以十八烷基硅烷键合硅胶为填充剂（柱长为150mm，内径为2.1mm，粒径为1.6～2.2μm）；以乙腈为流动相A，以0.05%磷酸溶液为流动相B，按下表中的规定进行梯度洗脱；流速为每分钟0.3ml；柱温为30℃；检测波长为206nm。理论板数按（+）-南烛木树脂酚-9'-*O*-葡萄糖苷峰计算应不低于5 000。

时间（分钟）	流动相A（%）	流动相B（%）
0～20	2→13	98→87
20～35	13	87

续表

时间（分钟）	流动相A（%）	流动相B（%）
35~40	13→90	87→10
40~45	90	10

对照品溶液的制备　取（+）-南烛木树脂酚-9'-O-葡萄糖苷对照品适量，精密称定，加甲醇制成每1ml含20μg的溶液，即得。

供试品溶液的制备　取本品适量，研细，取约0.1g，精密称定，置具塞锥形瓶中，精密加入10%甲醇25ml，称定重量，超声处理（功率300W，频率40kHz）30分钟，放冷，再称定重量，用10%甲醇补足减失的重量，摇匀，滤过，取续滤液，即得。

测定法　分别精密吸取对照品溶液与供试品溶液各1μl，注入液相色谱仪，测定，即得。

本品每1g含（+）-南烛木树脂酚-9'-O-葡萄糖苷（$C_{28}H_{38}O_{13}$）应为2.5~16.0mg。

【**规格**】　每1g配方颗粒相当于饮片10g

【**贮藏**】　密封。

米炒党参（党参）配方颗粒

Michaodangshen（Dangshen）Peifangkeli

【来源】 本品为桔梗科植物党参 *Codonopsis pilosula*（Franch.）Nannf. 的干燥根经炮制并按标准汤剂的主要质量指标加工制成的配方颗粒。

【制法】 取米炒党参（党参）饮片1 100g，加水煎煮，滤过，滤液浓缩成清膏（干浸膏出膏率为55%～68%），加入辅料适量，干燥（或干燥，粉碎），再加入辅料适量，混匀，制粒，制成1 000g，即得。

【性状】 本品为黄白色至黄棕色的颗粒；气微，味微甘。

【鉴别】 取本品适量，研细，取0.5g，加30%乙醇20ml、硫酸1ml，加热回流2小时，放冷，滤过，滤液用三氯甲烷振摇提取2次，每次20ml，合并三氯甲烷液，用水洗涤2次，每次20ml，弃去水液，三氯甲烷液用铺有适量无水硫酸钠的滤纸滤过，滤液回收溶剂至干，残渣加甲醇1ml使溶解，作为供试品溶液。另取党参（党参）对照药材0.5g，加水50ml，煎煮30分钟，滤过，滤液蒸干，残渣加30%乙醇20ml，同法制成对照药材溶液。照薄层色谱法（《中国药典》2020年版通则0502）试验，吸取供试品溶液5μl、对照药材溶液15μl，分别点于同一硅胶G薄层板上，以三氯甲烷-乙酸乙酯-甲酸（20：10：0.3）为展开剂，展开，取出，晾干，置紫外光灯（365nm）下检视。供试品色谱中，在与对照药材色谱相应的位置上，显相同颜色的荧光斑点。

【特征图谱】 照高效液相色谱法（《中国药典》2020年版通则0512）测定。

色谱条件与系统适用性试验 以十八烷基硅烷键合硅胶为填充剂（柱长为250mm，内径为4.6mm，粒径为5μm）；以甲醇为流动相A，以0.2%甲酸溶液为流动相B，按下表中的规定进行梯度洗脱；流速为每分钟0.8ml；柱温为30℃；检测波长为267nm。理论板数按党参炔苷峰计算应不低于3 000。

时间（分钟）	流动相A（%）	流动相B（%）
0～11	0	100
11～40	0→8	100→92
40～60	8→38	92→62
60～80	38→70	62→30
80～85	70→95	30→5

参照物溶液的制备　取党参（党参）对照药材0.5g，加水10ml，加热回流30分钟，放冷，滤过，取续滤液，作为对照药材参照物溶液。另取5-羟甲基糠醛对照品适量，加甲醇制成每1ml含80μg的溶液，作为对照品参照物溶液。再取〔含量测定〕项下的对照品溶液，作为对照品参照物溶液。

供试品溶液的制备　取本品适量，研细，取0.3g，加10%甲醇10ml，超声处理（功率250W，频率40kHz）30分钟，放冷，滤过，取续滤液，即得。

测定法　分别精密吸取参照物溶液与供试品溶液各10μl，注入液相色谱仪，测定，即得。

供试品色谱中应呈现5个特征峰，并应与对照药材参照物色谱中的5个特征峰保留时间相对应，其中峰4、峰5应分别与相应对照品参照物峰保留时间相对应。与5-羟甲基糠醛参照物峰相对应的峰为S峰，计算峰1～峰3与S峰的相对保留时间，其相对保留时间应在规定值的±10%之内，规定值为：0.54（峰1）、0.70（峰2）、0.80（峰3）。

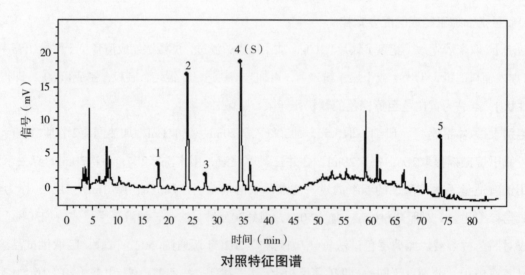

对照特征图谱

峰4（S）：5-羟甲基糠醛；峰5：党参炔苷

参考色谱柱：HSS T3，4.6mm×250mm，5μm

【**检查**】　应符合颗粒剂项下有关的各项规定（《中国药典》2020年版通则0104）。

【**浸出物**】　取本品适量，研细，取约2g，精密称定，精密加入乙醇100ml，照醇溶性浸出物测定法（《中国药典》2020年版通则2201）项下的热浸法测定，不得少于19.0%。

【**含量测定**】　照高效液相色谱法（《中国药典》2020年版通则0512）测定。

色谱条件与系统适用性试验　以十八烷基硅烷键合硅胶为填充剂（柱长为150mm，内径为4.6mm，粒径为5μm）；以乙腈-水（22：78）为流动相；检测波长为267nm。理论板数按党参炔苷峰计算应不低于3 000。

对照品溶液的制备　取党参炔苷对照品适量，精密称定，加甲醇制成每1ml含40μg的溶液，即得。

供试品溶液的制备　取本品适量，研细，取约0.5g，精密称定，置具塞锥形瓶中，精密加入甲醇25ml，称定重量，超声处理（功率250W，频率40kHz）30分钟，放冷，再称定重量，用甲醇补足减失的重量，离心，精密量取上清液20ml，置蒸发皿中，蒸干，残渣加甲醇使溶解，并转移至5ml量瓶中，用甲醇稀释至刻度，摇匀，滤过，取续滤液，即得。

　　测定法　分别精密吸取对照品溶液与供试品溶液各10μl，注入液相色谱仪，测定，即得。

　　本品每1g含党参炔苷（$C_{20}H_{28}O_8$）应为0.05～0.30mg。

　　【**规格**】　每1g配方颗粒相当于饮片1.1g

　　【**贮藏**】　密封。

灯心草配方颗粒

Dengxincao Peifangkeli

【来源】 本品为灯心草科植物灯心草 *Juncus effusus* L. 的干燥茎髓经炮制并按标准汤剂的主要质量指标加工制成的配方颗粒。

【制法】 取灯心草饮片5 000g，加水煎煮，滤过，滤液浓缩成清膏（干浸膏出膏率为2.0%~8.5%），加入辅料适量，干燥（或干燥，粉碎），再加入辅料适量，混匀，制粒，制成1 000g，即得。

【性状】 本品为浅灰黄色至棕黄色的颗粒；气微，味淡。

【鉴别】 取本品适量，研细，取0.5g，加甲醇50ml，加热回流1小时，滤过，滤液蒸干，残渣用乙醚2ml洗涤，弃去乙醚液，加甲醇1ml使溶解，作为供试品溶液。另取灯心草对照药材2.5g，加水100ml，煎煮30分钟，滤过，滤液蒸干，残渣加甲醇50ml，同法制成对照药材溶液。照薄层色谱法（《中国药典》2020年版通则0502）试验，吸取供试品溶液10μl、对照药材溶液15μl，分别点于同一硅胶G薄层板上，以环己烷-乙酸乙酯（10：7）为展开剂，展开，取出，晾干，喷以10%磷钼酸乙醇溶液，在105℃加热至斑点显色清晰。供试品色谱中，在与对照药材色谱相应的位置上，显相同颜色的主斑点。

【特征图谱】 照高效液相色谱法（《中国药典》2020年版通则0512）测定。

色谱条件与系统适用性试验 以十八烷基硅烷键合硅胶为填充剂（柱长为100mm，内径为2.1mm，粒径为1.6μm），以甲醇为流动相A，以0.01%甲酸溶液为流动相B，按下表中的规定进行梯度洗脱；流速为每分钟0.3ml；柱温为35℃；检测波长为282nm。理论板数按厄弗酚峰计算应不低于5 000。

时间（分钟）	流动相A（%）	流动相B（%）
0~2	15	85
2~8	15→18	85→82
8~16	18→33	82→67
16~18	33→50	67→50
18~24	50→54	50→46
24~32	54	46
32~38	54→65	46→35

参照物溶液的制备 取灯心草对照药材0.3g，加甲醇25ml，超声处理（功率300W，频率40kHz）30分钟，放冷，摇匀，滤过，取续滤液，作为对照药材参照物溶液。另取〔含量测定〕项下的对照品溶液，作为对照品参照物溶液。

供试品溶液的制备 同〔含量测定〕项。

测定法 分别精密吸取参照物溶液与供试品溶液各1μl，注入液相色谱仪，测定，即得。

供试品色谱中应呈现6个特征峰，并应与对照药材参照物色谱中的6个特征峰保留时间相对应，其中峰4、峰5应分别与相应对照品参照物峰保留时间相对应。

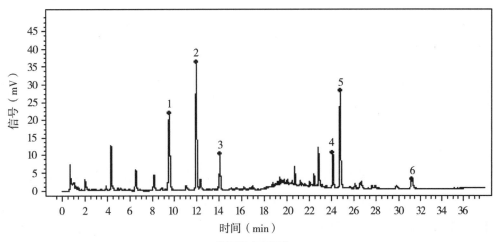

对照特征图谱

峰4：厄弗酚；峰5：去氢厄弗酚

参考色谱柱：CORTECS T3，2.1mm×100mm，1.6μm

【**检查**】 应符合颗粒剂项下有关的各项规定（《中国药典》2020年版通则0104）。

【**浸出物**】 取本品适量，研细，取约2g，精密称定，精密加入乙醇100ml，照醇溶性浸出物测定法（《中国药典》2020年版通则2201）项下的热浸法测定，不得少于8.0%。

【**含量测定**】 照高效液相色谱法（《中国药典》2020年版通则0512）测定。

色谱条件与系统适用性试验 以十八烷基硅烷键合硅胶为填充剂（柱长为100mm，内径为2.1mm，粒径为1.6～1.8μm）；以甲醇-水（52：48）为流动相；流速为每分钟0.3ml；柱温为35℃；检测波长为282nm。理论板数按厄弗酚峰计算应不低于5 000。

对照品溶液的制备 取厄弗酚对照品、去氢厄弗酚对照品适量，精密称定，加甲醇制成每1ml含厄弗酚5μg、去氢厄弗酚10μg的混合溶液，即得。

供试品溶液的制备 取本品适量，研细，取约0.1g，置具塞锥形瓶中，精密加入甲醇25ml，称定重量，超声处理（功率300W，频率40kHz）30分钟，放冷，再称定重量，用甲醇补足减失的重量，摇匀，滤过，取续滤液，即得。

测定法 分别精密吸取对照品溶液与供试品溶液各1μl，注入液相色谱仪，测定，即得。

本品每1g含厄弗酚（$C_{17}H_{16}O_2$）和去氢厄弗酚（$C_{17}H_{14}O_2$）的总量应为0.70～4.30mg。

【**规格**】 每1g配方颗粒相当于饮片5g

【**贮藏**】 密封。

芥子（白芥）配方颗粒

Jiezi（Baijie）Peifangkeli

【来源】 本品为十字花科植物白芥 *Sinapis alba* L. 的干燥成熟种子经炮制并按标准汤剂的主要质量指标加工制成的配方颗粒。

【制法】 取芥子（白芥）饮片3 000g，加水煎煮，滤过，滤液浓缩成清膏（干浸膏出膏率为13%～22%），加入辅料适量，干燥（或干燥，粉碎），再加入辅料适量，混匀，制粒，制成1 000g，即得。

【性状】 本品为浅黄色至黄棕色的颗粒；气特异，味苦。

【鉴别】 取本品适量，研细，取0.5g，加甲醇20ml，超声处理30分钟，滤过，滤液蒸干，残渣加甲醇2ml使溶解，作为供试品溶液。另取芥子（白芥）对照药材1g，加甲醇20ml，同法制成对照药材溶液。再取芥子碱硫氰酸盐对照品，加甲醇制成每1ml含1mg的溶液，作为对照品溶液。照薄层色谱法（《中国药典》2020年版通则0502）试验，吸取供试品溶液1μl、对照药材溶液3μl、对照品溶液5μl，分别点于同一硅胶G薄层板上，以乙酸乙酯-丙酮-甲酸-水（3.5∶5∶1∶0.5）为展开剂，展开，取出，晾干，喷以稀碘化铋钾试液。供试品色谱中，在与对照药材色谱和对照品色谱相应的位置上，显相同颜色的斑点。

【特征图谱】 照高效液相色谱法（《中国药典》2020年版通则0512）测定。

色谱条件与系统适用性试验 以十八烷基硅烷键合硅胶为填充剂（柱长为150mm，内径为2.1mm，粒径为1.6μm）；以甲醇为流动相A，以0.1%磷酸溶液为流动相B，按下表中的规定进行梯度洗脱；流速为每分钟0.25ml；柱温为30℃；检测波长为278nm。理论板数按芥子碱硫氰酸盐峰计算应不低于5 000。

时间（分钟）	流动相A（%）	流动相B（%）
0～13	0→3	100→97
13～14	3→15	97→85
14～23	15	85
23～34	15→24	85→76
34～44	24→45	76→55
44～50	45→85	55→15

参照物溶液的制备 取芥子（白芥）对照药材0.5g，加水14ml，加热回流1小时，放冷，摇匀，滤过，滤液蒸干，残渣加50%甲醇使溶解，并转移至50ml量瓶中，用50%甲醇稀释至刻度，摇匀，滤过，取

续滤液，作为对照药材参照物溶液。另取芥子碱硫氰酸盐对照品适量，加甲醇制成每1ml含0.1mg的溶液，作为对照品参照物溶液。

供试品溶液的制备 取本品适量，研细，取0.1g，加50%甲醇50ml，超声处理（功率250W，频率50kHz）30分钟，放冷，摇匀，滤过，取续滤液，即得。

测定法 分别精密吸取参照物溶液与供试品溶液各2μl，注入液相色谱仪，测定，即得。

供试品色谱中应呈现5个特征峰，并应与对照药材参照物色谱中的5个特征峰保留时间相对应，其中峰4应与对照品参照物峰保留时间相对应。与芥子碱硫氰酸盐参照物峰相对应的峰为S峰，计算峰3、峰5与S峰的相对保留时间，其相对保留时间应在规定值的±10%之内，规定值为：0.96（峰3）、1.07（峰5）。

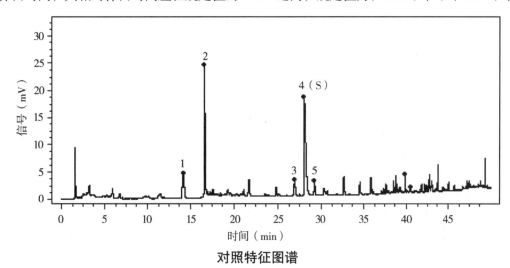

对照特征图谱

峰4（S）：芥子碱硫氰酸盐

参考色谱柱：CORTECS T3，2.1mm×150mm，1.6μm

【**检查**】 应符合颗粒剂项下有关的各项规定（《中国药典》2020年版通则0104）。

【**浸出物**】 取本品适量，研细，取约2g，精密称定，精密加入乙醇100ml，照醇溶性浸出物测定法（《中国药典》2020年版通则2201）项下的热浸法测定，不得少于19.0%。

【**含量测定**】 照高效液相色谱法（《中国药典》2020年版通则0512）测定。

色谱条件与系统适用性试验 以十八烷基硅烷键合硅胶为填充剂；以乙腈-0.08mol/L磷酸二氢钾溶液（10：90）为流动相；检测波长为326nm。理论板数按芥子碱硫氰酸盐峰计算应不低于3 000。

对照品溶液的制备 取芥子碱硫氰酸盐对照品适量，精密称定，加流动相制成每1ml含0.1mg的溶液，即得。

供试品溶液的制备 取本品适量，研细，取约0.1g，精密称定，置具塞锥形瓶中，精密加入75%甲醇50ml，称定重量，超声处理（功率250W，频率50kHz）30分钟，放冷，再称定重量，用75%甲醇补足减失的重量，摇匀，滤过，取续滤液，即得。

测定法 分别精密吸取对照品溶液与供试品溶液各5μl，注入液相色谱仪，测定，即得。

本品每1g含芥子碱以芥子碱硫氰酸盐（$C_{16}H_{24}NO_5 \cdot SCN$）计，应为17.0～32.0mg。

【**规格**】 每1g配方颗粒相当于饮片3g

【**贮藏**】 密封。

芥子（芥）配方颗粒

Jiezi（Jie）Peifangkeli

【来源】 本品为十字花科植物芥 *Brassica juncea*（L.）Czern. et Coss. 的干燥成熟种子经炮制并按标准汤剂的主要质量指标加工制成的配方颗粒。

【制法】 取芥子（芥）饮片3 000g，加水煎煮，滤过，滤液浓缩成清膏（干浸膏出膏率为10%～19%），加入辅料适量，干燥（或干燥，粉碎），再加入辅料适量，混匀，制粒，制成1 000g，即得。

【性状】 本品为浅黄色至黄棕色的颗粒；气特异，味苦。

【鉴别】 取本品适量，研细，取0.5g，加甲醇20ml，超声处理30分钟，滤过，滤液蒸干，残渣加甲醇2ml使溶解，作为供试品溶液。另取芥子（芥）对照药材1g，加甲醇20ml，同法制成对照药材溶液。再取芥子碱硫氰酸盐对照品，加甲醇制成每1ml含1mg的溶液，作为对照品溶液。照薄层色谱法（《中国药典》2020年版通则0502）试验，吸取上述三种溶液各10μl，分别点于同一硅胶G薄层板上，以乙酸乙酯-丙酮-甲酸-水（3.5：5：1：0.5）为展开剂，展开，取出，晾干，喷以稀碘化铋钾试液。供试品色谱中，在与对照药材色谱和对照品色谱相应的位置上，显相同颜色的斑点。

【特征图谱】 照高效液相色谱法（《中国药典》2020年版通则0512）测定。

色谱条件与系统适用性试验 以十八烷基硅烷键合硅胶为填充剂（柱长为150mm，内径为2.1mm，粒径为1.6μm）；以甲醇为流动相A，以0.1%磷酸溶液为流动相B，按下表中的规定进行梯度洗脱；流速为每分钟0.25ml；柱温为30℃；检测波长为278nm。理论板数按芥子碱硫氰酸盐峰计算应不低于10 000。

时间（分钟）	流动相A（%）	流动相B（%）
0～13	0→3	100→97
13～14	3→15	97→85
14～23	15	85
23～34	15→24	85→76
34～44	24→45	76→55
44～50	45→85	55→15

参照物溶液的制备 取芥子（芥）对照药材0.5g，加水14ml，加热回流1小时，放冷，摇匀，滤过，滤液蒸干，残渣加50%甲醇使溶解，并转移至50ml量瓶中，用50%甲醇稀释至刻度，摇匀，滤过，取续滤

液，作为对照药材参照物溶液。另取芥子碱硫氰酸盐对照品、芥子酸对照品适量，加甲醇制成每1ml含芥子碱硫氰酸盐0.1mg、芥子酸20μg的混合溶液，作为对照品参照物溶液。

供试品溶液的制备 同〔含量测定〕项。

测定法 分别精密吸取参照物溶液与供试品溶液各2μl，注入液相色谱仪，测定，即得。

供试品色谱中应呈现4个特征峰，并与对照药材参照物色谱中的4个特征峰保留时间相对应，其中峰1、峰4应分别与相应对照品参照物峰保留时间相对应。与芥子碱硫氰酸盐参照物峰相对应的峰为S峰，计算峰2、峰3与S峰的相对保留时间，其相对保留时间应在规定值的±10%之内，规定值为：1.32（峰2）、1.42（峰3）。

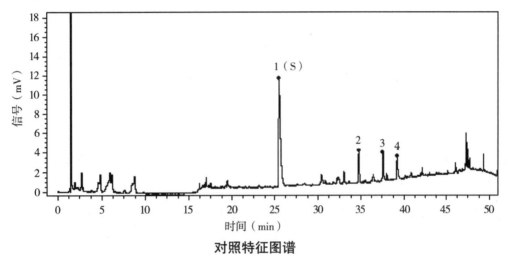

对照特征图谱

峰1（S）：芥子碱硫氰酸盐；峰4：芥子酸

参考色谱柱：CORTECS T3，2.1mm×150mm，1.6μm

【检查】 应符合颗粒剂项下有关的各项规定（《中国药典》2020年版通则0104）。

【浸出物】 取本品适量，研细，取约2g，精密称定，精密加入乙醇100ml，照醇溶性浸出物测定法（《中国药典》2020年版通则2201）项下的热浸法测定，不得少于16.0%。

【含量测定】 照高效液相色谱法（《中国药典》2020年版通则0512）测定。

色谱条件与系统适用性试验 以十八烷基硅烷键合硅胶为填充剂；以乙腈-0.08mol/L磷酸二氢钾溶液（10：90）为流动相；检测波长为326nm。理论板数按芥子碱硫氰酸盐峰计算应不低于3 000。

对照品溶液的制备 取芥子碱硫氰酸盐对照品适量，精密称定，加流动相制成每1ml含0.1mg的溶液，即得。

供试品溶液的制备 取本品适量，研细，取约0.1g，精密称定，置具塞锥形瓶中，精密加入50%甲醇50ml，称定重量，超声处理（功率250W，频率50kHz）30分钟，放冷，再称定重量，用50%甲醇补足减失的重量，摇匀，滤过，取续滤液，即得。

测定法 分别精密吸取对照品溶液与供试品溶液各5μl，注入液相色谱仪，测定，即得。

本品每1g含芥子碱以芥子碱硫氰酸盐（$C_{16}H_{24}NO_5 \cdot SCN$）计，应为13.0～24.5mg。

【规格】 每1g配方颗粒相当于饮片3g

【贮藏】 密封。

两头尖配方颗粒

Liangtoujian Peifangkeli

【来源】 本品为毛茛科植物多被银莲花 *Anemone raddeana* Regel 的干燥根茎经炮制并按标准汤剂的主要质量指标加工制成的配方颗粒。

【制法】 取两头尖饮片4 000g，加水煎煮，滤过，滤液浓缩成清膏（干浸膏出膏率为15%～25%），加入辅料适量，干燥（或干燥，粉碎），再加入辅料适量，混匀，制粒，制成1 000g，即得。

【性状】 本品为棕黄色至棕褐色的颗粒；气微，味微苦。

【鉴别】 取本品适量，研细，取1g，加水10ml使溶解，用水饱和正丁醇振摇提取2次，每次20ml，合并正丁醇液，回收溶剂至干，残渣加甲醇1ml使溶解，作为供试品溶液。另取两头尖对照药材5g，置索氏提取器中，加甲醇适量，加热回流提取3小时，提取液回收溶剂至干，残渣加甲醇10ml使溶解，作为对照药材溶液。再取竹节香附素A对照品，加甲醇制成每1ml含1mg的溶液，作为对照品溶液。照薄层色谱法（《中国药典》2020年版通则0502）试验，吸取上述三种溶液各3μl，分别点于同一硅胶G薄层板上，以三氯甲烷-甲醇-水（7：3：1）的下层溶液为展开剂，展开，取出，晾干，喷以10%硫酸乙醇溶液，在105℃加热至斑点显色清晰，分别置日光和紫外光灯（365nm）下检视。供试品色谱中，在与对照药材色谱和对照品色谱相应的位置上，分别显相同颜色的斑点或荧光斑点。

【特征图谱】 照高效液相色谱法（《中国药典》2020年版通则0512）测定。

色谱条件与系统适用性试验 以十八烷基硅烷键合硅胶为填充剂（柱长为100mm，内径为2.1mm，粒径为1.7μm）；以乙腈为流动相A，以0.2%磷酸溶液为流动相B，按下表中的规定进行梯度洗脱；流速为每分钟0.3ml；柱温为30℃；检测波长为206nm。理论板数按竹节香附素A峰计算应不低于5 000。

时间（分钟）	流动相A（%）	流动相B（%）
0～10	5	95
10～35	5→35	95→65
35～50	35→82	65→18
50～50.1	82→90	18→10
50.1～55	90	10

参照物溶液的制备　取两头尖对照药材1g，加50%甲醇50ml，超声处理（功率300W，频率40kHz）30分钟，放冷，滤过，取续滤液，作为对照药材参照物溶液。另取菊苣酸对照品、竹节香附素A对照品适量，加甲醇制成每1ml各含20μg的混合溶液，作为对照品参照物溶液。

供试品溶液的制备　取本品适量，研细，取0.2g，加50%甲醇50ml，超声处理（功率300W，频率40kHz）30分钟，放冷，滤过，取续滤液，即得。

测定法　分别精密吸取参照物溶液与供试品溶液各2μl，注入液相色谱仪，测定，即得。

供试品色谱中应呈现5个特征峰，并应与对照药材参照物色谱中的5个特征峰保留时间相对应，其中峰2、峰5应分别与相应对照品参照物峰保留时间相对应。与竹节香附素A参照物峰相对应的峰为S峰，计算峰3、峰4与S峰的相对保留时间，其相对保留时间应在规定值的±10%之内，规定值为：0.81（峰3）、0.86（峰4）。

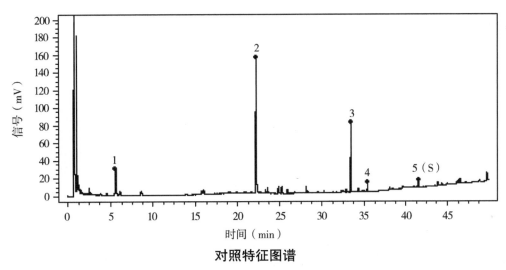

对照特征图谱

峰1：单咖啡酰酒石酸；峰2：菊苣酸；峰5（S）：竹节香附素A

参考色谱柱：BEH C18，2.1mm×100mm，1.7μm

【检查】　应符合颗粒剂项下有关的各项规定（《中国药典》2020年版通则0104）。

【浸出物】　取本品适量，研细，取约2g，精密称定，精密加入乙醇100ml，照醇溶性浸出物测定法（《中国药典》2020年版通则2201）项下的热浸法测定，不得少于20.0%。

【含量测定】　照高效液相色谱法（《中国药典》2020年版通则0512）测定。

色谱条件与系统适用性试验　以十八烷基硅烷键合硅胶为填充剂；以乙腈为流动相A，以0.1%磷酸溶液为流动相B，按下表中的规定进行梯度洗脱；柱温为30℃；检测波长为206nm。理论板数按竹节香附素A峰计算应不低于4 000。

时间（分钟）	流动相A（%）	流动相B（%）
0～7	47	53
7～15	47→55	53→45

对照品溶液的制备 取竹节香附素A对照品适量，精密称定，加甲醇制成每1ml含0.1mg的溶液，即得。

供试品溶液的制备 取本品适量，研细，取约0.2g，精密称定，置索氏提取器中，加甲醇适量，加热回流提取3小时，提取液回收溶剂至干，残渣加甲醇使溶解，并转移至10ml量瓶中，用甲醇稀释至刻度，摇匀，滤过，取续滤液，即得。

测定法 分别精密吸取对照品溶液与供试品溶液各10μl，注入液相色谱仪，测定，即得。

本品每1g含竹节香附素A（$C_{47}H_{76}O_{16}$）应为1.5～10.0mg。

【规格】 每1g配方颗粒相当于饮片4g

【贮藏】 密封。

连翘心配方颗粒

Lianqiaoxin Peifangkeli

【来源】 本品为木犀科植物连翘 *Forsythia suspensa*（Thunb.）Vahl 的干燥成熟种子经炮制并按标准汤剂的主要质量指标加工制成的配方颗粒。

【生产用饮片的炮制】 应按照《上海市中药饮片炮制规范》2008年版"连翘心"项下规定的方法炮制。

【制法】 取连翘心饮片6 000g，加水煎煮，滤过，滤液浓缩成清膏（干浸膏出膏率为8.5%～15.5%），加入辅料适量，干燥（或干燥，粉碎），再加入辅料适量，混匀，制粒，制成1 000g，即得。

【性状】 本品为棕黄色至黄棕色的颗粒；气微，味微苦、酸。

【鉴别】 取本品适量，研细，取1g，加甲醇20ml，超声处理20分钟，滤过，滤液蒸干，残渣加甲醇1ml使溶解，作为供试品溶液。另取连翘心对照药材1g，加石油醚（30～60℃）20ml，超声处理15分钟，滤过，弃去石油醚液，滤渣挥干，加甲醇20ml，超声处理20分钟，滤过，滤液蒸干，残渣加甲醇5ml使溶解，作为对照药材溶液。再取连翘苷对照品，加甲醇制成每1ml含0.25mg的溶液，作为对照品溶液。照薄层色谱法（《中国药典》2020年版通则0502）试验，吸取上述三种溶液各5μl，分别点于同一硅胶G薄层板上，以三氯甲烷-甲醇（8∶1）为展开剂，展开，取出，晾干，喷以10%硫酸乙醇溶液，在105℃加热至斑点显色清晰。供试品色谱中，在与对照药材色谱和对照品色谱相应的位置上，显相同颜色的斑点。

【特征图谱】 照高效液相色谱法（《中国药典》2020年版通则0512）测定。

色谱条件与系统适用性试验 除检测波长为235nm，其余同〔含量测定〕项。

参照物溶液的制备 取连翘心对照药材1g，加水20ml，煎煮30分钟，滤过，滤液蒸干，残渣加70%乙醇25ml，超声处理（功率400W，频率40kHz）30分钟，放冷，摇匀，滤过，取续滤液，作为对照药材参照物溶液。另取〔含量测定〕项下的对照品溶液，作为对照品参照物溶液。

供试品溶液的制备 同〔含量测定〕项。

测定法 分别精密吸取参照物溶液与供试品溶液各1μl，注入液相色谱仪，测定，即得。

供试品色谱中应呈现7个特征峰，并应与对照药材参照物色谱中的7个特征峰保留时间相对应，其中峰3应与对照品参照物峰保留时间相对应。

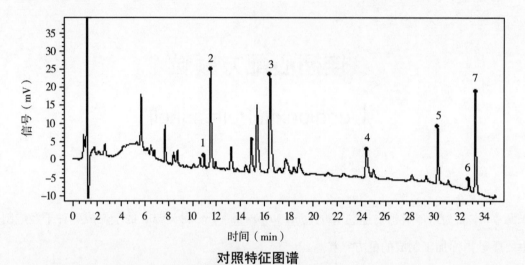

对照特征图谱

峰3：连翘酯苷A；峰6：连翘酯素

参考色谱柱：HSS T3，2.1mm×100mm，1.8μm

【检查】 应符合颗粒剂项下有关的各项规定（《中国药典》2020年版通则0104）。

【浸出物】 取本品适量，研细，取约2g，精密称定，精密加入乙醇100ml，照醇溶性浸出物测定法（《中国药典》2020年版通则2201）项下的热浸法测定，不得少于23.0%。

【含量测定】 照高效液相色谱法（《中国药典》2020年版通则0512）测定。

色谱条件与系统适用性试验 以十八烷基硅烷键合硅胶为填充剂（柱长为100mm，内径为2.1mm，粒径为1.8μm）；以甲醇为流动相A，以0.1%冰醋酸溶液为流动相B，按下表中的规定进行梯度洗脱；流速为每分钟0.3ml；柱温为35℃；检测波长为330nm。理论板数按连翘酯苷A峰计算应不低于10 000。

时间（分钟）	流动相A（%）	流动相B（%）
0～1	10	90
1～3	10→27	90→73
3～10	27→31	73→69
10～15	31→33	69→67
15～20	33→37	67→63
20～25	37→43	63→57
25～30	43→55	57→45
30～35	55→70	45→30

对照品溶液的制备 取连翘酯苷A对照品适量，精密称定，加70%乙醇制成每1ml含0.2mg的溶液，即得。

供试品溶液的制备 取本品适量，研细，取约0.1g，精密称定，置具塞锥形瓶中，精密加入70%乙醇25ml，称定重量，超声处理（功率400W，频率40kHz）30分钟，放冷，再称定重量，用70%乙醇补足减失的重量，摇匀，滤过，取续滤液，即得。

测定法 分别精密吸取对照品溶液与供试品溶液各1μl，注入液相色谱仪，测定，即得。

本品每1g含连翘酯苷A（$C_{29}H_{36}O_{15}$）应为12.5～66.0mg。

【**规格**】 每1g配方颗粒相当于饮片6g

【**贮藏**】 密封。

皂角刺配方颗粒

Zaojiaoci Peifangkeli

【**来源**】 本品为豆科植物皂荚 *Gleditsia sinensis* Lam. 的干燥棘刺经炮制并按标准汤剂的主要质量指标加工制成的配方颗粒。

【**制法**】 取皂角刺饮片20 000g，加水煎煮，滤过，滤液浓缩成清膏（干浸膏出膏率为3%～5%），加入辅料适量，干燥（或干燥，粉碎），再加入辅料适量，混匀，制粒，制成1 000g，即得。

【**性状**】 本品为黄棕色至棕褐色的颗粒；气微，味淡。

【**鉴别**】 取本品适量，研细，取0.5g，加甲醇10ml，超声处理30分钟，滤过，滤液蒸干，残渣加水20ml使溶解，用乙酸乙酯振摇提取2次，每次10ml，合并乙酸乙酯液，蒸干，残渣加甲醇1ml使溶解，作为供试品溶液。另取皂角刺对照药材1g，加水50ml，煎煮45分钟，滤过，滤液蒸干，残渣加甲醇10ml，同法制成对照药材溶液。照薄层色谱法（《中国药典》2020年版通则0502）试验，吸取供试品溶液8μl、对照药材溶液10μl，分别点于同一硅胶G薄层板上，以二氯甲烷-甲醇-浓氨试液（9∶1∶0.2）的下层溶液为展开剂，展开，取出，晾干，置紫外光灯（365nm）下检视。供试品色谱中，在与对照药材色谱相应的位置上，显相同颜色的荧光斑点。

【**特征图谱**】 照高效液相色谱法（《中国药典》2020年版通则0512）测定。

色谱条件与系统适用性试验 以十八烷基硅烷键合硅胶为填充剂（柱长为250mm，内径为4.6mm，粒径为5μm）；以甲醇为流动相A，以0.1%甲酸溶液为流动相B，按下表中的规定进行梯度洗脱；流速为每分钟1.2ml；柱温为25℃；检测波长为260nm。理论板数按花旗松素色谱峰计算应不低于5 000。

时间（分钟）	流动相A（%）	流动相B（%）
0～10	12	88
10～12	12→16	88→84
12～17	16→20	84→80
17～25	20→22	80→78

续表

时间（分钟）	流动相A（%）	流动相B（%）
25～28	22	78
28～35	22→29	78→71
35～55	29→32	71→68
55～62	32→40	68→60
62～75	40→55	60→45
75～80	55→65	45→35

参照物溶液的制备　取皂角刺对照药材7.5g，加水150ml，加热回流45分钟，放冷，滤过，滤液蒸干，残渣加70%甲醇25ml，超声处理（功率200W，频率40kHz）30分钟，放冷，摇匀，滤过，取续滤液，作为对照药材参照物溶液。另取香草酸对照品、花旗松素对照品适量，加70%甲醇制成每1ml含香草酸20μg、花旗松素0.16mg的混合溶液，作为对照品参照物溶液。

供试品溶液的制备　取本品适量，研细，取约0.4g，加70%甲醇25ml，超声处理（功率200W，频率53kHz）30分钟，放冷，滤过，取续滤液，即得。

测定法　分别精密吸取参照物溶液与供试品溶液各10μl，注入液相色谱仪，测定，即得。

供试品色谱中应呈现5个特征峰，并应与对照药材参照物色谱中的5个特征峰保留时间相对应，其中峰3、峰4应分别与相应对照品参照物峰保留时间相对应。

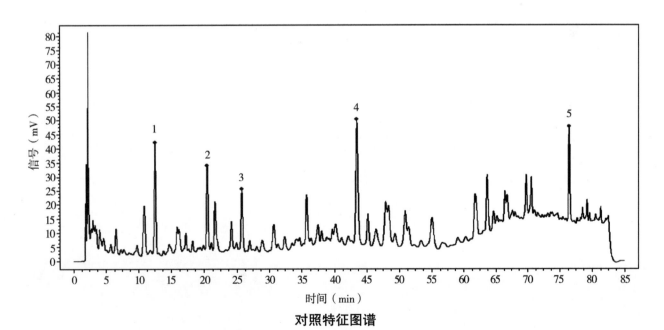

对照特征图谱

峰1：原儿茶酸；峰3：香草酸；峰4：花旗松素；峰5：槲皮素

参考色谱柱：100-5 C18，4.6mm×250mm，5μm

【检查】 应符合颗粒剂项下有关的各项规定（《中国药典》2020年版通则0104）。

【浸出物】 取本品适量，研细，取约2g，精密称定，精密加入乙醇100ml，照醇溶性浸出物测定法（《中国药典》2020年版通则2201）项下的热浸法测定，不得少于17.0%。

【含量测定】 照高效液相色谱法（《中国药典》2020版通则0512）测定。

色谱条件与系统适用性试验 以十八烷基硅烷键合硅胶为填充剂；以乙腈-0.1%磷酸溶液（15：85）为流动相；检测波长为290nm。理论板数按花旗松素峰计算应不低于1 500。

对照品溶液的制备 取花旗松素对照品适量，精密称定，置棕色量瓶中，加甲醇制成每1ml含40μg的溶液，即得（10℃以下保存）。

供试品溶液的制备 取本品适量，研细，取约0.1g，精密称定，置具塞锥形瓶中，精密加入甲醇50ml，称定重量，超声处理（功率250W，频率53kHz）30分钟，放冷，再称定重量，用甲醇补足减失的重量，摇匀，滤过，取续滤液，即得。

测定法 分别精密吸取对照品溶液与供试品溶液各10μl，注入液相色谱仪，测定，即得。

本品每1g含花旗松素（$C_{15}H_{12}O_7$）应为1.8～15.1mg。

【规格】 每1g配方颗粒相当于饮片20g

【贮藏】 密封。

羌活（羌活）配方颗粒

Qianghuo（Qianghuo）Peifangkeli

【来源】 本品为伞形科植物羌活 *Notopterygium incisum* Ting ex H. T. Chang 的干燥根茎和根经炮制并按标准汤剂的主要质量指标加工制成的配方颗粒。

【制法】 取羌活（羌活）饮片3 500g，加水煎煮，收集挥发油适量（以β-环糊精包合，备用），煎液滤过，滤液浓缩成清膏（干浸膏出膏率为16%～28%），加入挥发油包合物，加入辅料适量，干燥（或干燥，粉碎），再加入辅料适量，混匀，制粒，制成1 000g，即得。

【性状】 本品为浅棕黄色至棕黄色的颗粒；气香，味微苦而辛。

【鉴别】 取本品适量，研细，取1g，加甲醇5ml，超声处理20分钟，静置，取上清液，作为供试品溶液。另取羌活（羌活）对照药材1g，加甲醇5ml，同法制成对照药材溶液。再取紫花前胡苷对照品，加甲醇制成每1ml含0.5mg的溶液，作为对照品溶液。照薄层色谱法（《中国药典》2020年版通则0502）试验，吸取供试品溶液10μl、对照药材溶液与对照品溶液各4μl，分别点于同一硅胶G薄层板上，以三氯甲烷-甲醇（8：2）为展开剂，展开，取出，晾干，置紫外光灯（365nm）下检视。供试品色谱中，在与对照药材色谱和对照品色谱相应的位置上，显相同颜色的荧光斑点。

【特征图谱】 照高效液相色谱法（《中国药典》2020年版通则0512）测定。

色谱条件与系统适用性试验 除检测波长为246nm外，其余同〔含量测定〕项。

参照物溶液的制备 取羌活（羌活）对照药材0.5g，加70%甲醇25ml，加热回流30分钟，放冷，摇匀，滤过，取续滤液，作为对照药材参照物溶液。另取绿原酸对照品、阿魏酸对照品、紫花前胡苷对照品、羌活醇对照品、异欧前胡素对照品适量，加70%甲醇制成每1ml含绿原酸40μg、阿魏酸25μg、紫花前胡苷18μg、羌活醇20μg、异欧前胡素5μg的混合溶液，作为对照品参照物溶液。

供试品溶液的制备 同〔含量测定〕项。

测定法 精密吸取参照物溶液与供试品溶液各2μl，注入液相色谱仪，测定，即得。

供试品色谱中应呈现7个特征峰，并应与对照药材参照物色谱中的7个特征峰保留时间相对应，其中峰1～峰3、峰5、峰6应分别与相应对照品参照物峰保留时间相对应。

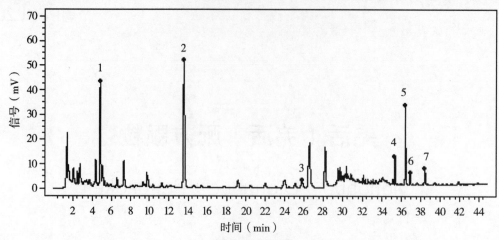

对照特征图谱

峰1：绿原酸；峰2：阿魏酸；峰3：紫花前胡苷；峰4：阿魏酸苯乙醇酯；

峰5：羌活醇；峰6：异欧前胡素；峰7：镰叶芹二醇

参考色谱柱：SB C18，2.1mm×150mm，1.8μm

【检查】 应符合颗粒剂项下有关的各项规定（《中国药典》2020年版通则0104）。

【浸出物】 取本品适量，研细，取约2g，精密称定，精密加入乙醇100ml，照醇溶性浸出物测定法（《中国药典》2020年版通则2201）项下的热浸法测定，不得少于20.0%。

【含量测定】 照高效液相色谱法（《中国药典》2020年版通则0512）测定。

色谱条件与系统适用性试验 以十八烷基硅烷键合硅胶为填充剂（柱长为150mm，内径为2.1mm，粒径为1.8μm）；以甲醇为流动相A，以0.2%磷酸溶液为流动相B，按下表中的规定进行梯度洗脱；流速为每分钟0.25ml；柱温为30℃；检测波长为316nm。理论板数按羌活醇峰计算应不低于5 000。

时间（分钟）	流动相A（%）	流动相B（%）
0～9	25→28.5	75→71.5
9～25	28.5→33.5	71.5→66.5
25～30	33.5→70	66.5→30
30～31	70→75	30→25
31～45	75→78	25→22

对照品溶液的制备 取阿魏酸对照品、羌活醇对照品、异欧前胡素对照品适量，精密称定，加甲醇制成每1ml含阿魏酸25μg、羌活醇8μg、异欧前胡素2μg的混合溶液，即得。

供试品溶液的制备 取本品适量，研细，取约0.1g，精密称定，置具塞锥形瓶中，精密加入50%甲醇25ml，称定重量，超声处理（功率250W，频率40kHz）30分钟，放冷，再称定重量，用50%甲醇补足减失的重量，摇匀，滤过，取续滤液，即得。

测定法 分别精密吸取对照品溶液与供试品溶液各2μl，注入液相色谱仪，测定，即得。

本品1g含阿魏酸（$C_{10}H_{10}O_4$）应为1.5～8.0mg，含羌活醇（$C_{21}H_{22}O_5$）和异欧前胡素（$C_{16}H_{14}O_4$）的总量应为0.5～4.0mg。

【规格】 每1g配方颗粒相当于饮片3.5g

【贮藏】 密封。

诃子（诃子）配方颗粒

Hezi（Hezi）Peifangkeli

【来源】 本品为使君子科植物诃子 *Terminalia chebula* Retz. 的干燥成熟果实经炮制并按标准汤剂的主要质量指标加工制成的配方颗粒。

【制法】 取诃子（诃子）饮片2 000g，加水煎煮，滤过，滤液浓缩成清膏（干浸膏出膏率为32%～50%），加入辅料适量，干燥（或干燥，粉碎），再加入辅料适量，混匀，制粒，制成1 000g，即得。

【性状】 本品为灰黄色至棕黄色的颗粒；气微，味酸。

【鉴别】 取本品适量，研细，取0.5g，加乙醇20ml，超声处理20分钟，滤过，滤液蒸干，残渣加乙醇2ml使溶解，作为供试品溶液。另取诃子（诃子）对照药材1g，加水50ml，煎煮30分钟，滤过，滤液蒸干，滤渣加乙醇20ml，同法制成对照药材溶液；再取没食子酸对照品，加乙醇制成每1ml含0.5mg的溶液，作为对照品溶液。照薄层色谱法（《中国药典》2020年版通则0502）试验，吸取供试品溶液2 μl、对照药材溶液1 μl、对照品溶液3 μl，分别点于同一硅胶G薄层板上，以三氯甲烷-乙酸乙酯-甲酸（6∶4∶1）为展开剂，展开，取出，晾干，喷以2%三氯化铁乙醇溶液。供试品色谱中，在与对照药材色谱和对照品色谱相应的位置上，显相同颜色的斑点。

【特征图谱】 照高效液相色谱法（《中国药典》2020年版通则0512）测定。

色谱条件与系统适用性试验 以十八烷基硅烷键合硅胶为填充剂（柱长为150mm，内径为2.1mm，粒径为1.6 μm）；以乙腈为流动相A，以0.2%磷酸溶液为流动相B，按下表中的规定进行梯度洗脱；流速为每分钟0.35ml；柱温为30℃；检测波长为270nm。理论板数按柯里拉京峰计算应不低于8 000。

时间（分钟）	流动相A（%）	流动相B（%）
0～3	0	100
3～5	0→3	100→97
5～12	3→10	97→90
12～20	10	90
20～25	10→14	90→86

续表

时间（分钟）	流动相A（%）	流动相B（%）
25～35	14→17	86→83
35～40	17→21	83→79
40～45	21→60	79→40
45～50	60	40

参照物溶液的制备 取诃子（诃子）对照药材0.25g，加水20ml，加热回流1小时，滤过，滤液蒸干，残渣加70%甲醇10ml，超声处理（功率250W，频率40kHz）30分钟，放冷，摇匀，滤过，取续滤液，作为对照药材参照溶液。另取诃子次酸对照品、没食子酸对照品、柯里拉京对照品、诃黎勒酸对照品、诃子酸对照品适量，加甲醇制成每1ml各含50μg的混合溶液，作为对照品参照物溶液。

供试品溶液的制备 取本品适量，研细，取0.1g，加50%甲醇25ml，超声处理（功率250W，频率40kHz）30分钟，放冷，摇匀，滤过，取续滤液，即得。

测定法 分别精密吸取参照物溶液与供试品溶液各1μl，注入液相色谱仪，测定，即得。

供试品色谱中应呈现9个特征峰，并应与对照药材参照物色谱中的9个特征峰保留时间相对应，其中峰1、峰2、峰6～峰8应分别与相应对照品参照物峰保留时间相对应。

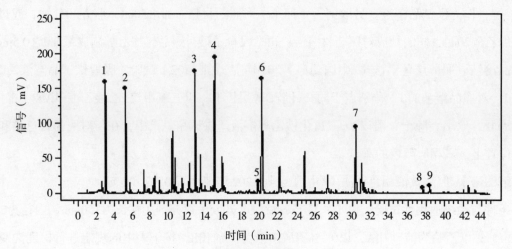

对照特征图谱

峰1：诃子次酸；峰2：没食子酸；峰6：柯里拉京；

峰7：诃黎勒酸；峰8：诃子酸

参考色谱柱：CORTECS T3，2.1mm×150mm，1.6μm

【检查】 应符合颗粒剂项下有关的各项规定（《中国药典》2020年版通则0104）。

【浸出物】 取本品适量，研细，取约2g，精密称定，精密加入乙醇100ml，照醇溶性浸出物测定法（《中国药典》2020年版通则2201）项下的热浸法测定，不得少于40.0%。

【含量测定】 鞣质 取本品适量，研细，取约0.1g，精密称定，照鞣质含量测定法（《中国药典》

2020年版通则2202）测定，计算，即得。

本品每1g含鞣质以没食子酸（$C_7H_6O_5$）计，应为238.5～443.0mg。

没食子酸　照高效液相色谱法（《中国药典》2020年版通则0512）测定。

色谱条件与系统适用性试验　以十八烷基硅烷键合硅胶为填充剂（柱长为150mm，内径为2.1mm，粒径为1.6μm）；以甲醇-0.1%磷酸溶液（5∶95）为流动相；流速为每分钟0.3ml；柱温为30℃；检测波长为272nm。理论板数按没食子酸峰计算应不低于2 000。

对照品溶液的制备　取没食子酸对照品适量，精密称定，加水制成每1ml含40μg的溶液，即得。

供试品溶液的制备　取本品适量，研细，取约0.1g，精密称定，置具塞锥形瓶中，精密加入3mol/L盐酸溶液25ml，称定重量，水浴回流3小时，放冷，再称定重量，用3mol/L盐酸溶液补足减失的重量，摇匀，滤过。精密量取续滤液5ml，置50ml量瓶中，用水稀释至刻度，摇匀，滤过，取续滤液，即得。

测定法　分别精密吸取对照品溶液与供试品溶液各1μl，注入液相色谱仪，测定，即得。

本品每1g含没食子酸（$C_7H_6O_5$）应为77.0～184.5mg。

【规格】　每1g配方颗粒相当于饮片2g

【贮藏】　密封。

鸡冠花配方颗粒

Jiguanhua Peifangkeli

【来源】　本品为苋科植物鸡冠花 Celosia cristata L. 的干燥花序经炮制并按标准汤剂的主要质量指标加工制成的配方颗粒。

【制法】　取鸡冠花饮片5 000g，加水煎煮，滤过，滤液浓缩成清膏（干浸膏出膏率为11%～20%），加入辅料适量，干燥（或干燥，粉碎），再加入辅料适量，混匀，制粒，制成1 000g，即得。

【性状】　本品为棕黄色至黄棕色的颗粒；气微，味淡。

【鉴别】　取本品适量，研细，取1.5g，加乙醇30ml，加热回流30分钟，滤过，滤液蒸干，残渣加乙醇1ml使溶解，作为供试品溶液。另取鸡冠花对照药材2.5g，加水150ml，煎煮30分钟，离心，取上清液，蒸干，残渣加乙醇30ml，同法制成对照药材溶液。照薄层色谱法（《中国药典》2020年版通则0502）试验，吸取供试品溶液5μl、对照药材溶液8μl，分别点于同一硅胶G薄层板上，以环己烷-丙酮（5∶3）为展开剂，展开，取出，晾干，置紫外光灯（254nm）下检视。供试品色谱中，在与对照药材色谱相应的位置上，显两个相同颜色的主斑点。

【特征图谱】　照高效液相色谱法（《中国药典》2020年版通则0512）测定。

色谱条件与系统适用性试验　以十八烷基硅烷键合硅胶为填充剂；以甲醇为流动相A，以0.2%磷酸溶液为流动相B，按下表中的规定进行梯度洗脱；柱温为25℃；检测波长为340nm。理论板数按山柰酚峰计算应不低于6 000。

时间（分钟）	流动相A（%）	流动相B（%）
0～30	20→39	80→61
30～90	39→67	61→33
90～100	67	33

参照物溶液的制备　取鸡冠花对照药材0.5g，加无水乙醇-水-盐酸（50∶20∶8）的混合溶液25ml，加热回流1小时，放冷，摇匀，滤过，取续滤液，作为对照药材参照物溶液。另取山柰酚对照品适量，加无水乙醇-水-盐酸（50∶20∶8）的混合溶液制成每1ml含30μg的溶液，作为对照品参照物溶液。

供试品溶液的制备　同〔含量测定〕项。

测定法　分别精密吸取参照物溶液与供试品溶液各10μl，注入液相色谱仪，测定，即得。

供试品色谱中应呈现4个特征峰，并应与对照药材参照物色谱中的4个特征峰保留时间相对应，其中峰2应与对照品参照物峰保留时间相对应。与山柰酚参照物峰相对应的峰为S峰，计算其余各特征峰与S峰的相对保留时间，其相对保留时间应在规定值的±10%之内，规定值为：0.43（峰1）、1.04（峰3）、1.32（峰4）。

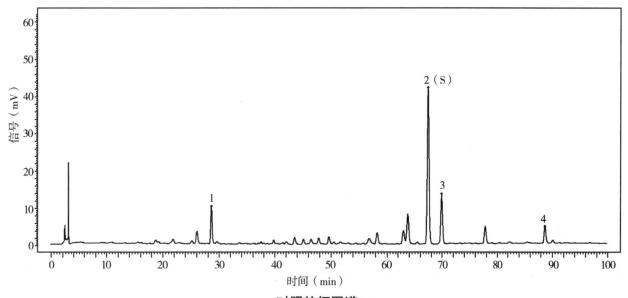

对照特征图谱

峰2（S）：山柰酚；峰3：异鼠李素

参考色谱柱：Eclipse plus C18，4.6mm×250mm，5μm

【**检查**】　应符合颗粒剂项下有关的各项规定（《中国药典》2020年版通则0104）。

【**浸出物**】　取本品适量，研细，取约2g，精密称定，精密加入乙醇50ml，照醇溶性浸出物测定法（《中国药典》2020年版通则2201）项下的热浸法测定，不得少于20.0%。

【**含量测定**】　照高效液相色谱法（《中国药典》2020年版通则0512）测定。

色谱条件与系统适用性试验　以十八烷基硅烷键合硅胶为填充剂；以甲醇-0.2%磷酸溶液（55：45）为流动相；检测波长为365nm。理论板数按山柰酚峰计算应不低于6 000。

对照品溶液的制备　取山柰酚对照品、异鼠李素对照品适量，精密称定，加无水乙醇-水-盐酸（50：20：8）的混合溶液制成每1ml含山柰酚30μg、异鼠李素10μg的混合溶液，即得。

供试品溶液的制备　取本品适量，研细，取约0.1g，精密称定，置具塞锥形瓶中，精密加入无水乙醇-水-盐酸（50：20：8）的混合溶液25ml，称定重量，加热回流1小时，放冷，再称定重量，用无水乙醇-水-盐酸（50：20：8）的混合溶液补足减失的重量，摇匀，滤过，取续滤液，即得。

测定法　分别精密吸取对照品溶液与供试品溶液各10μl，注入液相色谱仪，测定，即得。

本品每1g含山柰酚（$C_{15}H_{10}O_6$）应为5.0～14.0mg，含异鼠李素（$C_{16}H_{12}O_7$）应为1.4～5.0mg。

【**规格**】　每1g配方颗粒相当于饮片5g

【**贮藏**】　密封。

青风藤（青藤）配方颗粒

Qingfengteng（Qingteng）Peifangkeli

【来源】 本品为防己科植物青藤 *Sinomenium acutum*（Thunb.）Rehd. et Wils. 的干燥藤茎经炮制并按标准汤剂的主要质量指标加工制成的配方颗粒。

【制法】 取青风藤（青藤）饮片5 000g，加水煎煮，滤过，滤液浓缩成清膏（干浸膏出膏率为11%～17%），加入辅料适量，干燥（或干燥，粉碎），再加入辅料适量，混匀，制粒，制成1 000g，即得。

【性状】 本品为黄棕色至黄褐色的颗粒；气微，味苦。

【鉴别】 取本品适量，研细，取2g，加乙醇25ml，加热回流1小时，放冷，滤过，滤液蒸干，残渣加乙醇1ml使溶解，作为供试品溶液。另取青藤碱对照品，加乙醇制成每1ml含1mg的溶液，作为对照品溶液。照薄层色谱法（《中国药典》2020版通则0502）试验，吸取上述两种溶液各5μl，分别点于同一硅胶G薄层板上，以甲苯-乙酸乙酯-甲醇-水（2：4：2：1）10℃以下放置的上层溶液为展开剂，置浓氨溶液预饱和20分钟的展开缸内展开，取出，晾干，依次喷以碘化铋钾试液和亚硝酸钠乙醇试液。供试品色谱中，在与对照品色谱相应的位置上，显相同颜色的斑点。

【特征图谱】 照高效液相色谱法（《中国药典》2020年版通则0512）测定。

色谱条件与系统适用性试验 以十八烷基硅烷键合硅胶为填充剂；以乙腈为流动相A，以磷酸盐缓冲液（0.005mol/L磷酸氢二钠溶液，用0.005mol/L磷酸二氢钠溶液调节pH至8.0，再用1%三乙胺溶液调节pH至9.0）为流动相B，按下表中的规定进行梯度洗脱；柱温为30℃；检测波长为250nm。理论板数按青藤碱峰计算应不低于3 000。

时间（分钟）	流动相A（%）	流动相B（%）
0～10	10→17	90→83
10～25	17	83
25～40	17→30	83→70
40～50	30→40	70→60
50～60	40→85	60→15

参照物溶液的制备 取青风藤（青藤）对照药材0.5g，加30%甲醇20ml，超声处理（功率250W，频率20kHz）30分钟，放冷，摇匀，滤过，取续滤液，作为对照药材参照物溶液。另取青藤碱对照品适量，加

30%甲醇制成每1ml含50μg的溶液，作为对照品参照物溶液。

供试品溶液的制备　取本品适量，研细，取约0.3g，精密称定，同对照药材参照物溶液制备方法制成供试品溶液，即得。

测定法　分别精密吸取参照物溶液与供试品溶液各10μl，注入液相色谱仪，测定，即得。

供试品色谱中应呈现5个特征峰，并应与对照药材参照物色谱中的5个特征峰保留时间相对应，其中峰5应与对照品参照物峰保留时间相对应。

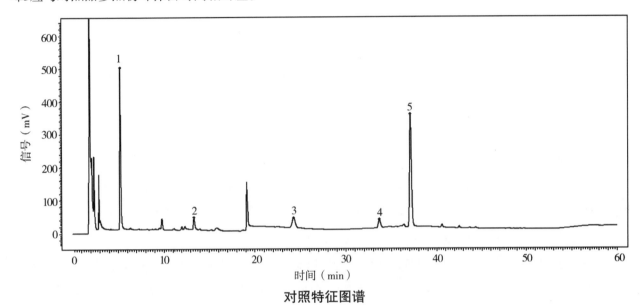

对照特征图谱

峰1：木兰花碱；峰4：青风藤碱；峰5：青藤碱

参考色谱柱：Extend-C18，4.6mm×250mm，5μm

【检查】　应符合颗粒剂项下有关的各项规定（《中国药典》2020年版通则0104）。

【浸出物】　取本品适量，研细，取约2g，精密称定，精密加入乙醇50ml，照醇溶性浸出物测定法（《中国药典》2020年版通则2201）项下的热浸法测定，不得少于23.0%。

【含量测定】　照高效液相色谱法（《中国药典》2020年版通则0512）测定。

色谱条件与系统适用性试验　以十八烷基硅烷键合硅胶为填充剂；以甲醇-磷酸盐缓冲液（0.005mol/L磷酸氢二钠溶液，用0.005mol/L磷酸二氢钠溶液调节pH至8.0，再用1%三乙胺溶液调节pH至9.0）（55：45）为流动相；检测波长为262nm。理论板数按青藤碱峰计算应不低于3 000。

对照品溶液的制备　取青藤碱对照品适量，精密称定，加甲醇制成每1ml含0.5mg的溶液，即得。

供试品溶液的制备　取本品适量，研细，取约0.2g，精密称定，置具塞锥形瓶中，精密加入70%乙醇20ml，称定重量，超声处理（功率250W，频率40kHz）20分钟，放冷，再称定重量，用70%乙醇补足减失的重量，摇匀，滤过，取续滤液，即得。

测定法　分别精密吸取对照品溶液与供试品溶液各5μl，注入液相色谱仪，测定，即得。

本品每1g含青藤碱（$C_{19}H_{23}NO_4$）应为30.0~75.0mg。

【规格】　每1g配方颗粒相当于饮片5g

【贮藏】　密封。

青果配方颗粒

Qingguo Peifangkeli

【来源】 本品为橄榄科植物橄榄 *Canarium album* Raeusch. 的干燥成熟果实经炮制并按标准汤剂的主要质量指标加工制成的配方颗粒。

【制法】 取青果饮片3 500g，加水煎煮，滤过，滤液浓缩成清膏（干浸膏出膏率为15%～25%），加入辅料适量，干燥（或干燥，粉碎），再加入辅料适量，混匀，制粒，制成1 000g，即得。

【性状】 本品为棕黄色至黄棕色的颗粒；气微，味酸、微涩、微甘。

【鉴别】 取本品适量，研细，取1g，加乙醇10ml，超声处理20分钟，滤过，滤液蒸干，残渣加乙醇1ml使溶解，作为供试品溶液。另取青果对照药材1g，加水50ml，加热回流30分钟，滤过，滤液蒸干，残渣加乙醇10ml，同法制成对照药材溶液。或取青果配方颗粒对照提取物200mg，加乙醇10ml，同法制成配方颗粒对照提取物溶液。再取没食子酸对照品，加乙醇制成每1ml含0.5mg的溶液，作为对照品溶液。照薄层色谱法（《中国药典》2020年版通则0502）试验，吸取供试品溶液2μl、对照品溶液与对照药材或对照提取物溶液各5μl，分别点于同一硅胶G薄层板上，以环己烷-乙酸乙酯-甲酸（8∶6∶1）为展开剂，展开，取出，晾干，喷以2%三氯化铁乙醇溶液。供试品色谱中，在与对照药材或配方颗粒对照提取物色谱和对照品色谱相应的位置上，显相同颜色的斑点。

【特征图谱】 照高效液相色谱法（《中国药典》2020年版通则0512）测定。

色谱条件与系统适用性试验 同〔含量测定〕项。

参照物溶液的制备 取青果对照药材0.5g，加70%甲醇50ml，超声处理（功率300W，频率40kHz）30分钟，放冷，滤过，取续滤液，作为对照药材参照物溶液。或取青果配方颗粒对照提取物适量，加70%甲醇，超声处理（功率300W，频率40kHz）30分钟，制成每1ml含6mg的溶液，滤过，取续滤液，作为配方颗粒对照提取物参照物溶液。另取没食子酸对照品适量，加水制成每1ml含50μg的溶液，作为对照品参照物溶液。再取〔含量测定〕项下的对照品溶液，作为对照品参照物溶液。

供试品溶液的制备 同〔含量测定〕项。

测定法 分别精密吸取参照物溶液与供试品溶液各1μl，注入液相色谱仪，测定，即得。

供试品色谱中应呈现5个特征峰，并应与对照药材或配方颗粒对照提取物参照物色谱中的5个特征峰保留时间相对应，其中峰1、峰5应分别与相应对照品参照物峰保留时间相对应。

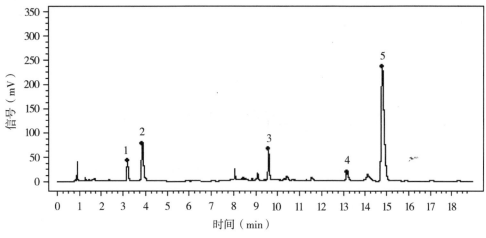

对照特征图谱

峰1：没食子酸；峰5：鞣花酸

参考色谱柱：Triart C18，2.1mm×100mm，1.9μm

【检查】 应符合颗粒剂项下有关的各项规定（《中国药典》2020年版通则0104）。

【浸出物】 取本品适量，研细，取约2g，精密称定，精密加入乙醇100ml，照醇溶性浸出物测定法（《中国药典》2020年版通则2201）项下的热浸法测定，不得少于17.0%。

【含量测定】 照高效液相色谱法（《中国药典》2020年版通则0512）测定。

色谱条件与系统适用性试验 以十八烷基硅烷键合硅胶为填充剂（柱长为100mm，内径为2.1mm，粒径为1.9μm）；以乙腈为流动相A，以0.05%磷酸溶液为流动相B，按下表中的规定进行梯度洗脱；流速为每分钟0.3ml；柱温为35℃；检测波长为253nm。理论板数按鞣花酸峰计算应不低于5 000。

时间（分钟）	流动相A（%）	流动相B（%）
0～5	3→5	97→95
5～6	5→15	95→85
6～19	15→20	85→80

对照品溶液的制备 取鞣花酸对照品适量，精密称定，加甲醇制成每1ml含70μg的溶液，即得。

供试品溶液的制备 取本品适量，研细，取约0.1g，精密称定，置具塞锥形瓶中，精密加入70%甲醇25ml，称定重量，超声处理（功率300W，频率40kHz）30分钟，放冷，再称定重量，用70%甲醇补足减失的重量，摇匀，滤过，取续滤液，即得。

测定法 分别精密吸取对照品溶液与供试品溶液各1μl，注入液相色谱仪，测定，即得。

本品每1g含鞣花酸（$C_{14}H_6O_8$）应为4.0～18.0mg。

【规格】 每1g配方颗粒相当于饮片3.5g

【贮藏】 密封。

青蒿配方颗粒

Qinghao Peifangkeli

【来源】 本品为菊科植物黄花蒿 *Artemisia annua* L. 的干燥地上部分经炮制并按标准汤剂的主要质量指标加工制成的配方颗粒。

【制法】 取青蒿饮片5 500g，加水煎煮，滤过，滤液浓缩成清膏（干浸膏出膏率为11%～18%），加入辅料适量，干燥（或干燥，粉碎），再加入辅料适量，混匀，制粒，制成1 000g，即得。

【性状】 本品为黄色至棕黄色的颗粒；有特殊香气，味微苦。

【鉴别】 取本品适量，研细，取0.2g，加乙醇20ml，超声处理30分钟，滤过，滤液蒸干，残渣加乙醇2ml使溶解，作为供试品溶液。另取青蒿对照药材0.5g，加水50ml，煎煮30分钟，滤过，滤液蒸干，残渣加乙醇20ml，同法制成对照药材溶液。照薄层色谱法（《中国药典》2020年版通则0502）试验，吸取上述两种溶液各2μl，分别点于同一硅胶G薄层板上，以石油醚（60～90℃）-乙醚（4：5）为展开剂，展开，取出，晾干，喷以10%硫酸乙醇溶液，在105℃加热至斑点显色清晰，置紫外光灯（365nm）下检视。供试品色谱中，在与对照药材色谱相应的位置上，显相同颜色的荧光斑点。

【特征图谱】 照高效液相色谱法（《中国药典》2020年版通则0512）测定。

色谱条件与系统适用性试验 以十八烷基硅烷键合硅胶为填充剂；以甲醇为流动相A，以0.1%磷酸溶液为流动相B，按下表中的规定进行梯度洗脱；柱温25℃；检测波长为340nm。理论板数按东莨菪内酯峰计算应不低于2 000。

时间（分钟）	流动相A（%）	流动相B（%）
0～15	20→28	80→72
15～23	28→32	72→68
23～36	32	68
36～38	32→34	68→66
38～40	34→35	66→65
40～43	35→36	65→64

续表

时间（分钟）	流动相A（%）	流动相B（%）
43～48	36→37	64→63
48～50	37→39	63→61
50～60	39→50	61→50
60～70	50→80	50→20

参照物溶液的制备　取青蒿对照药材4g，加水100ml，加热回流45分钟，滤过，滤液蒸干，放冷，残渣加70%甲醇25ml，超声处理（功率250W，频率53kHz）30分钟，放冷，摇匀，滤过，取续滤液，作为对照药材参照物溶液。另取东莨菪内酯对照品、绿原酸对照品，置棕色量瓶中，加70%甲醇制成每1ml含东莨菪内酯40μg、绿原酸20μg的混合溶液，作为对照品参照物溶液。

供试品溶液的制备　取本品适量，研细，取0.4g，加70%甲醇25ml，超声处理（功率250W，频率53kHz）30分钟，放冷，摇匀，滤过，取续滤液，即得。

测定法　分别精密吸取参照物溶液与供试品溶液各10μl，注入液相色谱仪，测定，即得。

供试品色谱中应呈现9个特征峰，并应与对照药材参照物色谱中的9个特征峰保留时间相对应，其中峰3、峰6应分别与相应对照品参照物峰保留时间相对应。与东莨菪内酯参照物峰相对应的峰为S峰，计算峰1、峰2、峰4、峰5、峰7～峰9与S峰的相对保留时间，其相对保留时间应在规定值的±8%之内，规定值为：0.30（峰1）、0.42（峰2）、0.59（峰4）、0.87（峰5）、1.24（峰7）、2.68（峰8）、2.76（峰9）。计算峰3、峰9与S峰的相对峰面积，峰3相对峰面积应不低于0.31，峰9相对峰面积应不低于0.15。

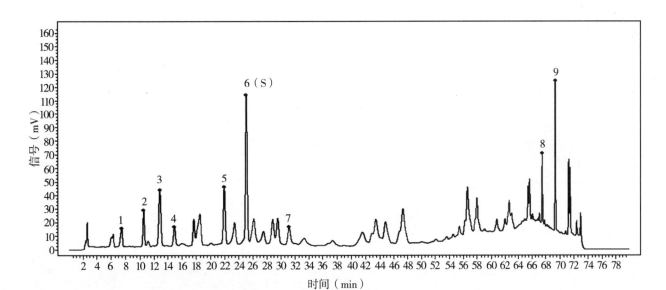

对照特征图谱

峰3：绿原酸；峰6（S）：东莨菪内酯

参考色谱柱：100-5-C18，4.6mm×250mm，5μm

【检查】 应符合颗粒剂项下有关的各项规定（《中国药典》2020年版通则0104）。

【浸出物】 取本品适量，研细，取约2g，精密称定，精密加入乙醇100ml，照醇溶性浸出物测定法（《中国药典》2020年版通则2201）项下的热浸法测定，不得少于17.0%。

【含量测定】 照高效液相色谱法（《中国药典》2020年版通则0512）测定。

色谱条件与系统适用性试验 以十八烷基硅烷键合硅胶为填充剂；以乙腈-0.1%磷酸溶液（14：86）为流动相；检测波长为340nm。理论板数按东莨菪内酯峰计算应不低于3 000。

对照品溶液的制备 取东莨菪内酯对照品适量，精密称定，加甲醇制成每1ml含20μg的溶液，即得。

供试品溶液的制备 取本品适量，研细，取约0.35g，精密称定，置具塞锥形瓶中，精密加入甲醇25ml，称定重量，超声处理（功率300W，频率40kHz）30分钟，放冷，再称定重量，用甲醇补足减失的重量，摇匀，滤过，取续滤液，即得。

测定法 分别精密吸取对照品溶液与供试品溶液各10μl，注入液相色谱仪，测定，即得。

本品每1g含东莨菪内酯（$C_{10}H_8O_4$）应为0.7～4.8mg。

【规格】 每1g配方颗粒相当于饮片5.5g

【贮藏】 密封。

玫瑰花配方颗粒

Meiguihua Peifangkeli

【来源】 本品为蔷薇科植物玫瑰 Rosa rugosa Thunb. 的干燥花蕾经炮制并按标准汤剂的主要质量指标加工制成的配方颗粒。

【制法】 取玫瑰花饮片3 700g，加水煎煮，滤过，滤液浓缩成清膏（干浸膏出膏率为18%～27%），加入辅料适量，干燥（或干燥，粉碎），再加入辅料适量，混匀，制粒，制成1 000g，即得。

【性状】 本品为红色至棕褐色的颗粒；气微香，味微苦、涩。

【鉴别】 取本品适量，研细，取0.1g，加甲醇20ml，超声处理30分钟，滤过，滤液蒸干，残渣加甲醇2ml使溶解，作为供试品溶液。另取玫瑰花对照药材0.5g，加水25ml，加热回流30分钟，滤过，滤液蒸干，残渣加甲醇20ml，同法制成对照药材溶液。照薄层色谱法（《中国药典》2020年版通则0502）试验，吸取上述两种溶液各2μl，分别点于同一硅胶G薄层板上，以乙酸乙酯-冰醋酸-水（8∶1.5∶0.5）为展开剂，展开，取出，晾干，喷以5%三氯化铝溶液，放置15分钟，置紫外光灯（365nm）下检视。供试品色谱中，在与对照药材色谱相应的位置上，显相同颜色的荧光斑点。

【特征图谱】 照高效液相色谱法（《中国药典》2020年版通则0512）测定。

色谱条件与系统适用性试验 以苯基硅烷键合硅胶为填充剂（柱长为250mm，内径为4.6mm，粒径为5μm）；以乙腈为流动相A，以0.2%磷酸溶液为流动相B，按下表中的规定进行梯度洗脱；流速为每分钟0.9ml；柱温为30℃；检测波长为255nm。理论板数按没食子酸峰计算应不低于5 000。

时间（分钟）	流动相A（%）	流动相B（%）
0～10	3→8	97→92
10～20	8→12	92→88
20～50	12→20	88→80
50～52	20→3	80→97

参照物溶液的制备 取玫瑰花对照药材0.5g，加水25ml，加热回流30分钟，放冷，滤过，取续滤液，作为对照药材参照物溶液。另取没食子酸对照品适量，加50%甲醇制成每1ml含0.1mg的溶液，作为对照品参照物溶液。

供试品溶液的制备 取本品适量，研细，取0.1g，加水25ml，超声处理（功率200W，频率53kHz）30

分钟，放冷，滤过，取续滤液，即得。

测定法 分别精密吸取参照物溶液与供试品溶液各10μl，注入液相色谱仪，测定，即得。

供试品色谱中应呈现8个特征峰，并应与对照药材参照物色谱中的8个特征峰保留时间相对应，其中峰1应与对照品参照物峰保留时间相对应。与没食子酸参照物峰相对应的峰为S峰，计算其余各特征峰与S峰的相对保留时间，其相对保留时间应在规定值的±10%之内，规定值为：1.25（峰2）、3.56（峰3）、4.08（峰4）、4.40（峰5）、5.52（峰6）、5.86（峰7）、6.38（峰8）。

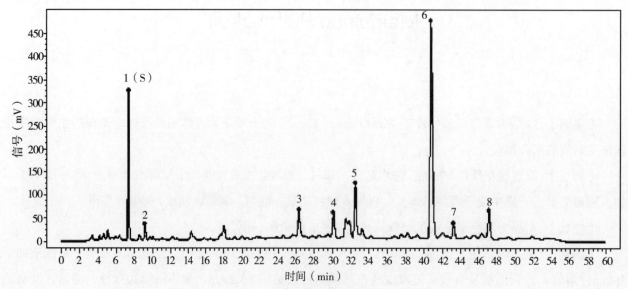

对照特征图谱

峰1（S）：没食子酸；峰6：鞣花酸

参考色谱柱：Eclipse XDB-Phenyl，4.6mm×250mm，5μm

【检查】 应符合颗粒剂项下有关的各项规定（《中国药典》2020年版通则0104）。

【浸出物】 取本品适量，研细，取约2g，精密称定，精密加入乙醇100ml，照醇溶性浸出物测定法（《中国药典》2020年版通则2201）项下的热浸法测定，不得少于26.0%。

【含量测定】 对照品溶液的制备 取芦丁对照品适量，精密称定，加甲醇制成每1ml含0.2mg的溶液，即得。

标准曲线的制备 精密量取对照品溶液1ml、2ml、3ml、4ml、5ml、6ml，分别置25ml量瓶中，各加水至6.0ml，加5%亚硝酸钠溶液1ml，摇匀，放置6分钟，加10%硝酸铝溶液1ml，摇匀，放置6分钟，加氢氧化钠试液10ml，再加水至刻度，摇匀，放置15分钟，以相应试剂为空白，照紫外-可见分光光度法（《中国药典》2020年版通则0401），在510nm的波长处测定吸光度，以吸光度为纵坐标，浓度为横坐标，绘制标准曲线。

测定法 取本品适量，研细，取约0.1g，精密称定，置具塞锥形瓶中，精密加入30%乙醇25ml，称定重量，超声处理（功率200W，频率53kHz）30分钟，放冷，再称定重量，用30%乙醇补足减失的重量，摇匀，滤过，精密量取1ml，置25ml量瓶中，照标准曲线的制备项下的方法，自"加水至6.0ml"起，依法测定吸光度，从标准曲线上读出供试品溶液中含芦丁的浓度，计算，即得。

本品每1g含总黄酮以芦丁（$C_{27}H_{30}O_{16}$）计，应为48.0～124.0mg。

【规格】 每1g配方颗粒相当于饮片3.7g

【贮藏】 密封。

苦地丁配方颗粒

Kudiding Peifangkeli

【来源】 本品为罂粟科植物地丁草 *Corydalis bungeana* Turcz. 的干燥全草经炮制并按标准汤剂的主要质量指标加工制成的配方颗粒。

【制法】 取苦地丁饮片2 900g，加水煎煮，滤过，滤液浓缩成清膏（干浸膏出膏率为22%～30%），加入辅料适量，干燥（或干燥，粉碎），再加入辅料适量，混匀，制粒，制成1 000g，即得。

【性状】 本品为黄色至棕黄色的颗粒；气微，味苦。

【鉴别】 取本品适量，研细，取0.5g，加氨水1ml润湿并浸泡30分钟，加三氯甲烷20ml，超声处理30分钟，滤过，滤液回收溶剂至干，残渣加三氯甲烷1ml使溶解，作为供试品溶液。另取苦地丁对照药材1g，加水30ml，煎煮35分钟，滤过，滤液蒸干，残渣加氨水1ml润湿并浸泡30分钟，同法制成对照药材溶液。照薄层色谱法（《中国药典》2020年版通则0502）试验，吸取供试品溶液7 μl、对照药材溶液5 μl，分别点于同一硅胶GF$_{254}$薄层板上，以乙酸乙酯-甲醇（17：1）为展开剂，置氨蒸气饱和的展开缸内，展开，取出，晾干，置紫外光灯（365nm）下检视。供试品色谱中，在与对照药材色谱相应的位置上，显相同颜色的荧光斑点。

【特征图谱】 照高效液相色谱法（《中国药典》2020年版通则0512）测定。

色谱条件与系统适用性试验 同〔含量测定〕项。

参照物溶液的制备 取苦地丁对照药材0.75g，加水20ml，煎煮25分钟，放冷，滤过，滤液蒸干，残渣加50%乙醇10ml，超声处理（功率500W，频率40kHz）30分钟，放冷，滤过，取续滤液，作为对照药材参照物溶液。另取〔含量测定〕项下的对照品溶液，作为对照品参照物溶液。

供试品溶液的制备 同〔含量测定〕项。

测定法 分别精密吸取参照物溶液与供试品溶液各10 μl，注入液相色谱仪，测定，即得。

供试品色谱中应呈现4个特征峰，并应与对照药材参照物色谱中的4个特征峰保留时间相对应，其中峰3应与对照品参照物峰保留时间相对应。与紫堇灵参照物峰相对应的峰为S峰，计算其余各特征峰与S峰的相对保留时间，其相对保留时间应在规定值的±10%之内，规定值为：0.59（峰1）、0.78（峰2）、1.45（峰4）。

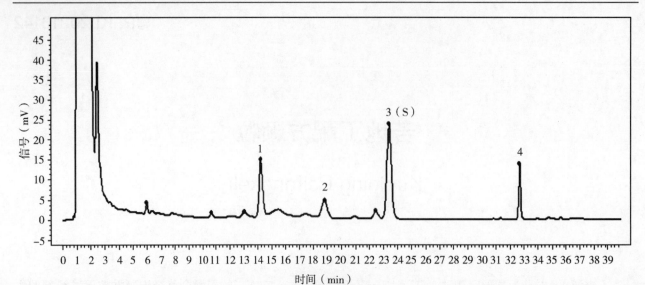

对照特征图谱

峰3（S）：紫堇灵

参考色谱柱：XBridge C18，4.6mm×150mm，3.5μm

【检查】　应符合颗粒剂项下有关的各项规定（《中国药典》2020年版通则0104）。

【浸出物】　取本品适量，研细，取约2g，精密称定，精密加入乙醇50ml，照醇溶性浸出物测定法（《中国药典》2020年版通则2201）项下的热浸法测定，不得少于20.0%。

【含量测定】　照高效液相色谱法（《中国药典》2020年版通则0512）测定。

色谱条件与系统适用性试验　以十八烷基硅烷键合硅胶为填充剂（柱长为150mm，内径为4.6mm，粒径为3.5μm）；以乙腈为流动相A，以0.1%三乙胺溶液为流动相B，按下表中的规定进行梯度洗脱；流速为每分钟0.8ml；柱温为32℃；检测波长为289nm。理论板数按紫堇灵峰计算应不低于5 000。

时间（分钟）	流动相A（%）	流动相B（%）
0～18	40	60
18～35	40→85	60→15
35～36	85→40	15→60
36～42	40	60

对照品溶液的制备　取紫堇灵对照品适量，精密称定，加50%乙醇制成每1ml含50μg的溶液，即得。

供试品溶液的制备　取本品适量，研细，取约0.2g，精密称定，置具塞锥形瓶中，精密加入50%乙醇10ml，称定重量，超声处理（功率500w，频率40kHz）30分钟，放冷，再称定重量，用50%乙醇补足减失的重量，摇匀，滤过，取续滤液，即得。

测定法　分别精密吸取对照品溶液与供试品溶液各10μl，注入液相色谱仪，测定，即得。

本品每1g含紫堇灵（$C_{21}H_{21}O_5N$）应为1.1～4.5mg。

【规格】　每1g配方颗粒相当于饮片2.9g

【贮藏】　密封。

郁金（广西莪术）配方颗粒

Yujin（Guangxi'ezhu）Peifangkeli

【来源】 本品为姜科植物广西莪术 *Curcuma kwangsiensis* S. G. Lee et C. F. Liang 的干燥块根经炮制并按标准汤剂的主要质量指标加工制成的配方颗粒。

【制法】 取郁金（广西莪术）饮片5 500g，加水煎煮，滤过，滤液加入辅料适量，浓缩成清膏（干浸膏出膏率为9.5%～15.0%），加入辅料适量，干燥（或干燥，粉碎），再加入辅料适量，混匀，制粒，制成1 000g，即得。

【性状】 本品为类白色至黄色的颗粒；气微，味微苦。

【鉴别】 取本品适量，研细，取4g，加无水乙醇25ml，超声处理30分钟，滤过，滤液蒸干，残渣加乙醇1ml使溶解，作为供试品溶液。另取郁金（广西莪术）对照药材0.5g，同法制成对照药材溶液。照薄层色谱法（《中国药典》2020年版通则0502）试验，吸取上述两种溶液各8～15μl，分别点于同一硅胶G薄层板上，以正己烷-乙酸乙酯-甲醇（17∶3∶1）为展开剂，展开，取出，晾干，喷以10%硫酸乙醇溶液，在105℃加热至斑点显色清晰，分别置日光和紫外光灯（365nm）下检视。供试品色谱中，在与对照药材色谱相应的位置上，显相同颜色的主斑点或荧光斑点。

【特征图谱】 照高效液相色谱法（《中国药典》2020年版通则0512）测定。

色谱条件与系统适用性试验 以十八烷基硅烷键合硅胶为填充剂（柱长为100mm，内径为2.1mm，粒径为1.8μm）；以乙腈-甲醇（2∶1）的混合溶液为流动相A，以0.1%磷酸溶液为流动相B，按下表中的规定进行梯度洗脱；流速为每分钟0.3ml；柱温为40℃；检测波长为262nm。理论板数按莪术烯醇峰计算应不低于5 000。

时间（分钟）	流动相A（%）	流动相B（%）
0～30	18→80	82→20
30～40	80→100	20→0

参照物溶液的制备 取郁金（广西莪术）对照药材2g，加70%乙醇25ml，超声处理（功率250W，频率40kHz）30分钟，放冷，摇匀，滤过，取续滤液，作为对照药材参照物溶液。另取〔含量测定〕项下的

对照品溶液，作为对照品参照物溶液。

供试品溶液的制备 同〔含量测定〕项。

测定法 分别精密吸取参照物溶液与供试品溶液各1μl，注入液相色谱仪，测定，即得。

供试品色谱中应呈现3个特征峰，并应与对照药材参照物色谱中的3个特征峰保留时间相对应，其中峰3应与对照品参照物峰保留时间相对应。与莪术烯醇参照物峰相对应的峰为S峰，计算峰2与S峰的相对保留时间，其相对保留时间应在规定值的±10%之内，规定值为：0.93（峰2）。

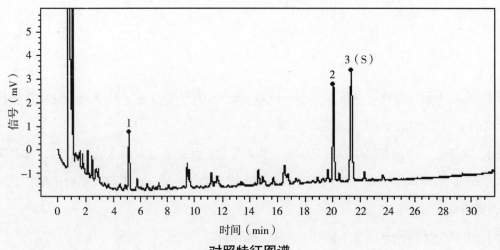

对照特征图谱

峰3（S）：莪术烯醇

参考色谱柱：HSS T3，2.1mm×100mm，1.8μm

【**检查**】 应符合颗粒剂项下有关的各项规定（《中国药典》2020年版通则0104）。

【**含量测定**】 照高效液相色谱法（《中国药典》2020年版通则0512）测定。

色谱条件与系统适用性试验 以十八烷基硅烷键合硅胶为填充剂，以［乙腈-甲醇（2∶1）的混合溶液］-0.1%磷酸溶液（50∶50）为流动相；柱温为38℃；检测波长为262nm。理论板数按莪术烯醇峰计算应不低于3 000。

对照品溶液的制备 取莪术烯醇对照品适量，精密称定，加甲醇制成每1ml含20μg的溶液，即得。

供试品溶液的制备 取本品适量，研细，取约0.4g，精密称定，置具塞锥形瓶中，精密加入70%甲醇25ml，称定重量，超声处理（功率250W，频率40kHz）30分钟，放冷，再称定重量，用70%甲醇补足减失的重量，摇匀，滤过，取续滤液，即得。

测定法 分别精密吸取对照品溶液与供试品溶液各10μl，注入液相色谱仪，测定，即得。

本品每1g含莪术烯醇（$C_{15}H_{22}O_2$）应为0.35～1.30mg。

【**注意**】 不宜与丁香、母丁香同用。

【**规格**】 每1g配方颗粒相当于饮片5.5g

【**贮藏**】 密封。

佩兰配方颗粒

Peilan Peifangkeli

【来源】 本品为菊科植物佩兰 *Eupatorium fortunei* Turcz. 的干燥地上部分经炮制并按标准汤剂的主要质量指标加工制成的配方颗粒。

【制法】 取佩兰饮片4 000g，加水煎煮，滤过，滤液浓缩成清膏（干浸膏出膏率为15%～25%），加入辅料适量，干燥（或干燥，粉碎），再加入辅料适量，混匀，制粒，制成1 000g，即得。

【性状】 本品为棕黄色至棕褐色的颗粒；气微，味微苦。

【鉴别】 取本品适量，研细，取5g，加甲醇10ml，超声处理15分钟，滤过，滤液作为供试品溶液。另取佩兰对照药材5g，加水50ml，煎煮20分钟，趁热滤过，滤液蒸干，残渣加甲醇10ml，超声处理15分钟，滤过，滤液用正己烷振摇提取2次，每次20ml，弃去正己烷液，甲醇液蒸干，残渣加甲醇1ml使溶解，作为对照药材溶液。再取香豆素对照品，加甲醇制成每1ml含1mg的溶液，作为对照品溶液。照薄层色谱法（《中国药典》2020年版通则0502）试验，吸取供试品溶液5μl、对照药材溶液15μl、对照品溶液10μl，分别点于同一硅胶GF$_{254}$薄层板上，以正己烷-乙酸乙酯-甲酸（6：3：0.1）为展开剂，展开，取出，晾干，置紫外光灯（254nm）下检视。供试品色谱中，在与对照药材色谱和对照品色谱相应的位置上，显相同颜色的斑点。

【特征图谱】 照高效液相色谱法（《中国药典》2020年版通则0512）测定。

色谱条件与系统适用性试验 同〔含量测定〕项。

参照物溶液的制备 取佩兰对照药材0.3g，加80%甲醇25ml，超声处理（功率300W，频率40kHz）45分钟，放冷，摇匀，滤过，取续滤液，作为对照药材参照物溶液。另取〔含量测定〕项下的对照品溶液，作为对照品参照物溶液。

供试品溶液的制备 同〔含量测定〕项。

测定法 分别精密吸取参照物溶液与供试品溶液各10μl，注入液相色谱仪，测定，即得。

供试品色谱中应呈现5个特征峰，并应与对照药材参照物色谱中的5个特征峰保留时间相对应，其中峰5应与对照品参照物峰保留时间相对应。

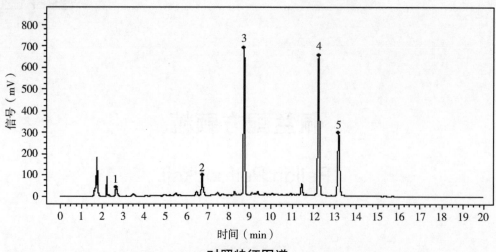

对照特征图谱

峰2：二氢香豆素；峰5：香豆素

参考色谱柱：XBridge C18，4.6mm×150mm，5mm

【检查】 应符合颗粒剂项下有关的各项规定（《中国药典》2020年版通则0104）。

【浸出物】 取本品适量，研细，取约2g，精密称定，精密加入乙醇100ml，照醇溶性浸出物测定法（《中国药典》2020年版通则2201）项下的热浸法测定，不得少于15.0%。

【含量测定】 照高效液相色谱法（《中国药典》2020年版通则0512）测定。

色谱条件与系统适用性试验 以十八烷基硅烷键合硅胶为填充剂；以乙腈为流动相A，以0.1%磷酸溶液为流动相B，按下表中的规定进行梯度洗脱；柱温为30℃；检测波长为275nm。理论板数按香豆素峰计算应不低于5 000。

时间（分钟）	流动相A（%）	流动相B（%）
0~20	5→50	95→50

对照品溶液的制备 取香豆素对照品适量，精密称定，加甲醇制成每1ml含40μg的溶液，即得。

供试品溶液的制备 取本品适量，研细，取约0.3g，精密称定，置具塞锥形瓶中，精密加入80%甲醇25ml，称定重量，超声处理（功率300W，频率40kHz）45分钟，放冷，再称定重量，用80%甲醇补足减失的重量，摇匀，滤过，取续滤液，即得。

测定法 分别精密吸取对照品溶液与供试品溶液各10μl，注入液相色谱仪，测定，即得。

本品每1g含香豆素（$C_9H_6O_2$）应为0.3~8.0mg。

【规格】 每1g配方颗粒相当于饮片4.0g

【贮藏】 密封。

金樱子配方颗粒

Jinyingzi Peifangkeli

【来源】 本品为蔷薇科植物金樱子 *Rosa laevigata* Michx. 的干燥成熟果实经炮制并按标准汤剂的主要质量指标加工制成的配方颗粒。

【制法】 取金樱子饮片3 000g，加水煎煮，滤过，滤液浓缩成清膏（干浸膏出膏率为17%～32%），加入辅料适量，干燥（或干燥，粉碎），再加入辅料适量，混匀，制粒，制成1 000g，即得。

【性状】 本品为黄棕色至棕红色的颗粒；气微，味微酸而涩。

【鉴别】 取本品适量，研细，取2g，加水25ml使溶解，用乙酸乙酯振摇提取2次，每次30ml，合并乙酸乙酯液，蒸干，残渣加甲醇1ml使溶解，作为供试品溶液。另取金樱子对照药材4g，加水100ml，煎煮30分钟，滤过，滤液浓缩至25ml，同法制成对照药材溶液。照薄层色谱法（《中国药典》2020年版通则0502）试验，吸取上述两种溶液各10μl，分别点于同一硅胶G薄层板上，以三氯甲烷-乙酸乙酯-甲醇-甲酸（5∶5∶1∶0.1）为展开剂，展开，取出，晾干，喷以10%硫酸乙醇溶液，在105℃加热至斑点显色清晰。供试品色谱中，在与对照药材色谱相应的位置上，显相同颜色的斑点。

【特征图谱】 照高效液相色谱法（《中国药典》2020年版通则0512）测定。

色谱条件与系统适用性试验 同〔含量测定〕项。

参照物溶液的制备 取金樱子对照药材0.3g，加50%甲醇20ml，加热回流30分钟，放冷，摇匀，滤过，取续滤液，作为对照药材参照物溶液。另取〔含量测定〕项下的对照品溶液，作为对照品参照物溶液。

供试品溶液的制备 同〔含量测定〕项。

测定法 分别精密吸取参照物溶液与供试品溶液各1μl，注入液相色谱仪，测定，即得。

供试品色谱中应呈现4个特征峰，并应与对照药材参照物色谱中的4个特征峰保留时间相对应，其中峰3应与对照品参照物峰保留时间相对应。与儿茶素参照物峰相对应的峰为S峰，计算峰1、峰2、峰4与S峰的相对保留时间，其相对保留时间应在规定值的±10%之内，规定值为：0.56（峰1）、0.91（峰2）、1.21（峰4）。

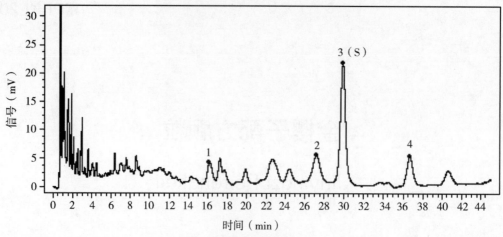

对照特征图谱

峰3（S）：儿茶素

参考色谱柱：HSS T3，2.1mm×100mm，1.8mm

【检查】 应符合颗粒剂项下有关的各项规定（《中国药典》2020年版通则0104）。

【浸出物】 取本品适量，研细，取约2g，精密称定，精密加入乙醇100ml，照醇溶性浸出物测定法（《中国药典》2020年版通则2201）项下的热浸法测定，不得少于13.0%。

【含量测定】 照高效液相色谱法（《中国药典》2020年版通则0512）测定。

色谱条件与系统适用性试验 以十八烷基硅烷键合硅胶为填充剂（柱长为100mm，内径为2.1mm，粒径为1.8μm）；以甲醇-0.05%磷酸溶液（4:96）为流动相；流速为每分钟0.35ml；柱温为40℃；检测波长为202nm。理论板数按儿茶素峰计算应不低于6 000。

对照品溶液的制备 取儿茶素对照品适量，精密称定，加甲醇制成每1ml含20μg的溶液，即得。

供试品溶液的制备 取本品适量，研细，取约0.1g，精密称定，置具塞锥形瓶中，精密加入50%甲醇10ml，称定重量，超声处理（功率200W，频率40kHz）30分钟，放冷，再称定重量，用50%甲醇补足减失的重量，摇匀，滤过，取续滤液，即得。

测定法 分别精密吸取对照品溶液与供试品溶液各1μl，注入液相色谱仪，测定，即得。

本品每1g含儿茶素（$C_{15}H_{14}O_6$）应为0.2~3.0mg。

【规格】 每1g配方颗粒相当于饮片3g

【贮藏】 密封。

炒川楝子配方颗粒

Chaochuanlianzi Peifangkeli

【来源】 本品为楝科植物川楝 *Melia toosendan* Sieb. et Zucc. 的干燥成熟果实经炮制并按标准汤剂的主要质量指标加工制成的配方颗粒。

【制法】 取炒川楝子饮片3 000g，加水煎煮，滤过，滤液浓缩成清膏（干浸膏出膏率为19%～31%），加入辅料适量，干燥（或干燥，粉碎），再加入辅料适量，混匀，制粒，制成1 000g，即得。

【性状】 本品为浅黄色至棕黄色的颗粒；气微，味酸、苦。

【鉴别】 取本品适量，研细，取1g，加乙醇30ml，超声处理30分钟，滤过，滤液蒸干，残渣加甲醇1ml使溶解，作为供试品溶液。另取川楝子对照药材2g，加水50ml，煎煮30分钟，滤过，滤液蒸干，残渣加乙醇30ml，同法制成对照药材溶液。照薄层色谱法（《中国药典》2020年版通则0502）试验，吸取上述两种溶液各5μl，分别点于同一硅胶G薄层板上，以甲苯-乙酸乙酯-甲酸（7：3：0.25）为展开剂，展开，取出，晾干，置紫外光灯（365nm）下检视。供试品色谱中，在与对照药材色谱相应的位置上，显相同颜色的荧光斑点。

【特征图谱】 照高效液相色谱法（《中国药典》2020年版通则0512）测定。

色谱条件与系统适用性试验 以十八烷基硅烷键合硅胶为填充剂；以乙腈为流动相A，以0.1%甲酸溶液为流动相B，按下表中的规定进行梯度洗脱；柱温为30℃；蒸发光散射检测器检测。理论板数按川楝素峰计算应不低于5 000。

时间（分钟）	流动相A（%）	流动相B（%）
0～5	5	95
5～20	5→10	95→90
20～40	10→24	90→76
40～55	24→32	76→68
55～75	32→42	68→58

参照物溶液的制备 取川楝子对照药材1g，加70%甲醇50ml，加热回流1小时，放冷，离心（转速为每分钟4 000转）10分钟，取上清液25ml，蒸干，残渣加70%甲醇使溶解，并转移至2ml量瓶中，用70%甲醇稀释至刻度，摇匀，滤过，取续滤液，作为对照药材参照物溶液。另取川楝素对照品适量，加甲醇制成每1ml含0.1mg的溶液，作为对照品参照物溶液。

供试品溶液的制备 取本品适量，研细，取0.3g，加70%甲醇50ml，超声处理（功率300W，频率40kHz）30分钟，放冷，离心（转速为每分钟4 000转）10分钟，取上清液25ml，蒸干，残渣加70%甲醇使溶解，并转移至2ml量瓶中，用70%甲醇稀释至刻度，摇匀，滤过，取续滤液，即得。

测定法 分别精密吸取参照物溶液与供试品溶液各20μl，注入液相色谱仪，测定，即得。

供试品色谱中应呈现4个特征峰，并应与对照药材参照物色谱中的4个特征峰保留时间相对应，其中峰3、峰4应分别与相应对照品参照物峰保留时间相对应。

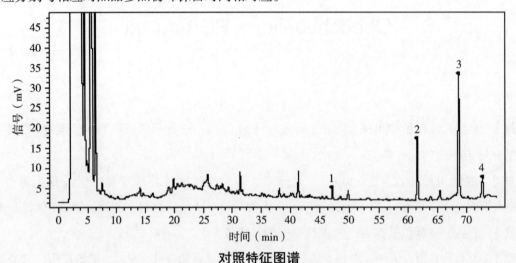

对照特征图谱

峰3：川楝素；峰4：川楝素

参考色谱柱：Triart C18，4.6mm×250mm，5.0μm

【**检查**】 应符合颗粒剂项下有关的各项规定（《中国药典》2020年版通则0104）。

【**浸出物**】 取本品适量，研细，取约2g，精密称定，精密加入乙醇100ml，照醇溶性浸出物测定法（《中国药典》2020年版通则2201）项下的热浸法测定，不得少于22.0%。

【**含量测定**】 照高效液相色谱法-质谱法（《中国药典》2020年版通则0512和通则0431）测定。

色谱、质谱条件与系统适用性试验 以十八烷基硅烷键合硅胶为填充剂（柱长为50mm，内径为2.1mm，粒径为1.6μm）；以乙腈-0.01%甲酸溶液（31：69）为流动相；采用三重四级杆质谱检测器；电喷雾离子化（ESI）负离子模式下选择质荷比（m/z）573离子进行检测；流速为每分钟0.3ml；柱温为30℃。理论板数按川楝素峰计算应不低于8 000。

对照品溶液的制备 取川楝素对照品适量，精密称定，加甲醇制成每1ml含4μg的溶液，即得。

供试品溶液的制备 取本品适量，研细，取约0.1g，精密称定，置具塞锥形瓶中，精密加入甲醇25ml，称定重量，超声处理（功率300W，频率40kHz）30分钟，放冷，再称定重量，用甲醇补足减失的重量，摇匀，滤过，取续滤液，即得。

测定法 分别精密吸取对照品溶液与供试品溶液各1μl，注入液相色谱-质谱联用仪，测定，以川楝素两个峰面积之和计算，即得。

本品每1g含川楝素（$C_{30}H_{38}O_{11}$）应为0.30~2.85mg。

【**规格**】 每1g配方颗粒相当于饮片3g

【**贮藏**】 密封。

炒白扁豆配方颗粒

Chaobaibiandou Peifangkeli

【来源】 本品为豆科植物扁豆 *Dolichos lablab* L. 的干燥成熟种子经炮制并按标准汤剂的主要质量指标加工制成的配方颗粒。

【制法】 取炒白扁豆饮片5 500g，加水煎煮，滤过，滤液浓缩成清膏（干浸膏出膏率为12%～18%），加入辅料适量，干燥（或干燥，粉碎），再加入辅料适量，混匀，制粒，制成1 000g，即得。

【性状】 本品为黄白色至浅黄色的颗粒；气微，味淡，嚼之有豆腥味。

【鉴别】 取本品适量，研细，取0.2g，加70%乙醇5ml，超声处理10分钟，滤过，滤液蒸干，残渣加70%乙醇1ml使溶解，作为供试品溶液。另取白扁豆对照药材2g，加水50ml，煎煮20分钟，滤过，滤液蒸干，残渣加70%乙醇5ml，同法制成对照药材溶液。照薄层色谱法（《中国药典》2020年版通则0502）试验，吸取上述两种溶液各2μl，分别点于同一硅胶G薄层板上，以正丁醇-冰醋酸-水（3∶1∶1）为展开剂，展开，取出，晾干，喷以0.5%茚三酮丙酮溶液，在105℃加热至斑点显色清晰。供试品色谱中，在与对照药材色谱相应的位置上，显相同颜色的斑点。

【特征图谱】 照高效液相色谱法（《中国药典》2020年版通则0512）测定。

色谱条件与系统适用性试验 以十八烷基硅烷键合硅胶为填充剂；以甲醇为流动相A，以水为流动相B，按下表中的规定进行梯度洗脱；柱温为30℃；检测波长为257nm。理论板数按胡芦巴碱峰计算应不低于4 000。

时间（分钟）	流动相A（%）	流动相B（%）
0～5	0	100
5～30	0→35	100→65
30～35	35→100	65→0

参照物溶液的制备 取白扁豆对照药材1.5g，加20%甲醇25ml，超声处理（功率250W，频率40kHz）30分钟，放冷，离心（转速为每分钟13 000转）5分钟，取上清液，滤过，取续滤液，作为对照药材参照物溶液。另取〔含量测定〕项下的对照品溶液，作为对照品参照物溶液。

供试品溶液的制备 同〔含量测定〕项。

测定法 分别精密吸取参照物溶液与供试品溶液各10μl，注入液相色谱仪，测定，即得。

供试品色谱中应呈现4个特征峰，并应与对照药材参照物色谱中的4个特征峰保留时间相对应，其中峰1应与对照品参照物峰保留时间相对应。与胡芦巴碱参照物峰相对应的峰为S峰，计算其余特征峰与S峰的相对保留时间，其相对保留时间应在规定值的±10%之内，规定值为：3.95（峰2）、5.37（峰3）、6.85（峰4）。

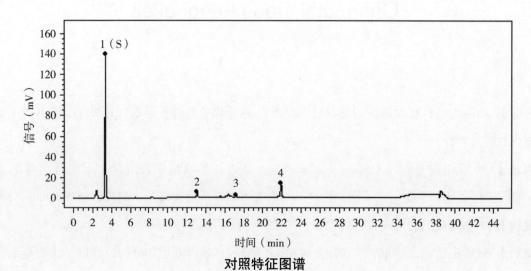

对照特征图谱

峰1（S）：胡芦巴碱

参考色谱柱：HSS T3，4.6mm×250mm，5μm

【检查】 应符合颗粒剂项下有关的各项规定（《中国药典》2020年版通则0104）。

【浸出物】 取本品适量，研细，取约2g，精密称定，精密加入乙醇100ml，照醇溶性浸出物测定法（《中国药典》2020年版通则2201）项下的热浸法测定，不得少于6.0%。

【含量测定】 照高效液相色谱法（《中国药典》2020年版通则0512）测定。

色谱条件与系统适用性试验 以氨基键合硅胶为填充剂；以乙腈-水（80：20）为流动相；检测波长为264nm。理论板数按胡芦巴碱峰计算应不低于4 000。

对照品溶液的制备 取胡芦巴碱对照品适量，精密称定，加甲醇制成每1ml含80μg的溶液，即得。

供试品溶液的制备 取本品适量，研细，取约0.2g，精密称定，置具塞锥形瓶中，精密加入20%甲醇25ml，称定重量，超声处理（功率250W，频率40kHz）30分钟，放冷，再称定重量，用20%甲醇补足减失的重量，摇匀，滤过，取续滤液，即得。

测定法 分别精密吸取对照品溶液与供试品溶液各10μl，注入液相色谱仪，测定，即得。

本品每1g含胡芦巴碱（$C_7H_7NO_2$）应为6.0～11.5mg。

【规格】 每1g配方颗粒相当于饮片5.5g

【贮藏】 密封。

炒瓜蒌子（栝楼）配方颗粒

Chaogualouzi（Gualou）Peifangkeli

【来源】 本品为葫芦科植物栝楼 *Trichosanthes kirilowii* Maxim. 的干燥成熟种子经炮制并按标准汤剂的主要质量指标加工制成的配方颗粒。

【制法】 取炒瓜蒌子（栝楼）饮片7 100g，加水煎煮，滤过，滤液浓缩成清膏（干浸膏出膏率为6%～10%），加入辅料适量，干燥（或干燥，粉碎），再加入辅料适量，混匀，制粒，制成1 000g，即得。

【性状】 本品为黄色至黄棕色的颗粒；气微，味淡、微甘。

【鉴别】 取本品适量，研细，取2.5g，加甲醇20ml，超声处理10分钟，滤过，蒸干，残渣加石油醚（60～90℃）1ml使溶解，滤过，滤液作为供试品溶液。另取3,29-二苯甲酰基栝楼仁三醇对照品，加三氯甲烷制成每1ml含0.2mg的溶液，作为对照品溶液。照薄层色谱法（《中国药典》2020年版通则0502）试验，吸取上述两种溶液各10μl，分别点于同一硅胶G薄层板上，以环己烷-乙酸乙酯（12：1）为展开剂，展开，取出，晾干，喷以10%硫酸乙醇溶液，在105℃加热至斑点显色清晰，分别置日光和紫外光灯（365nm）下检视。供试品色谱中，在与对照品色谱相应的位置上，显相同颜色的斑点或荧光斑点。

【特征图谱】 照高效液相色谱法（《中国药典》2020年版通则0512）测定。

色谱条件与系统适用性试验 以十八烷基硅烷键合硅胶为填充剂；以乙腈为流动相A，以0.05%磷酸溶液为流动相B，按下表中的规定进行梯度洗脱；柱温为30℃；检测波长为245nm。理论板数按4-羟基苯甲酸峰计算应不低于3 000。

时间（分钟）	流动相A（%）	流动相B（%）
0～5	9→11	91→89
5～18	11	89
18～30	11→15	89→85
30～40	15→16	85→84
40～50	16→19	84→81

续表

时间（分钟）	流动相A（%）	流动相B（%）
50 ~ 65	19→30	81→70
65 ~ 70	30	70
70 ~ 80	30→75	70→25
80 ~ 105	75	25
105 ~ 108	75→9	25→91

参照物溶液的制备　取瓜蒌子（栝楼）对照药材2.5g，加水25ml，加热回流1小时，放冷，滤过，滤液蒸干，残渣加甲醇20ml，超声处理（功率250W，频率40kHz）30分钟，放冷，滤过，取续滤液，作为对照药材参照物溶液。另取4-羟基苯甲酸对照品适量，加甲醇制成每1ml含10μg的溶液，作为对照品参照物溶液。

供试品溶液的制备　同〔含量测定〕项。

测定法　分别精密吸取参照物溶液与供试品溶液各10μl，注入液相色谱仪，测定，即得。

供试品色谱中应呈现10个特征峰，并应与对照药材参照物色谱中的10个特征峰保留时间相对应，其中峰1应与对照品参照物峰保留时间相对应。与4-羟基苯甲酸参照物峰相对应的峰为S峰，计算其余各特征峰与S峰的相对保留时间，其相对保留时间应在规定值的±10%之内，规定值为：1.76（峰2）、2.96（峰3）、3.74（峰4）、4.15（峰5）、5.73（峰6）、5.77（峰7）、6.62（峰8）、6.69（峰9）、6.77（峰10）。

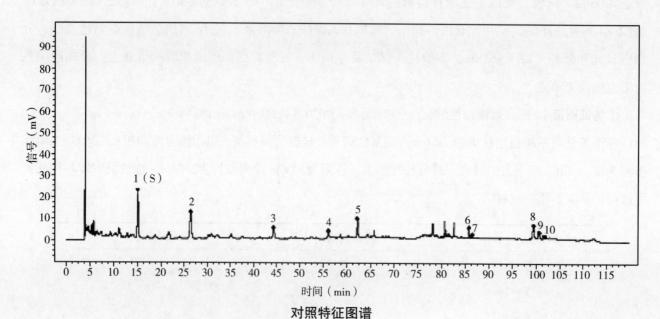

对照特征图谱

峰1（S）：4-羟基苯甲酸

参考色谱柱：5 TC-C18（2），4.6mm×250mm，5μm

【检查】 应符合颗粒剂项下有关的各项规定（《中国药典》2020年版通则0104）。

【浸出物】 取本品适量，研细，取约2g，精密称定，精密加入乙醇100ml，照醇溶性浸出物测定法（《中国药典》2020年版通则2201）项下的热浸法测定，不得少于21.0%

【含量测定】 照高效液相色谱法（《中国药典》2020年版通则0512）测定。

色谱条件与系统适用性试验 以十八烷基硅烷键合硅胶为填充剂；以甲醇-水（93：7）为流动相；检测波长为230nm。理论板数按3, 29-二苯甲酰基栝楼仁三醇峰计算应不低于2 000。

对照品溶液的制备 取3, 29-二苯甲酰基栝楼仁三醇对照品适量，精密称定，加甲醇制成每1ml含20μg的溶液，即得。

供试品溶液的制备 取本品适量，研细，取约1.5g，精密称定，置具塞锥形瓶中，精密加入甲醇20ml，称定重量，超声处理（功率250W，频率40kHz）30分钟，放冷，再称定重量，用甲醇补足减失的重量，摇匀，滤过，取续滤液，即得。

测定法 分别精密吸取对照品溶液与供试品溶液各10μl，注入液相色谱仪，测定，即得。

本品每1g含3, 29-二苯甲酰基栝楼仁三醇（$C_{44}H_{58}O_5$）应为0.14～0.90mg。

【规格】 每1g配方颗粒相当于饮片7.1g

【贮藏】 密封。

炒决明子（钝叶决明）配方颗粒

Chaojuemingzi（Dunyejueming）Peifangkeli

【来源】 本品为豆科植物钝叶决明 *Cassia obtusifolia* L. 的干燥成熟种子经炮制并按标准汤剂的主要质量指标加工制成的配方颗粒。

【制法】 取炒决明子（钝叶决明）饮片4500g，加水煎煮，滤过，滤液浓缩成清膏（干浸膏出膏率为12%～21%），加入辅料适量，干燥（或干燥，粉碎），再加入辅料适量，混匀，制粒，制成1000g，即得。

【性状】 本品为浅黄绿色至褐绿色的颗粒；气微，味微苦。

【鉴别】 取本品适量，研细，取1g，加甲醇10ml，浸渍1小时，滤过，滤液蒸干，残渣加水10ml使溶解，再加盐酸1ml，置水浴上加热回流30分钟，立即冷却，用乙醚振摇提取2次，每次20ml，合并乙醚液，蒸干，残渣加三氯甲烷1ml使溶解，作为供试品溶液。另取决明子（钝叶决明）对照药材1g，加甲醇10ml，同法制成对照药材溶液。再取大黄素对照品、大黄酚对照品适量，加甲醇制成每1ml各含1mg的混合溶液，作为对照品溶液。照薄层色谱法（《中国药典》2020年版通则0502）试验，吸取供试品溶液与对照药材溶液各5μl、对照品溶液3μl，分别点于同一硅胶G薄层板上，以石油醚（30～60℃）-甲酸乙酯-甲酸（15：5：1）的上层溶液为展开剂，展开，取出，晾干，置紫外光灯（365nm）下检视。供试品色谱中，在与对照药材色谱和对照品色谱相应的位置上，显相同颜色的荧光斑点；置氨蒸气中熏后，供试品色谱中，在与对照药材色谱和对照品色谱相应的位置上，显相同颜色的斑点。

【特征图谱】 照高效液相色谱法（《中国药典》2020年版通则0512）测定。

色谱条件与系统适用性试验 同〔含量测定〕项。

参照物溶液的制备 取决明子（钝叶决明）对照药材0.2g，加甲醇20ml与盐酸7.5ml，密塞，置80℃水浴中水解30分钟，取出，立即冷却，转移至50ml量瓶中，用甲醇稀释至刻度，摇匀，滤过，精密量取滤液5ml，置20ml量瓶中，用甲醇稀释至刻度，摇匀，滤过，取续滤液，作为对照药材参照物溶液。另取橙黄决明素对照品、大黄酚对照品适量，加甲醇制成每1ml含橙黄决明素8μg、大黄酚6μg的混合溶液，作为对照品参照物溶液。

供试品溶液的制备 同〔含量测定〕项。

测定法 分别精密吸取参照物溶液与供试品溶液各1μl，注入液相色谱仪，测定，即得。

供试品色谱中应呈现8个特征峰，并应与对照药材参照物色谱中的8个特征峰保留时间相对应，其中峰1、峰7应分别与相应对照品参照物峰保留时间相对应。

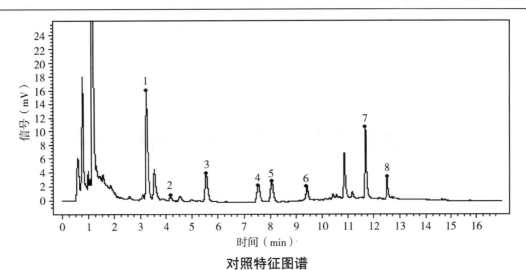

对照特征图谱

峰1：橙黄决明素；峰3：黄决明素；峰6：大黄素；峰7：大黄酚；峰8：大黄素甲醚

参考色谱柱：SB C18，2.1mm×100mm，1.8μm

【检查】 黄曲霉毒素 照真菌毒素测定法（《中国药典》2020年版通则2351）测定。

本品每1 000g含黄曲霉毒素B₁不得过5μg，含黄曲霉毒素G₂、黄曲霉毒素G₁、黄曲霉毒素B₂和黄曲霉毒素B₁的总量不得过10μg。

其他 应符合颗粒剂项下有关的各项规定（《中国药典》2020年版通则0104）。

【浸出物】 取本品适量，研细，取约2g，精密称定，精密加入乙醇100ml，照醇溶性浸出物测定法（《中国药典》2020年版通则2201）项下的热浸法测定，不得少于10.0%。

【含量测定】 照高效液相色谱法（《中国药典》2020年版通则0512）测定。

色谱条件与系统适用性试验 以十八烷基硅烷键合硅胶为填充剂（柱长为100mm，内径为2.1mm，粒径为1.8μm）；以乙腈为流动相A，以0.1%磷酸溶液为流动相B，按下表中的规定进行梯度洗脱；流速为每分钟0.3ml；柱温为35℃；检测波长为284nm。理论板数按大黄酚峰计算应不低于8 000。

时间（分钟）	流动相A（%）	流动相B（%）
0～6	40	60
6～13	40→90	60→10
13～17	90	10

对照品溶液的制备 取大黄酚对照品适量，精密称定，加甲醇制成每1ml含6μg的溶液，即得。

供试品溶液的制备 取本品适量，研细，取约0.2g，精密称定，置具塞锥形瓶中，加入甲醇20ml与盐酸7.5ml，置80℃水浴中水解30分钟，取出，放冷，转移至50ml量瓶中，用甲醇稀释至刻度，摇匀，滤过，精密量取续滤液5ml，置20ml量瓶中，用甲醇稀释至刻度，摇匀，滤过，取续滤液，即得。

测定法 分别精密吸取对照品溶液与供试品溶液各1μl，注入液相色谱仪，测定，即得。

本品每1g含大黄酚（$C_{15}H_{10}O_4$）应为1.6～7.5mg。

【规格】 每1g配方颗粒相当于饮片4.5g

【贮藏】 密封。

炒芥子（白芥）配方颗粒

Chaojiezi（Baijie）Peifangkeli

【来源】 本品为十字花科植物白芥 *Sinapis alba* L. 的干燥成熟种子经炮制并按标准汤剂的主要质量指标加工制成的配方颗粒。

【制法】 取炒芥子（白芥）饮片3 000g，加水煎煮，滤过，滤液浓缩成清膏（干浸膏出膏率为13%～22%），加入辅料适量，干燥（或干燥，粉碎），再加入辅料适量，混匀，制粒，制成1 000g，即得。

【性状】 本品为黄色至棕黄色的颗粒；气特异，味苦。

【鉴别】 取本品适量，研细，取0.2g，加甲醇20ml，超声处理30分钟，滤过，滤液蒸干，残渣加甲醇1ml使溶解，作为供试品溶液。另取芥子（白芥）对照药材1g，加甲醇20ml，同法制成对照药材溶液。再取芥子碱硫氰酸盐对照品，加甲醇制成每1ml含1mg的溶液，作为对照品溶液。照薄层色谱法（《中国药典》2020年版通则0502）试验，吸取上述三种溶液各5μl，分别点于同一硅胶G薄层板上，以乙酸乙酯-丙酮-甲酸-水（3.5∶5∶1∶0.5）为展开剂，展开，取出，晾干，喷以稀碘化铋钾试液。供试品色谱中，在与对照药材色谱和对照品色谱相应的位置上，显相同颜色的斑点。

【特征图谱】 照高效液相色谱法（《中国药典》2020年版通则0512）测定。

色谱条件与系统适用性试验 以十八烷基硅烷键合硅胶为填充剂（柱长为150mm，内径为2.1mm，粒径为1.6μm）；以甲醇为流动相A，以0.1%磷酸溶液为流动相B，按下表中的规定进行梯度洗脱；流速为每分钟0.25ml；柱温为30℃；检测波长为278nm。理论板数按芥子碱硫氰酸盐峰计算应不低于5 000。

时间（分钟）	流动相A（%）	流动相B（%）
0～13	0→3	100→97
13～14	3→15	97→85
14～23	15	85
23～34	15→24	85→76
34～44	24→45	76→55
44～50	45→85	55→15

参照物溶液的制备 取芥子（白芥）对照药材0.5g，加水14ml，加热回流1小时，放冷，滤过，滤液蒸干，残渣加50%甲醇使溶解，并转移至50ml量瓶中，用50%甲醇稀释至刻度，摇匀，滤过，取续滤液，

作为对照药材参照物溶液。另取芥子碱硫氰酸盐对照品适量，加甲醇制成每1ml含0.1mg的溶液，作为对照品参照物溶液。

供试品溶液的制备　取本品适量，研细，取0.1g，加50%甲醇50ml，超声处理（功率250W，频率50kHz）30分钟，放冷，摇匀，滤过，取续滤液，即得。

测定法　分别精密吸取参照物溶液与供试品溶液各2μl，注入液相色谱仪，测定，即得。

供试品色谱中应呈现4个特征峰，并与对照药材参照物色谱中的4个特征峰保留时间相对应，其中峰3应与对照品参照物峰保留时间相对应。

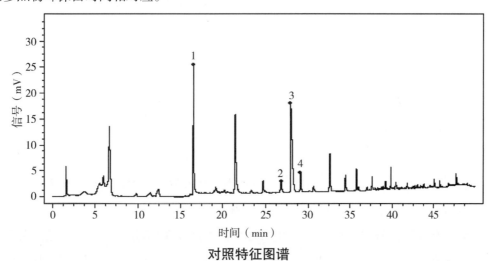

对照特征图谱

峰3：芥子碱硫氰酸盐

参考色谱柱：CORTECS T3，2.1mm×150mm，1.6μm

【检查】　应符合颗粒剂项下有关的各项规定（《中国药典》2020年版通则0104）。

【浸出物】　取本品适量，研细，取约2g，精密称定，精密加入乙醇100ml，照醇溶性浸出物测定法（《中国药典》2020年版通则2201）项下的热浸法测定，不得少于16.0%。

【含量测定】　照高效液相色谱法（《中国药典》2020年版通则0512）测定。

色谱条件与系统适用性试验　以十八烷基硅烷键合硅胶为填充剂；以乙腈-0.08mol/L磷酸二氢钾溶液（10：90）为流动相；检测波长为326nm。理论板数按芥子碱硫氰酸盐峰计算应不低于3 000。

对照品溶液的制备　取芥子碱硫氰酸盐对照品适量，精密称定，加流动相制成每1ml含0.1mg的溶液，即得。

供试品溶液的制备　取本品适量，研细，取约0.1g，精密称定，置具塞锥形瓶中，精密加入75%甲醇50ml，称定重量，超声处理（功率250W，频率50kHz）30分钟，放冷，再称定重量，用75%甲醇补足减失的重量，摇匀，滤过，取续滤液，即得。

测定法　分别精密吸取对照品溶液与供试品溶液各5μl，注入液相色谱仪，测定，即得。

本品每1g含芥子碱以芥子碱硫氰酸盐（$C_{16}H_{24}NO_5 \cdot SCN$）计，应为15.0～28.5mg。

【规格】　每1g配方颗粒相当于饮片3g

【贮藏】　密封。

炒芥子（芥）配方颗粒

Chaojiezi（Jie）Peifangkeli

【来源】 本品为十字花科植物芥 *Brassica juncea*（L.）Czern. et Coss. 的干燥成熟种子经炮制并按标准汤剂的主要质量指标加工制成的配方颗粒。

【制法】 取炒芥子（芥）饮片3 000g，加水煎煮，滤过，滤液浓缩成清膏（干浸膏出膏率为10%～18%），加入辅料适量，干燥（或干燥，粉碎），再加入辅料适量，混匀，制粒，制成1 000g，即得。

【性状】 本品为黄色至棕黄色的颗粒；气特异，味苦。

【鉴别】 取本品适量，研细，取0.2g，加甲醇20ml，超声处理20分钟，滤过，滤液蒸干，残渣加甲醇1ml使溶解，作为供试品溶液。另取芥子（芥）对照药材1g，加甲醇20ml，超声处理30分钟，滤过，滤液蒸干，残渣加甲醇2ml使溶解，作为对照药材溶液。再取芥子碱硫氰酸盐对照品，加甲醇制成每1ml含1mg的溶液，作为对照品溶液。照薄层色谱法（《中国药典》2020年版通则0502）试验，吸取供试品溶液与对照药材溶液各5μl、对照品溶液10μl，分别点于同一硅胶G薄层板上，以乙酸乙酯-丙酮-甲酸-水（3.5：5：1：0.5）为展开剂，展开，取出，晾干，喷以稀碘化铋钾试液。供试品色谱中，在与对照药材色谱和对照品色谱相应的位置上，显相同颜色的斑点。

【特征图谱】 照高效液相色谱法（《中国药典》2020年版通则0512）测定。

色谱条件与系统适用性试验 以十八烷基硅烷键合硅胶为填充剂（柱长为150mm，内径为2.1mm，粒径为1.6μm）；以甲醇为流动相A，以0.1%磷酸溶液为流动相B，按下表中的规定进行梯度洗脱；流速为每分钟0.25ml；柱温为30℃；检测波长为278nm。理论板数按芥子碱硫氰酸盐峰计算应不低于5 000。

时间（分钟）	流动相A（%）	流动相B（%）
0～13	0→3	100→97
13～14	3→15	97→85
14～23	15	85
23～34	15→24	85→76
34～44	24→45	76→55
44～50	45→85	55→15

参照物溶液的制备 取芥子（芥）对照药材0.5g，加水14ml，加热回流1小时，放冷，摇匀，滤过，滤液蒸干，残渣加50%甲醇使溶解，并转移至50ml量瓶中，用50%甲醇稀释至刻度，摇匀，滤过，取续滤液，作为对照药材参照物溶液。另取芥子碱硫氰酸盐对照品适量，加甲醇制成每1ml含0.1mg的溶液，作为对照品参照物溶液。

供试品溶液的制备 同〔含量测定〕项。

测定法 分别精密吸取参照物溶液与供试品溶液各2μl，注入液相色谱仪，测定，即得。

供试品色谱中应呈现4个特征峰，其中峰2～峰4应与对照药材参照物色谱中的3个特征峰保留时间相对应，且峰2应与对照品参照物峰保留时间相对应。与芥子碱硫氰酸盐参照物峰相对应的峰为S峰，计算峰3、峰4与S峰的相对保留时间，其相对保留时间应在规定值的±10%之内，规定值为：1.32（峰3）、1.42（峰4）。

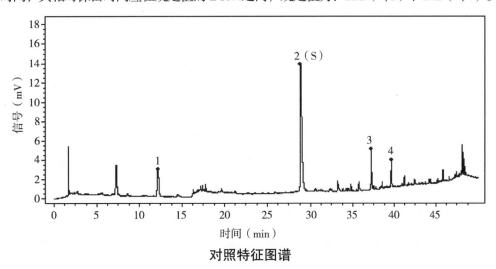

对照特征图谱

峰2（S）：芥子碱硫氰酸盐

参考色谱柱：CORTECS T3，2.1mm×150mm，1.6μm

【检查】 应符合颗粒剂项下有关的各项规定（《中国药典》2020年版通则0104）。

【浸出物】 取本品适量，研细，取约2g，精密称定，精密加入乙醇100ml，照醇溶性浸出物测定法（《中国药典》2020年版通则2201）项下的热浸法测定，不得少于16.0%。

【含量测定】 照高效液相色谱法（《中国药典》2020年版通则0512）测定。

色谱条件与系统适用性试验 以十八烷基硅烷键合硅胶为填充剂；以乙腈-0.08mol/L磷酸二氢钾溶液（10：90）为流动相；检测波长为326nm。理论板数按芥子碱硫氰酸盐峰计算应不低于3 000。

对照品溶液的制备 取芥子碱硫氰酸盐对照品适量，精密称定，加流动相制成每1ml含0.1mg的溶液，即得。

供试品溶液的制备 取本品适量，研细，取约0.1g，精密称定，置具塞锥形瓶中，精密加入50%甲醇50ml，称定重量，超声处理（功率250W，频率50kHz）30分钟，放冷，再称定重量，用50%甲醇补足减失的重量，摇匀，滤过，取续滤液，即得。

测定法 分别精密吸取对照品溶液与供试品溶液各5μl，注入液相色谱仪，测定，即得。

本品每1g含芥子碱以芥子碱硫氰酸盐（$C_{16}H_{24}NO_5 \cdot SCN$）计，应为12.0～23.0mg。

【规格】 每1g配方颗粒相当于饮片3g

【贮藏】 密封。

炒桃仁（山桃）配方颗粒

Chaotaoren（Shantao）Peifangkeli

【来源】 本品为蔷薇科植物山桃 *Prunus davidiana*（Carr.）Franch. 的干燥成熟种子经炮制并按标准汤剂的主要质量指标加工制成的配方颗粒。

【制法】 取炒桃仁（山桃）饮片4 500g，加水煎煮，滤过，滤液浓缩成清膏（干浸膏出膏率为11%～21%），加入辅料适量，干燥（或干燥，粉碎），再加入辅料适量，混匀，制粒，制成1 000g，即得。

【性状】 本品为灰白色至浅灰黄色的颗粒；气微，味微苦。

【鉴别】 取本品适量，研细，取1.2g，加甲醇30ml，超声处理15分钟，滤过，滤液作为供试品溶液。另取桃仁（山桃）对照药材1g，加水20ml，煎煮30分钟，滤过，滤液蒸干，残渣加甲醇15ml，同法制成对照药材溶液。再取苦杏仁苷对照品，加甲醇制成每1ml含2mg的溶液，作为对照品溶液。照薄层色谱法（《中国药典》2020年版通则0502）试验，吸取供试品溶液与对照药材溶液各10μl、对照品溶液5μl，分别点于同一硅胶G薄层板上，以三氯甲烷-乙酸乙酯-甲醇-水（15∶40∶22∶10）5～10℃放置12小时的下层溶液为展开剂，展开，取出，立即喷以磷钼酸硫酸溶液（取磷钼酸2g，加水20ml使溶解，再缓缓加入硫酸30ml，混匀），在105℃加热至斑点清晰。供试品色谱中，在与对照药材色谱和对照品色谱相应的位置上，显相同颜色的斑点。

【特征图谱】 照高效液相色谱法（《中国药典》2020年版通则0512）测定。

色谱条件与系统适用性试验 同〔含量测定〕项。

参照物溶液的制备 取桃仁（山桃）对照药材0.3g，加水50ml，加热回流30分钟，放冷，离心，取上清液水浴蒸干，残渣加50%甲醇使溶解，并转移至50ml量瓶中，用50%甲醇稀释至刻度，超声处理（功率250W，频率40kHz）30分钟，放冷，滤过，取续滤液，作为对照药材参照物溶液。另取苦杏仁苷对照品、色氨酸对照品适量，加70%甲醇制成每1ml含苦杏仁苷80μg、色氨酸10μg的混合溶液，作为对照品参照物溶液。

供试品溶液的制备 同〔含量测定〕项。

测定法 分别精密吸取参照物溶液与供试品溶液各2μl，注入液相色谱仪，测定，即得。

供试品色谱中应呈现5个特征峰，并应与对照药材参照物色谱中的5个特征峰保留时间相对应，其中峰1、峰5应分别与相应对照品参照物峰保留时间相对应。

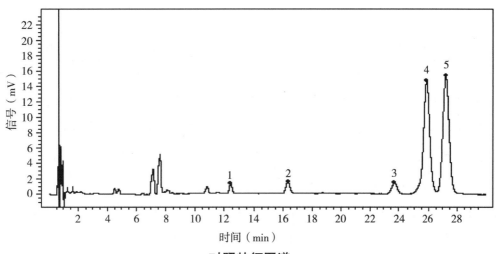

对照特征图谱

峰1：色氨酸；峰4：L-苦杏仁苷；峰5：苦杏仁苷

参考色谱柱：HSS T3，2.1mm×100mm，1.8μm

【检查】 溶化性 照颗粒剂溶化性检查方法（《中国药典》2020年版通则0104）检查，加热水200ml，搅拌5分钟（必要时加热煮沸5分钟），立即观察，应全部溶化或轻微浑浊，不得有焦屑或异物。

重金属及有害元素 照铅、镉、砷、汞、铜测定法（《中国药典》2020年版通则2321原子吸收分光光度法或电感耦合等离子体质谱法）测定，铅不得过5mg/kg；镉不得过1mg/kg；砷不得过2mg/kg；汞不得过0.2mg/kg；铜不得过20mg/kg。

黄曲霉毒素 照真菌毒素测定法（《中国药典》2020年版通则2351）测定。

本品每1 000g含黄曲霉毒素B_1不得过5μg，含黄曲霉毒素G_2、黄曲霉毒素G_1、黄曲霉毒素B_2和黄曲霉毒素B_1的总量不得过10μg。

其他 应符合颗粒剂项下有关的各项规定（《中国药典》2020年版通则0104）。

【浸出物】 取本品适量，研细，取约2g，精密称定，精密加入乙醇100ml，照醇溶性浸出物测定法（《中国药典》2020年版通则2201）项下的热浸法测定，不得少于28.0%。

【含量测定】 照高效液相色谱法（《中国药典》2020年版通则0512）测定。

色谱条件与系统适用性试验 以十八烷基硅烷键合硅胶为填充剂（柱长为100mm，内径为2.1mm，粒径为1.8μm）；以乙腈为流动相A，以0.2%磷酸溶液为流动相B，按下表中的规定进行梯度洗脱；流速为每分钟0.4ml；柱温为30℃；检测波长为210nm。理论板数按苦杏仁苷峰计算应不低于5 000。

时间（分钟）	流动相A（%）	流动相B（%）
0～3	3	97
3～5	3→4	97→96
5～28	4	96
28～33	4→100	96→0

对照品溶液的制备　取苦杏仁苷对照品适量，精密称定，加70%甲醇制成每1ml含80μg的溶液，即得。

供试品溶液的制备　取本品适量，研细，取约0.1g，精密称定，置具塞锥形瓶中，精密加入70%甲醇50ml，称定重量，超声处理（功率250W，频率40kHz）30分钟，放冷，再称定重量，用70%甲醇补足减失的重量，摇匀，滤过，取续滤液，即得。

测定法　分别精密吸取对照品溶液与供试品溶液各2μl，注入液相色谱仪，测定，即得。

本品每1g含苦杏仁苷（$C_{20}H_{27}NO_{11}$）应为30.0～81.0mg。

【规格】　每1g配方颗粒相当于饮片4.5g

【贮藏】　密封。

炒蔓荆子（单叶蔓荆）配方颗粒

Chaomanjingzi（Danyemanjing）Peifangkeli

【来源】 本品为马鞭草科植物单叶蔓荆 *Vitex trifolia* L. var. *simplicifolia* Cham. 的干燥成熟果实经炮制并按标准汤剂的主要质量指标加工制成的配方颗粒。

【制法】 取炒蔓荆子（单叶蔓荆）饮片6 200g，加水煎煮，滤过，滤液浓缩成清膏（干浸膏出膏率为9%～13%），加入辅料适量，干燥（或干燥，粉碎），再加入辅料适量，混匀，制粒，制成1 000g，即得。

【性状】 本品为浅棕褐色至黑褐色的颗粒；气微，味苦。

【鉴别】 取本品适量，研细，取1g，加70%乙醇15ml，超声处理30分钟，滤过，滤液蒸干，残渣加70%乙醇2ml使溶解，作为供试品溶液。另取蔓荆子（单叶蔓荆）对照药材2g，加70%乙醇15ml，同法制成对照药材溶液。再取蔓荆子黄素对照品，加甲醇制成每1ml含0.4mg的溶液，作为对照品溶液。照薄层色谱法（《中国药典》2020年版通则0502）试验，吸取上述三种溶液各2～4μl，分别点于同一硅胶GF$_{254}$薄层板上，以环己烷-乙酸乙酯-甲醇-甲酸（8：5：0.3：0.1）为展开剂，预饱和30分钟，展开，取出，晾干，置紫外光灯（254nm）下检视。供试品色谱中，在与对照药材色谱和对照品色谱相应的位置上，显相同颜色的斑点。

【特征图谱】 照高效液相色谱法（《中国药典》2020年版通则0512）测定。

色谱条件与系统适用性试验 同〔含量测定〕项。

参照物溶液的制备 取蔓荆子（单叶蔓荆）对照药材2g，加甲醇20ml，超声处理（功率250W，频率40kHz）40分钟，放冷，滤过，取续滤液，作为对照药材参照物溶液。另取〔含量测定〕项下的对照品溶液，作为对照品参照物溶液。

供试品溶液的制备 同〔含量测定〕项。

测定法 分别精密吸取参照物溶液与供试品溶液各1μl，注入液相色谱仪，测定，即得。

供试品色谱中应呈现6个特征峰，并应与对照药材参照物色谱中的6个特征峰保留时间相对应，其中峰6应与对照品参照物峰保留时间相对应。与蔓荆子黄素参照物峰相对应的峰为S峰，计算其余各特征峰与S峰的相对保留时间，其相对保留时间应在规定值的±10%之内，规定值为：0.22（峰1）、0.27（峰2）、0.30（峰3）、0.41（峰4）、0.45（峰5）。

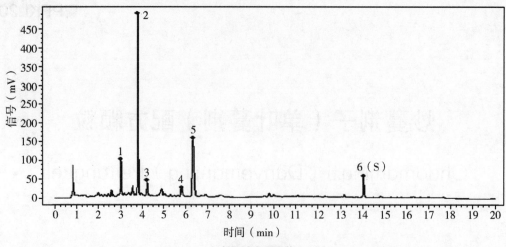

对照特征图谱

峰1：原儿茶酸；峰2：4-羟基苯甲酸；峰3：香草酸；

峰4：异荭草素；峰6（S）：蔓荆子黄素

参考色谱柱：BEH C18，2.1mm×100mm，1.7μm

【检查】 应符合颗粒剂项下有关的各项规定（《中国药典》2020年版通则0104）。

【浸出物】 取本品适量，研细，取约2g，精密称定，精密加入乙醇50ml，照醇溶性浸出物测定法（《中国药典》2020年版通则2201）项下的热浸法测定，不得少于16.0%。

【含量测定】 照高效液相色谱法（《中国药典》2020年版通则0512）测定。

色谱条件与系统适用性试验 以十八烷基硅烷键合硅胶为填充剂（柱长为100mm，内径为2.1mm，粒径为1.7μm）；以甲醇为流动相A，以0.2%磷酸溶液为流动相B，按下表中的规定进行梯度洗脱；流速为每分钟0.3ml；柱温为30℃；检测波长为258nm。理论板数按蔓荆子黄素峰计算应不低于10 000。

时间（分钟）	流动相A（%）	流动相B（%）
0~2	5→30	95→70
2~7	30→34	70→66
7~15	34→80	66→20

对照品溶液的制备 取蔓荆子黄素对照品适量，精密称定，加甲醇制成每1ml含30μg的溶液，即得。

供试品溶液的制备 取本品适量，研细，取约0.2g，精密称定，置具塞锥形瓶中，精密加入甲醇20ml，称定重量，超声处理（功率250W，频率40kHz）40分钟，放冷，再称定重量，用甲醇补足减失的重量，摇匀，滤过，取续滤液，即得。

测定法 分别精密吸取对照品溶液与供试品溶液各1μl，注入液相色谱仪，测定，即得。

本品每1g含蔓荆子黄素（$C_{19}H_{18}O_8$）应为1.0~2.8mg。

【规格】 每1g配方颗粒相当于饮片6.2g

【贮藏】 密封。

贯叶金丝桃配方颗粒

Guanyejinsitao Peifangkeli

【来源】　本品为藤黄科植物贯叶金丝桃 *Hypericum perforatum* L. 的干燥地上部分经炮制并按标准汤剂的主要质量指标加工制成的配方颗粒。

【制法】　取贯叶金丝桃饮片6 600g，加水煎煮，滤过，滤液浓缩成清膏（干浸膏出膏率为9%～15%），加入辅料适量，干燥（或干燥，粉碎），再加入辅料适量，混匀，制粒，制成1 000g，即得。

【性状】　本品为黄棕色至黄褐色的颗粒；气微，味微苦涩。

【鉴别】　取本品适量，研细，取0.1g，加甲醇100ml，超声处理10分钟，滤过，滤液作为供试品溶液。另取贯叶金丝桃对照药材0.1g，加甲醇100ml，同法制成对照药材溶液。再取金丝桃苷对照品、芦丁对照品，加甲醇制成每1ml各含0.5mg的混合溶液，作为对照品溶液。照薄层色谱法（《中国药典》2020年版通则0502）试验，吸取供试品溶液5μl、对照药材溶液3μl、对照品溶液0.5μl，分别点于同一聚酰胺薄膜上，以乙酸乙酯-乙醇-醋酸-水（5∶12∶1.5∶1）为展开剂，展开，取出，晾干，喷以5%三氯化铝乙醇溶液，置紫外光灯（365nm）下检视。供试品色谱中，在与对照药材色谱和对照品色谱相应的位置上，显相同颜色的荧光斑点。

【特征图谱】　照高效液相色谱法（《中国药典》2020年版通则0512）测定。

色谱条件与系统适用性试验　除检测波长为340nm，其余同〔含量测定〕项。

参照物溶液的制备　取贯叶金丝桃对照药材0.5g，加水15ml，加热回流30分钟，放冷，离心，取上清液，置10ml量瓶中，用水稀释至刻度，摇匀，滤过，取续滤液，作为对照药材参照物溶液。另取〔含量测定〕项下的对照品溶液，作为对照品参照物溶液。

供试品溶液的制备　同〔含量测定〕项。

测定法　分别精密吸取参照物溶液与供试品溶液各1～3μl，注入液相色谱仪，测定，即得。

供试品色谱中应呈现8个特征峰，并应与对照药材参照物色谱中的8个特征峰保留时间相对应，其中峰5应与对照品参照物峰保留时间相对应。与金丝桃苷参照物峰相对应的峰为S峰，计算其余各特征峰与S峰的相对保留时间，其相对保留时间应在规定值的±10%之内，规定值为：0.33（峰1）、0.50（峰2）、0.53（峰3）、0.96（峰4）、1.03（峰6）、1.25（峰7）、1.85（峰8）。

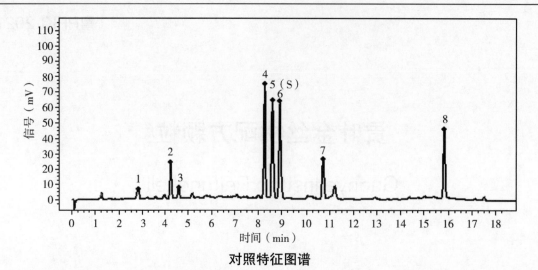

对照特征图谱

峰4：芦丁；峰5（S）：金丝桃苷

参考色谱柱：CORTECS T3，2.1mm×100mm，1.6μm

【检查】 应符合颗粒剂项下有关的各项规定（《中国药典》2020年版通则0104）。

【浸出物】 取本品适量，研细，取约2g，精密称定，精密加入乙醇50ml，照醇溶性浸出物测定法（《中国药典》2020年版通则2201）项下的热浸法测定，不得少于22.0%。

【含量测定】 照高效液相色谱法（《中国药典》2020年版通则0512）测定。

色谱条件与系统适用性试验 以十八烷基硅烷键合硅胶为填充剂（柱长为100mm，内径为2.1mm，粒径为1.6μm）；以乙腈为流动相A，以0.1%磷酸溶液为流动相B，按下表中的规定进行梯度洗脱；流速为每分钟0.2ml；柱温为30℃；检测波长为360nm。理论板数按金丝桃苷峰计算应不低于10 000。

时间（分钟）	流动相A（%）	流动相B（%）
0～1	10→12	90→88
1～4	12→18	88→82
4～11	18→21	82→79
11～14	21→40	79→60
14～18	40	60
18～19	40→10	60→90

对照品溶液的制备 取金丝桃苷对照品适量，精密称定，加甲醇制成每1ml含30μg的溶液，即得。

供试品溶液的制备 取本品适量，研细，取约0.1g，精密称定，置具塞锥形瓶中，精密加入60%乙醇25ml，称定重量，超声处理（功率250W，频率40kHz）20分钟，放冷，再称定重量，用60%乙醇补足减失的重量，摇匀，滤过，取续滤液，即得。

测定法 分别精密吸取对照品溶液与供试品溶液各1～3μl，注入液相色谱仪，测定，即得。

本品每1g含金丝桃苷（$C_{21}H_{20}O_{12}$）应为3.0～9.0mg。

【规格】 每1g配方颗粒相当于饮片6.6g

【贮藏】 密封。

荆芥穗配方颗粒

Jingjiesui Peifangkeli

【来源】 本品为唇形科植物荆芥 *Schizonepeta tenuisfolia* Briq. 的干燥花穗经炮制并按标准汤剂的主要质量指标加工制成的配方颗粒。

【制法】 取荆芥穗饮片4 300g，加水煎煮，收集挥发油适量（以β-环糊精适量包合，备用），滤过，滤液浓缩成清膏（干浸膏出膏率为15%～22%），加入挥发油包合物，加入辅料适量，干燥（或干燥，粉碎），再加入辅料适量，混匀，制粒，制成1 000g，即得。

【性状】 本品为浅棕黄色至棕色的颗粒；气芳香，味微涩而辛凉。

【鉴别】 取本品适量，研细，取1g，加水25ml，超声处理30分钟，滤过，滤液用乙酸乙酯振摇提取2次，每次30ml，合并乙酸乙酯液，蒸干，残渣加乙酸乙酯1ml使溶解，作为供试品溶液。另取荆芥穗对照药材2g，加水50ml，煎煮30分钟，滤过，滤液用乙酸乙酯振摇提取2次，同法制成对照药材溶液。照薄层色谱法（《中国药典》2020年版通则0502）试验，吸取上述两种溶液各15μl，分别点于同一硅胶G薄层板上，以甲苯-乙酸乙酯-甲酸（10：4：0.1）为展开剂，展开，取出，晾干，喷以10%硫酸乙醇溶液，在105℃加热至斑点显色清晰，置紫外光灯（365nm）下检视。供试品色谱中，在与对照药材色谱相应的位置上，显相同颜色的荧光斑点。

【特征图谱】 照高效液相色谱法（《中国药典》2020年版通则0512）测定。

色谱条件与系统适用性试验 以十八烷基硅烷键合硅胶为填充剂（柱长为100mm，内径为2.1mm，粒径为1.6μm）；以乙腈为流动相A，以0.1%磷酸溶液为流动相B，按下表中的规定进行梯度洗脱；流速为每分钟0.4ml；柱温为35℃；检测波长为270nm。理论板数按咖啡酸峰计算应不低于3 000。

时间（分钟）	流动相A（%）	流动相B（%）
0～9	0→7	100→93
9～21	7	93
21～22	7→14	93→86
22～33	14	86
33～42	14→19	86→81
42～44	19→0	81→100

参照物溶液的制备　取荆芥穗对照药材2g，加水25ml，煎煮20分钟，放冷，滤过，滤液用乙酸乙酯振摇提取2次，每次30ml，合并乙酸乙酯液，蒸干，残渣加30%甲醇使溶解，并转移至10ml量瓶中，用30%甲醇稀释至刻度，摇匀，滤过，取续滤液，作为对照药材参照物溶液。另取咖啡酸对照品、迷迭香酸对照品、木犀草苷对照品适量，加甲醇制成每1ml各含0.1mg的混合溶液，作为对照品参照物溶液。

供试品溶液的制备　取本品适量，研细，取0.5g，加水20ml，超声处理（功率250W，频率50kHz）30分钟，放冷，用乙酸乙酯振摇提取2次，每次30ml，合并乙酸乙酯液，蒸干，残渣用30%甲醇使溶解，并转移至10ml量瓶中，用30%甲醇稀释至刻度，摇匀，滤过，取续滤液，即得。

测定法　分别精密吸取参照物溶液与供试品溶液各2μl，注入液相色谱仪，测定，即得。

供试品色谱中应呈现10个特征峰，并应与对照药材参照物色谱中的10个特征峰保留时间相对应，其中峰6、峰7、峰10应分别与相应对照品参照物峰保留时间相对应。与咖啡酸参照物峰相对应的峰为S峰，计算峰1～峰5、峰8、峰9与S峰的相对保留时间，其相对保留时间应在规定值的±10%之内，规定值为：0.41（峰1）、0.43（峰2）、0.58（峰3）、0.61（峰4）、0.65（峰5）、3.09（峰8）、3.32（峰9）。

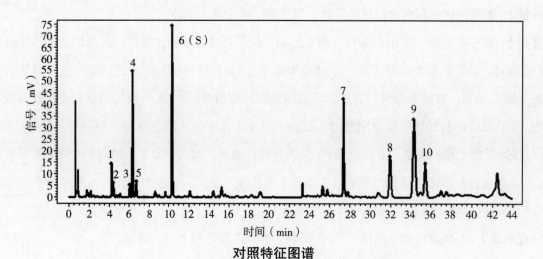

对照特征图谱

峰6（S）：咖啡酸；峰7：木犀草苷；峰10：迷迭香酸

参考色谱柱：CORTECS T3，2.1mm×100mm，1.6μm

【检查】　应符合颗粒剂项下有关的各项规定（《中国药典》2020年版通则0104）。

【浸出物】　取本品适量，研细，取约2g，精密称定，精密加入乙醇50ml，照醇溶性浸出物测定法（《中国药典》2020年版通则2201）项下的热浸法测定，不得少于17.0%。

【含量测定】　**挥发油**　照挥发油测定法（《中国药典》2020年版通则2204）测定。

本品含挥发油应为0.35%～1.5%（ml/g）。

胡薄荷酮　照高效液相色谱法（《中国药典》2020年版通则0512）测定。

色谱条件与系统适用性试验　以十八烷基硅烷键合硅胶为填充剂；以甲醇–水（70∶30）为流动相；检测波长为252nm。理论板数按胡薄荷酮峰计算应不低于3 000。

对照品溶液的制备　取胡薄荷酮对照品适量，精密称定，加甲醇制成每1ml含40μg的溶液，即得。

供试品溶液的制备　取本品适量，研细，取约0.5g，精密称定，置具塞锥形瓶中，精密加入70%甲醇25ml，称定重量，超声处理（功率250W，频率50kHz）30分钟，放冷，再称定重量，用70%甲醇补足减失的重量，摇匀，滤过，取续滤液，即得。

测定法　分别精密吸取对照品溶液与供试品溶液各10μl，注入液相色谱仪，测定，即得。

本品每1g含胡薄荷酮（$C_{10}H_{16}O$）应为4.0～12.0mg。

【**规格**】　每1g配方颗粒相当于饮片4.3g

【**贮藏**】　密封。

茜草配方颗粒

Qiancao Peifangkeli

【来源】 本品为茜草科植物茜草 *Rubia cordifolia* L. 的干燥根和根茎经炮制并按标准汤剂的主要质量指标加工制成的配方颗粒。

【制法】 取茜草饮片5 000g，加水煎煮，滤过，滤液浓缩成清膏（干浸膏出膏率为8%～20%），加入辅料适量，干燥（或干燥，粉碎），再加入辅料适量，混匀，制粒，制成1 000g，即得。

【性状】 本品为浅棕褐色至棕褐色的颗粒；气微，味苦。

【鉴别】 取本品适量，研细，取0.2g，加甲醇2ml，超声处理30分钟，离心，取上清液，作为供试品溶液。另取茜草对照药材0.5g，加甲醇10ml，超声处理30分钟，滤过，滤液浓缩至1ml，作为对照药材溶液。再取大叶茜草素对照品，加甲醇制成每1ml含1mg的溶液，作为对照品溶液。照薄层色谱法（《中国药典》2020年版通则0502）试验，吸取供试品溶液与对照药材溶液各10～15μl、对照品溶液2μl，分别点于同一硅胶G薄层板上，以石油醚（60～90℃）-丙酮（4∶1）为展开剂，展开，取出，晾干，置紫外光灯（365nm）下检视。供试品色谱中，在与对照药材色谱和对照品色谱相应的位置上，显相同颜色的荧光斑点。

【特征图谱】 照高效液相色谱法（《中国药典》2020年版通则0512）测定。

色谱条件与系统适用性试验 同〔含量测定〕项。

参照物溶液的制备 取茜草对照药材0.5g，加甲醇-25%盐酸（4∶1）的混合溶液100ml，加热回流1小时，放冷，摇匀，滤过，取续滤液，作为对照药材参照物溶液。另取〔含量测定〕项下的对照品溶液，作为对照品参照物溶液。

供试品溶液的制备 同〔含量测定〕项。

测定法 分别精密吸取参照物溶液与供试品溶液各2μl，注入液相色谱仪，测定，即得。

供试品色谱中应呈现7个特征峰，并应与对照药材参照物色谱中的7个特征峰保留时间相对应，其中峰4、峰6应分别与相应对照品参照物峰保留时间相对应。

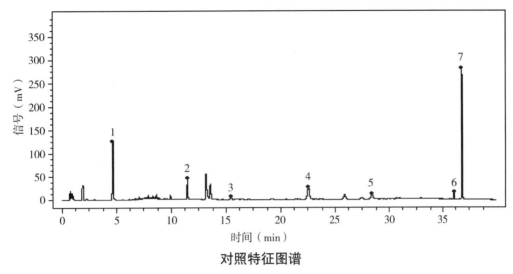

对照特征图谱

峰3：茜草素；峰4：羟基茜草素；峰5：1，3，6-三羟基-2-甲基蒽醌；峰6：大叶茜草素

参考色谱柱：CORTECS T3，2.1mm×100mm，1.6μm

【检查】 **重金属及有害元素** 照铅、镉、砷、汞、铜测定法（《中国药典》2020年版通则2321原子吸收分光光度法或电感耦合等离子体质谱法）测定，铅不得过5mg/kg；镉不得过1mg/kg；砷不得过2mg/kg；汞不得过0.2mg/kg；铜不得过20mg/kg。

其他 应符合颗粒剂项下有关的各项规定（《中国药典》2020年版通则0104）。

【浸出物】 取本品适量，研细，取约2g，精密称定，精密加入乙醇100ml，照醇溶性浸出物测定法（《中国药典》2020年版通则2201）项下的热浸法测定，不得少于14.0%。

【含量测定】 照高效液相色谱法（《中国药典》2020年版通则0512）测定。

色谱条件与系统适用性试验 以十八烷基硅烷键合硅胶为填充剂（柱长为100mm，内径为2.1mm，粒径为1.6μm）；以甲醇为流动相A，以含0.2%三乙胺和0.2%三氟乙酸的溶液为流动相B，按下表中的规定进行梯度洗脱；流速为每分钟0.3ml；柱温为30℃；检测波长为260nm。理论板数按羟基茜草素峰计算应不低于5000。

时间（分钟）	流动相A（%）	流动相B（%）
0~3	10→15	90→85
3~5	15→25	85→75
5~6	25→48	75→52
6~13	48→50	52→50
13~20	50→53	50→47
20~23	53→55	47→45
23~25	55	45
25~40	55→95	45→5

对照品溶液的制备 取羟基茜草素对照品、大叶茜草素对照品适量，精密称定，加甲醇制成每1ml含羟基茜草素5.5μg、大叶茜草素5μg的混合溶液，即得。

供试品溶液的制备 取本品适量，研细，取约0.2g，精密称定，置具塞锥形瓶中，精密加入甲醇-25%盐酸（4∶1）的混合溶液100ml，称定重量，加热回流1小时，放冷，再称定重量，用甲醇-25%盐酸（4∶1）的混合溶液补足减失的重量，摇匀，滤过，取续滤液，即得。

测定法 分别精密吸取对照品溶液与供试品溶液各2μl，注入液相色谱仪，测定，即得。

本品每1g含羟基茜草素（$C_{14}H_8O_5$）应为1.0～5.0mg，含大叶茜草素（$C_{17}H_{16}O_4$）应为0.5～4.0mg。

【**规格**】 每1g配方颗粒相当于饮片5g

【**贮藏**】 密封。

荜茇配方颗粒

Bibo Peifangkeli

【来源】 本品为胡椒科植物荜茇 *Piper longum* L. 的干燥近成熟或成熟果穗经炮制并按标准汤剂的主要质量指标加工制成的配方颗粒。

【制法】 取荜茇饮片5 000g，加水煎煮，滤过，滤液浓缩成清膏（干浸膏出膏率为10%～15%），加入辅料适量，干燥（或干燥、粉碎），再加入辅料适量，混匀，制粒，制成1 000g，即得。

【性状】 本品为灰黄色至黄棕色的颗粒；气香，味微苦。

【鉴别】 取本品适量，研细，取0.2g，加无水乙醇5ml，超声处理30分钟，滤过，滤液作为供试品溶液。另取荜茇对照药材0.5g，加无水乙醇5ml，同法制成对照药材溶液。再取胡椒碱对照品，置棕色量瓶中，加无水乙醇制成每1ml含4mg的溶液，作为对照品溶液（临用新制）。照薄层色谱法（《中国药典》2020年版通则0502）试验，吸取供试品溶液与对照品溶液各2ml、对照药材溶液1ml，分别点于同一硅胶G薄层板上，以甲苯-乙酸乙酯-丙酮（7：2：1）为展开剂，展开，取出，晾干，置紫外光灯（365nm）下检视。供试品色谱中，在与对照药材色谱和对照品色谱相应的位置上，显相同颜色的荧光斑点。喷以10%硫酸乙醇溶液，加热至斑点显色清晰，供试品色谱中，在与对照药材色谱和对照品色谱相应的位置上，显相同颜色的斑点。

【指纹图谱】 照高效液相色谱法（《中国药典》2020年版通则0512）测定。

色谱条件与系统适用性试验　除检测波长为254nm，其余同〔含量测定〕项。

参照物溶液的制备　取荜茇对照药材1g，加水30ml，加热回流30分钟，放冷，滤过，滤液蒸干，残渣加甲醇25ml，超声处理（功率250W，频率40kHz）40分钟，放冷，滤过，取续滤液，作为对照药材参照物溶液。另取〔含量测定〕项下的对照品溶液，作为对照品参照物溶液。

供试品溶液的制备　同〔含量测定〕项。

测定法　分别精密吸取参照物溶液与供试品溶液各3μl，注入液相色谱仪，测定，即得。

供试品色谱中应呈现7个与对照药材参照物色谱中保留时间相对应的色谱峰。按中药色谱指纹图谱相似度评价系统计算，供试品指纹图谱与对照指纹图谱的相似度不得低于0.90。

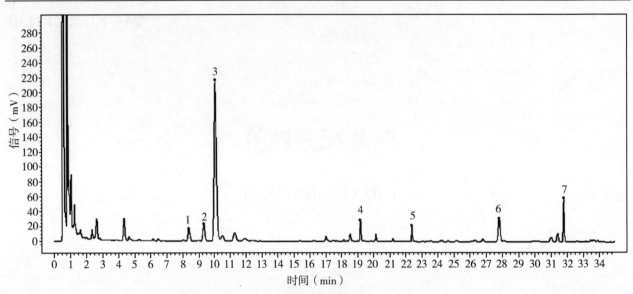

对照指纹图谱

峰3：胡椒碱

参考色谱柱：HSS T3，2.1mm×100mm，1.8μm

【检查】 应符合颗粒剂项下有关的各项规定（《中国药典》2020年版通则0104）。

【浸出物】 取本品适量，研细，取约2g，精密称定，精密加入乙醇50ml，照醇溶性浸出物测定法（《中国药典》2020年版通则2201）项下的热浸法测定，不得少于11.0%。

【含量测定】 照高效液相色谱法（《中国药典》2020年版通则0512）测定。

色谱条件与系统适用性试验 以十八烷基硅烷键合硅胶为填充剂（柱长为100mm，内径为2.1mm，粒径为1.8μm），以乙腈为流动相A，以0.1%磷酸溶液为流动相B，按下表中的规定进行梯度洗脱；流速为每分钟0.35ml；柱温为35℃；检测波长为343nm。理论板数按胡椒碱峰计算应不低于5 000。

时间（分钟）	流动相A（%）	流动相B（%）
0～2	35	65
2～4	35→40	65→60
4～11	40	60
11～22	40→80	60→20
22～28	80	20
28～30	80→95	20→5
30～34	95	5

对照品溶液的制备 取胡椒碱对照品适量，精密称定，加甲醇制成每1ml含0.1mg的溶液，即得。

供试品溶液的制备 取本品适量，研细，取约0.2g，精密称定，置具塞锥形瓶中，精密加入甲醇25ml，称定重量，超声处理（功率250W，频率40kHz）40分钟，放冷，再称定重量，用甲醇补足减失的重量，摇匀，滤过，取续滤液，即得。

测定法 分别精密吸取对照品溶液与供试品溶液各3μl，注入液相色谱仪，测定，即得。

本品每1g含胡椒碱（$C_{17}H_{19}NO_3$）应为5.0～15.0mg。

【规格】 每1g配方颗粒相当于饮片5g

【贮藏】 密封。

草豆蔻配方颗粒

Caodoukou Peifangkeli

【来源】 本品为姜科植物草豆蔻 *Alpinia katsumadai* Hayata 的干燥近成熟种子经炮制并按标准汤剂的主要质量指标加工制成的配方颗粒。

【制法】 取草豆蔻饮片6 000g，加水煎煮，收集挥发油适量（以β-环糊精包合，备用），滤过，滤液浓缩成清膏（干浸膏出膏率为5%~10%），加入挥发油包合物，加入辅料适量，干燥（或干燥，粉碎），再加入辅料适量，混匀，制粒，制成1 000g，即得。

【性状】 本品为浅红棕色至红棕色的颗粒；气香，味淡。

【鉴别】 取本品适量，研细，取1g，加甲醇10ml，置水浴中加热振摇5分钟，滤过，滤液作为供试品溶液。另取草豆蔻对照药材3g，加水60ml，煎煮30分钟，滤过，滤液蒸干，残渣加甲醇10ml，同法制成对照药材溶液。再取山姜素对照品，加甲醇制成每1ml含2mg的溶液，作为对照品溶液。照薄层色谱法（《中国药典》2020年版通则0502）试验，吸取供试品溶液与对照药材溶液各10μl、对照品溶液1μl，分别点于同一硅胶G薄层板上，以甲苯-乙酸乙酯-甲醇（15：4：1）为展开剂，展开，取出，晾干，在100℃加热至斑点清晰，置紫外光灯（365nm）下检视。供试品色谱中，在与对照药材色谱和对照品色谱相应的位置上，显相同颜色的荧光斑点。

【特征图谱】 照高效液相色谱法（《中国药典》2020年版通则0512）测定。

色谱条件与系统适用性试验 以十八烷基硅烷键合硅胶为填充剂；以乙腈为流动相A，以0.1%磷酸溶液为流动相B，按下表中的规定进行梯度洗脱；柱温为35℃；检测波长为260nm。理论板数按小豆蔻明峰计算应不低于5 000。

时间（分钟）	流动相A（%）	流动相B（%）
0~15	20→30	80→70
15~20	30→36	70→64
20~25	36→37	64→63
25~40	37→42	63→58

续表

时间（分钟）	流动相A（%）	流动相B（%）
40 ~ 55	42→51	58→49
55 ~ 60	51→72	49→28
60 ~ 65	72→78	28→22
65 ~ 75	78→80	22→20
75 ~ 75.1	80→90	20→10
75.1 ~ 100	90	10

参照物溶液的制备　取草豆蔻对照药材0.5g，加甲醇50ml，超声处理（功率250W，频率40kHz）30分钟，放冷，摇匀，滤过，取续滤液，作为对照药材参照物溶液。另取〔含量测定〕项下的对照品溶液，作为对照品参照物溶液。

供试品溶液的制备　同〔含量测定〕项。

测定法　分别精密吸取参照物溶液与供试品溶液各10μl，注入液相色谱仪，测定，即得。

供试品色谱中应呈现9个特征峰，并应与对照药材参照物色谱中的9个特征峰保留时间相对应；其中峰2、峰4、峰7、峰9应分别与相应对照品参照物峰保留时间相对应。

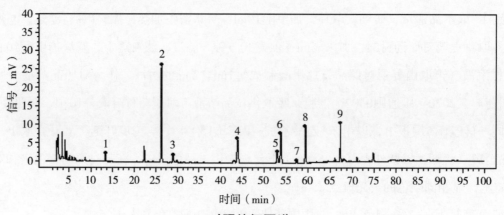

对照特征图谱

峰2：山姜素；峰4：乔松素；峰7：小豆蔻明；峰9：桤木酮
参考色谱柱：Acclaim C18，4.6mm×250mm，5μm

【检查】　应符合颗粒剂项下有关的各项规定（《中国药典》2020年版通则0104）。

【浸出物】　取本品适量，研细，取约2g，精密称定，精密加入乙醇100ml，照醇溶性浸出物测定法（《中国药典》2020年版通则2201）项下的热浸法测定，不得少于16.0%。

【含量测定】　**挥发油**　照挥发油测定法（《中国药典》2020年版通则2204）测定。

本品含挥发油应为0.20%~1.40%（ml/g）。

山姜素、乔松素、小豆蔻明、桤木酮　照高效液相色谱法（《中国药典》2020年版通则0512）测定。

色谱条件与系统适用性试验　以十八烷基硅烷键合硅胶为填充剂（柱长为150mm，内径为2.1mm，粒径为1.6～1.9μm）；以乙腈为流动相A，以0.1%磷酸溶液为流动相B，按下表中的规定进行梯度洗脱；流速为每分钟0.35ml；柱温为35℃；检测波长为300nm。理论板数按小豆蔻明峰计算应不低于5 000。

时间（分钟）	流动相A（%）	流动相B（%）
0～5	30→34	70→66
5～10	34→36	66→64
10～13	36→42	64→58
13～15	42→51	58→49
15～20	51→58	49→42
20～28	58→63	42→37
28～30	63→90	37→10
30～42	90	10

对照品溶液的制备　取山姜素对照品、乔松素对照品、小豆蔻明对照品、桤木酮对照品适量，精密称定，加甲醇制成每1ml含山姜素50μg、乔松素30μg、小豆蔻明2μg、桤木酮20μg的混合溶液，即得。

供试品溶液的制备　取本品适量，研细，取约0.1g，精密称定，置具塞锥形瓶中，精密加入甲醇25ml，称定重量，超声处理（功率250W，频率40kHz）30分钟，放冷，再称定重量，用甲醇补足减失的重量，摇匀，滤过，取续滤液，即得。

测定法　分别精密吸取对照品溶液与供试品溶液各1μl，注入液相色谱仪，测定，即得。

本品每1g含山姜素（$C_{16}H_{14}O_4$）、乔松素（$C_{15}H_{12}O_4$）和小豆蔻明（$C_{16}H_{14}O_4$）的总量应为10.0～27.0mg，含桤木酮（$C_{19}H_{18}O$）应为0.9～5.8mg。

【规格】　每1g配方颗粒相当于饮片6g

【贮藏】　密封。

茯苓配方颗粒

Fuling Peifangkeli

【来源】 本品为多孔菌科真菌茯苓 *Poria cocos*（Schw.）Wolf 的干燥菌核经炮制并按标准汤剂的主要质量指标加工制成的配方颗粒。

【制法】 取茯苓饮片12 500g，加水煎煮，滤过，滤液浓缩成清膏（干浸膏出膏率为1.5%～3.5%），加入辅料适量，干燥（或干燥，粉碎），再加入辅料适量，混匀，制粒，制成1 000g，即得。

【性状】 本品为浅灰色至灰黄色的颗粒；气微，味淡。

【鉴别】 取本品适量，研细，取1g，加甲醇20ml，超声处理30分钟，滤过，滤液蒸干，残渣加水20ml超声使溶解，用乙酸乙酯振摇提取2次，每次20ml，合并乙酸乙酯液，蒸干，残渣加甲醇1ml使溶解，作为供试品溶液。另取茯苓对照药材3g，加水50ml，煎煮30分钟，滤过，滤液蒸干，残渣加甲醇20ml，同法制成对照药材溶液。照薄层色谱法（《中国药典》2020年版通则0502）试验，吸取供试品溶液3μl、对照药材溶液20μl，分别点于同一聚酰胺薄膜上，以醋酸为展开剂，展开，取出，晾干，喷以5%三氯化铝乙醇溶液，热风吹干，置紫外光灯（365nm）下检视。供试品色谱中，在与对照药材色谱相应的位置上，显相同颜色的荧光斑点。

【特征图谱】 照高效液相色谱法（《中国药典》2020年版通则0512）测定。

色谱条件与系统适用性试验 同〔含量测定〕项。

参照物溶液的制备 取茯苓对照药材3g，加50%甲醇25ml，振摇2小时，超声处理（功率250W，频率40kHz）1小时，放冷，摇匀，离心，取上清液，滤过，取续滤液，作为对照药材参照物溶液。另取茯苓酸B对照品、茯苓酸A对照品、猪苓酸C对照品适量，加甲醇制成每1ml各含50μg的混合溶液，作为对照品参照物溶液。

供试品溶液的制备 同〔含量测定〕项。

测定法 分别精密吸取对照品参照物溶液与供试品溶液各2μl、对照药材参照物溶液10μl，注入液相色谱仪，测定，即得。

供试品色谱中应呈现4个特征峰，并应与对照药材参照物色谱中的4个特征峰保留时间相对应，其中峰2、峰3、峰4应分别与相应对照品参照物峰保留时间相对应。与茯苓酸B参照物峰相对应的峰为S峰，计算峰1与S峰的相对保留时间，其相对保留时间应在规定值的±10%之内，规定值为：0.76（峰1）。

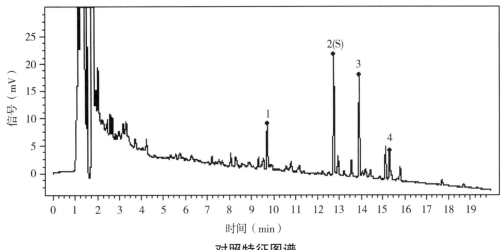

对照特征图谱

峰2（S）：茯苓酸B；峰3：茯苓酸A；峰4：猪苓酸C

参考色谱柱：Omega PS C18，2.1mm×150mm，1.6μm

【检查】 应符合颗粒剂项下有关的各项规定（《中国药典》2020年版通则0104）。

【浸出物】 取本品适量，研细，取约2g，精密称定，精密加入乙醇100ml，照醇溶性浸出物测定法（《中国药典》2020年版通则2201）项下的热浸法测定，不得少于15.0%。

【含量测定】 照高效液相色谱法（《中国药典》2020年版通则0512）测定。

色谱条件与系统适用性试验 以十八烷基硅烷键合硅胶为填充剂（柱长为150mm，内径为2.1mm，粒径为1.6μm）；以乙腈为流动相A，以0.1%甲酸溶液为流动相B，按下表中的规定进行梯度洗脱；流速为每分钟0.2ml；柱温为30℃；检测波长为252nm。理论板数按茯苓酸B计算应不低于5 000。

时间（分钟）	流动相A（%）	流动相B（%）
0～21	40→99	60→1

对照品溶液的制备 取茯苓酸B对照品、茯苓酸A对照品适量，精密称定，加甲醇制成每1ml各含20μg的混合溶液，即得。

供试品溶液的制备 取本品适量，研细，取约0.24g，精密称定，置具塞锥形瓶中，精密加入50%甲醇10ml，称定重量，超声处理（功率250W，频率40kHz）30分钟，放冷，再称定重量，用50%甲醇补足减失的重量，摇匀，离心，取上清液，滤过，取续滤液，即得。

测定法 分别精密吸取对照品溶液与供试品溶液各2μl，注入液相色谱仪，测定，即得。

本品每1g含茯苓酸B（$C_{30}H_{44}O_5$）应为0.10～0.70mg，含茯苓酸A（$C_{31}H_{46}O_5$）应为0.09～0.60mg。

【规格】 每1g配方颗粒相当于饮片12.5g

【贮藏】 密封。

茺蔚子配方颗粒

Chongweizi Peifangkeli

【**来源**】 本品为唇形科植物益母草 *Leonurus japonicus* Houtt. 的干燥成熟果实经炮制并按标准汤剂的主要质量指标加工制成的配方颗粒。

【**制法**】 取茺蔚子饮片6 000g，加水煎煮，滤过，滤液浓缩成清膏（干浸膏出膏率为5.5%～12.0%），加入辅料适量，干燥（或干燥，粉碎），再加入辅料适量，混匀，制粒，制成1 000g，即得。

【**性状**】 本品为灰黄色至灰褐色的颗粒；气微，味苦。

【**鉴别**】 取本品适量，研细，取3g，加乙醇30ml，加热回流1小时，滤过，滤液浓缩至5ml，加在活性炭-中性氧化铝柱（活性炭0.5g；中性氧化铝100～120目，2g；内径为10mm）上，用乙醇30ml洗脱，收集洗脱液，蒸干，残渣加乙醇1ml使溶解，作为供试品溶液。另取茺蔚子对照药材10g，加水100ml，加热回流30分钟，滤过，滤液蒸干，残渣加乙醇30ml，同法制成对照药材溶液。再取盐酸水苏碱对照品，加乙醇制成每1ml含5mg的溶液，作为对照品溶液。照薄层色谱法（《中国药典》2020年版通则0502）试验，吸取上述三种溶液各5μl，分别点于同一硅胶G薄层板上，以正丁醇-盐酸-水（4∶1∶0.5）为展开剂，展开，取出，晾干，喷以稀碘化铋钾试液。供试品色谱中，在与对照药材色谱和对照品色谱相应的位置上，显相同颜色的斑点。

【**特征图谱**】 照高效液相色谱法（《中国药典》2020年版通则0512）测定。

色谱条件与系统适用性试验 以十八烷基硅烷键合硅胶为填充剂（柱长为150mm，内径为2.1mm，粒径为1.8μm）；以乙腈为流动相A，以0.1%三氟乙酸溶液为流动相B，按下表中的规定进行梯度洗脱；流速为每分钟0.3ml；柱温为30℃；检测波长为254nm。理论板数按4-羟基苯甲酸峰计算应不低于5 000。

时间（分钟）	流动相A（%）	流动相B（%）
0～3	0	100
3～15	0→4	100→96
15～22	4→6	96→94
22～25	6→9	94→91

续表

时间（分钟）	流动相A（%）	流动相B（%）
25～28	9→10	91→90
28～43	10	90
43～43.1	10→80	90→20
43.1～48	80	20

参照物溶液的制备　取茺蔚子对照药材2g，加50%甲醇100ml，加热回流30分钟，放冷，摇匀，滤过，滤液蒸干，残渣加50%甲醇使溶解，并转移至5ml量瓶中，用50%甲醇稀释至刻度，摇匀，滤过，取续滤液，作为对照药材参照物溶液。另取4-羟基苯甲酸对照品适量，加甲醇制成每1ml含5μg的溶液，作为对照品参照物溶液。

供试品溶液的制备　取本品适量，研细，取0.2g，加50%甲醇50ml，超声处理（功率300W，频率40kHz）30分钟，放冷，摇匀，滤过，滤液蒸干，残渣加50%甲醇使溶解，并转移至5ml量瓶中，用50%甲醇稀释至刻度，摇匀，滤过，取续滤液，即得。

测定法　分别精密吸取参照物溶液与供试品溶液各1μl，注入液相色谱仪，测定，即得。

供试品色谱中应呈现4个特征峰，并应与对照药材参照物色谱中的4个特征峰保留时间相对应，其中峰3应与对照品参照物峰保留时间相对应。

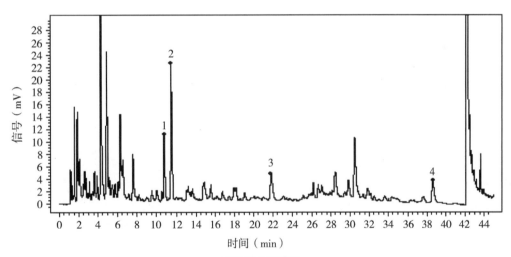

对照特征图谱

峰3：4-羟基苯甲酸

参考色谱柱：HSS T3，2.1mm×150mm，1.8μm

【检查】　应符合颗粒剂项下有关的各项规定（《中国药典》2020年版通则0104）。

【浸出物】　取本品适量，研细，取约2g，精密称定，精密加入乙醇100ml，照醇溶性浸出物测定法（《中国药典》2020年版通则2201）项下的热浸法测定，不得少于8.0%。

【含量测定】 照高效液相色谱法（《中国药典》2020年版通则0512）测定。

色谱条件与系统适用性试验 强阳离子交换（SCX）色谱柱；以15mmol/L磷酸二氢钾溶液（含0.06%三乙胺和0.14%磷酸）为流动相；检测波长为192nm。理论板数按盐酸水苏碱峰计算应不低于3 000。

对照品溶液的制备 取盐酸水苏碱对照品适量，精密称定，加流动相制成每1ml含50μg的溶液，即得。

供试品溶液的制备 取本品适量，研细，取约0.1g，精密称定，置具塞锥形瓶中，精密加入50%乙醇25ml，称定重量，超声处理（功率300W，频率40kHz）1小时，放冷，再称定重量，用50%乙醇补足减失的重量，摇匀，滤过，精密量取续滤液5ml，加在中性氧化铝柱（100~200目，3g，内径为1cm，湿法装柱，用乙醇预洗）上，用乙醇100ml洗脱，收集洗脱液，回收溶剂至干，残渣加流动相使溶解，并转移至5ml量瓶中，用流动相稀释到刻度，摇匀，滤过，取续滤液，即得。

测定法 分别精密吸取对照品溶液与供试品溶液各10μl，注入液相色谱仪，测定，即得。

本品每1g含盐酸水苏碱（$C_7H_{13}NO_2 \cdot HCl$）应为5.5~21.0mg。

【注意】 瞳孔散大者慎用。

【规格】 每1g配方颗粒相当于饮片6g

【贮藏】 密封。

胡芦巴配方颗粒

Huluba Peifangkeli

【来源】 本品为豆科植物胡芦巴 *Trigonella foenum-graecum* L. 的干燥成熟种子经炮制并按标准汤剂的主要质量指标加工制成的配方颗粒。

【制法】 取胡芦巴饮片5 000g，加水煎煮，滤过，滤液浓缩成清膏（干浸膏出膏率为13%～20%），加入辅料适量，干燥（或干燥，粉碎），再加入辅料适量，混匀，制粒，制成1 000g，即得。

【性状】 本品为浅黄色至棕黄色的颗粒；气香，味苦。

【鉴别】 取本品适量，研细，取0.1g，加甲醇30ml，超声处理30分钟，滤过，滤液蒸干，残渣加甲醇5ml使溶解，作为供试品溶液。另取胡芦巴对照药材0.5g，加甲醇30ml，同法制成对照药材溶液。照薄层色谱法（《中国药典》2020年版通则0502）试验，吸取上述两种溶液各1μl，分别点于同一聚酰胺薄膜上，以乙醇-丁酮-乙酰丙酮-水（3:3:1:13）为展开剂，展开，取出，晾干，喷以三氯化铝试液，热风加热5分钟，置紫外光灯（365 nm）下检视。供试品色谱中，在与对照药材色谱相应的位置上，显相同颜色的荧光斑点。

【特征图谱】 照高效液相色谱法（《中国药典》2020年版通则0512）测定。

色谱条件与系统适用性试验 以十八烷基硅烷键合硅胶为填充剂（柱长为50mm，内径为2.1mm，粒径为1.8 μm）；以甲醇-乙腈（1:3）为流动相A，以0.2%冰醋酸溶液为流动相B，按下表中的规定进行梯度洗脱；流速为每分钟0.3ml；柱温为25℃；检测波长为339nm。理论板数按牡荆素峰计算应不低于10 000。

时间（分钟）	流动相A（%）	流动相B（%）
0～34	9.5→13	90.5→87
34～55	13→30	87→70
55～65	30	70

参照物溶液的制备 取胡芦巴对照药材0.5g，加50%甲醇50ml，超声处理（功率600W，频率40kHz）30分钟，放冷，摇匀，滤过，取续滤液，作为对照药材参照物溶液。另取牡荆素对照品、异荭草苷对照品适量，加50%甲醇制成每1ml含牡荆素30μg、异荭草苷15μg的混合溶液，作为对照品参照物溶液。

供试品溶液的制备　同〔含量测定〕项。

测定法　分别精密吸取参照物溶液与供试品溶液各1μl，注入液相色谱仪，测定，即得。

供试品色谱中应呈现10个特征峰，并应与对照药材参照物色谱中的10个特征峰保留时间相对应，其中峰5、峰7应分别与相应对照品参照物峰保留时间相对应。与牡荆素参照物峰相对应的峰为S峰，计算峰1～峰4、峰6、峰8～峰10与S峰的相对保留时间，其相对保留时间应在规定值的±10%之内，规定值为：0.50（峰1）、0.52（峰2）、0.72（峰3）、0.76（峰4）、0.83（峰6）、1.18（峰8）、1.78（峰9）、1.89（峰10）。

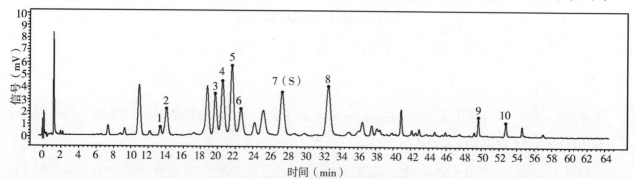

对照特征图谱

峰5：异荭草苷；峰7（S）：牡荆素

参考色谱柱：HSS T3，2.1mm×50mm，1.8μm

【检查】　**黄曲霉毒素**　照真菌毒素测定法（《中国药典》2020年版通则2351）测定。

本品每1 000g含黄曲霉毒素B₁不得过5μg，含黄曲霉毒素G₂、黄曲霉毒素G₁、黄曲霉毒素B₂和黄曲霉毒素B₁总量不得过10μg。

其他　应符合颗粒剂项下有关的各项规定（《中国药典》2020年版通则0104）。

【浸出物】　取本品适量，研细，取约2g，精密称定，精密加入乙醇100ml，照醇溶性浸出物测定法（《中国药典》2020年版通则2201）项下的热浸法测定，不得少于30.0%。

【含量测定】　照高效液相色谱法（《中国药典》2020年版通则0512）测定。

色谱条件与系统适用性试验　以十八烷基硅烷键合硅胶为填充剂；以甲醇-0.05%十二烷基磺酸钠溶液-冰醋酸（20：80：0.1）为流动相；检测波长为265nm。理论板数按胡芦巴碱峰计算应不低于4 000。

对照品溶液的制备　取胡芦巴碱对照品适量，精密称定，加50%甲醇制成每1ml含60μg的溶液，即得。

供试品溶液的制备　取本品适量，研细，取约0.2g，精密称定，置具塞锥形瓶中，精密加入50%甲醇50ml，称定重量，超声处理（功率600W，频率40kHz）30分钟，放冷，再称定重量，用50%甲醇补足减失的重量，摇匀，滤过，取续滤液，即得。

测定法　分别精密吸取对照品溶液与供试品溶液各10μl，注入液相色谱仪，测定，即得。

本品每1g含胡芦巴碱（$C_7H_7NO_2$）应为9.0～23.0mg。

【规格】　每1g配方颗粒相当于饮片5g

【贮藏】　密封。

南五味子配方颗粒

Nanwuweizi Peifangkeli

【来源】 本品为木兰科植物华中五味子 *Schisandra sphenanthera* Rehd. et Wils. 的干燥成熟果实经炮制并按标准汤剂的主要质量指标加工制成的配方颗粒。

【制法】 取南五味子饮片3 000g，加水煎煮，滤过，滤液浓缩成清膏（干浸膏出膏率为22%～30%），加入辅料适量，干燥（或干燥，粉碎），再加入辅料适量，混匀，制粒，制成1 000g，即得。

【性状】 本品为棕红色至暗棕色的颗粒；气微，味微酸。

【鉴别】 取本品适量，研细，取2g，加乙醇10ml，超声处理30分钟，滤过，滤液蒸干，残渣加乙醇1ml使溶解，作为供试品溶液。另取南五味子对照药材1g，加乙醇10ml，同法制成对照药材溶液。再取五味子酯甲对照品、五味子甲素对照品，加乙醇制成每1ml各含1mg的混合溶液，作为对照品溶液。照薄层色谱法（《中国药典》2020年版通则0502）试验，吸取供试品溶液3μl、对照药材溶液10μl、对照品溶液5μl，分别点于同一硅胶GF$_{254}$薄层板上。以石油醚（60～90℃）-乙酸乙酯-甲酸（15：5：1）的上层溶液为展开剂，展开，取出，晾干，置紫外光灯（254nm）下检视。供试品色谱中，在与对照药材色谱和对照品色谱相应的位置上，显相同颜色的斑点。

【特征图谱】 照高效液相色谱法（《中国药典》2020年版通则0512）测定。

色谱条件与系统适用性试验 以十八烷基硅烷键合硅胶为填充剂，以乙腈为流动相A，以0.1%磷酸溶液为流动相B，按下表中的规定进行梯度洗脱；柱温为35℃；检测波长0～40分钟为254nm，40～67分钟为215nm。理论板数按五味子酯甲峰计算应不低于2 000。

时间（分钟）	流动相A（%）	流动相B液（%）
0～5	3	97
5～15	3→10	97→90
15～25	10→20	90→80
25～35	20→55	80→45
35～55	55→65	45→35

续表

时间（分钟）	流动相A（%）	流动相B液（%）
55～63	65→100	35→0
63～67	100	0

参照物溶液的制备　取南五味子对照药材2g，加水50ml，加热回流30分钟，滤过，滤液蒸干，残渣加甲醇25ml，超声处理（功率250W，频率40kHz）30分钟，放冷，滤过，取续滤液，作为对照药材参照物溶液。另取〔含量测定〕项下的对照品溶液，作为对照品参照物溶液。

供试品溶液的制备　同〔含量测定〕项。

测定法　分别精密吸取参照物溶液与供试品溶液各10μl，注入液相色谱仪，测定，即得。

供试品色谱中应呈现8个特征峰，并应与对照药材参照物色谱中的8个特征峰保留时间相对应，其中峰6应与对照品参照物峰保留时间相对应。与五味子酯甲参照物峰相对应的峰为S峰，计算其余各特征峰与S峰的相对保留时间，其相对保留时间应在规定值的±10%之内，规定值为：0.36（峰1）、0.72（峰2）、0.77（峰3）、0.87（峰4）、0.98（峰5）、1.10（峰7）、1.13（峰8）。

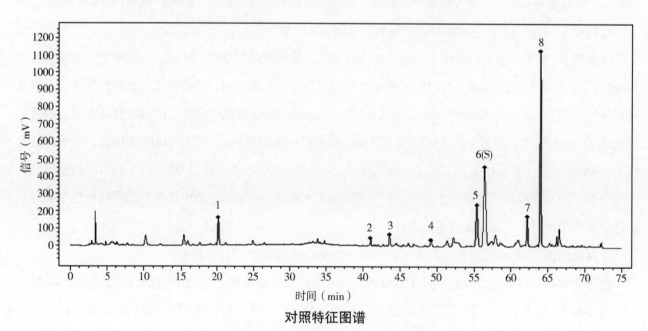

对照特征图谱

峰6（S）：五味子酯甲；峰8：五味子甲素

参考色谱柱：AQ-inertSustain-C18，4.6mm×250mm，5μm

【检查】　应符合颗粒剂项下有关的各项规定（《中国药典》2020年版通则0104）。

【浸出物】　取本品适量，研细，取约2g，精密称定，精密加入乙醇100ml，照醇溶性浸出物测定法（《中国药典》2020年版通则2201）项下的热浸法测定，不得少于26.0%。

【含量测定】　照高效液相色谱法（《中国药典》2020年版通则0512）测定。

色谱条件与系统适用性试验　以十八烷基硅烷键合硅胶为填充剂；以乙腈为流动相A，以水为流动相B，以四氢呋喃为流动相C，按下表中的规定进行梯度洗脱；柱温为30℃；检测波长为254nm。理论板数按五味子酯甲峰计算应不低于2 000。

时间（分钟）	流动相A（%）	流动相B（%）	流动相C（%）
0～20	15	60	25
20～40	15→20	60→55	25
40～41	20→70	55→5	25
41～45	70→75	5→0	25

对照品溶液的制备　取五味子酯甲对照品适量，精密称定，加甲醇制成每1ml含0.1mg的溶液，即得。

供试品溶液的制备　取本品适量，研细，取约1g，精密称定，置具塞锥形瓶中，精密加入甲醇25ml，称定重量，超声处理（功率250W，频率40kHz）30分钟，放冷，再称定重量，用甲醇补足减失的重量，摇匀，滤过，取续滤液，即得。

测定法　分别精密吸取对照品溶液与供试品溶液各10～25μl，注入液相色谱仪，测定，即得。

本品每1g含五味子酯甲（$C_{30}H_{32}O_9$）应为0.6～1.8mg。

【规格】　每1g配方颗粒相当于饮片3g

【贮藏】　密封。

南沙参（轮叶沙参）配方颗粒

Nanshashen（Lunyeshashen）Peifangkeli

【来源】 本品为桔梗科植物轮叶沙参 *Adenophora tetraphylla*（Thunb.）Fisch. 的干燥根经炮制并按标准汤剂的主要质量指标加工制成的配方颗粒。

【制法】 取南沙参（轮叶沙参）饮片2 000g，加水煎煮，滤过，滤液浓缩成清膏（干浸膏出膏率为25%～50%），加入辅料适量，干燥（或干燥，粉碎），再加入辅料适量，混匀，制粒，制成1 000g，即得。

【性状】 本品为浅黄色至棕色的颗粒；气微，味微甘。

【鉴别】 取本品适量，研细，取0.5g，加5%盐酸30ml，加热回流1小时，放冷，用乙酸乙酯振摇提取2次，每次20ml，合并乙酸乙酯液，蒸干，残渣加甲醇1ml使溶解，作为供试品溶液。另取南沙参（轮叶沙参）对照药材1g，加水60ml，煎煮30分钟，滤过，滤液蒸干，残渣加5%盐酸30ml，同法制成对照药材溶液。照薄层色谱法（《中国药典》2020年版通则0502）试验，吸取上述两种溶液各10μl，分别点于同一硅胶G薄层板上，以甲苯-乙酸乙酯-甲酸（2∶1∶0.2）为展开剂，展开，取出，晾干，置紫外光灯（365nm）下检视。供试品色谱中，在与对照药材色谱相应的位置上，显相同颜色的荧光主斑点。

【检查】 应符合颗粒剂项下有关的各项规定（《中国药典》2020年版通则0104）。

【浸出物】 取本品适量，研细，取约2g，精密称定，精密加入乙醇100ml，照醇溶性浸出物测定法（《中国药典》2020年版通则2201）项下的热浸法测定，不得少于16.0%。

【注意】 不宜与藜芦同用。

【规格】 每1g配方颗粒相当于饮片2g

【贮藏】 密封。

柏子仁配方颗粒

Baiziren Peifangkeli

【来源】 本品为柏科植物侧柏 *Platycladus orientalis*（L.）Franco 的干燥成熟种仁经炮制并按标准汤剂的主要质量指标加工制成的配方颗粒。

【制法】 取柏子仁饮片5 000g，加水煎煮，滤过，滤液浓缩成清膏（干浸膏出膏率为8%～16%），加入辅料适量，干燥（或干燥，粉碎），再加入辅料适量，混匀，制粒，制成1 000g，即得。

【性状】 本品为浅棕色至棕色的颗粒；气微，味微甜、微苦。

【鉴别】 取本品适量，研细，取0.8g，加甲醇30ml，加热回流30分钟，滤过，滤液蒸干，残渣加甲醇1ml使溶解，作为供试品溶液。另取柏子仁对照药材0.8g，加甲醇30ml，同法制成对照药材溶液。照薄层色谱法（《中国药典》2020年版通则0502）试验，吸取供试品溶液8μl、对照药材溶液4μl，分别点于同一硅胶G薄层板上，以石油醚（60～90℃）-三氯甲烷（0.5∶20）为展开剂，展开，取出，晾干，喷以10%硫酸乙醇溶液，在105℃加热5～10分钟，置紫外光灯（365nm）下检视。供试品色谱中，在与对照药材色谱相应的位置上，显相同颜色的荧光斑点。

【检查】 **黄曲霉毒素** 照真菌毒素测定法（《中国药典》2020年版通则2351）测定。

本品每1 000g含黄曲霉毒素B_1不得过5μg，含黄曲霉毒素G_2、黄曲霉毒素G_1、黄曲霉毒素B_2和黄曲霉毒素B_1的总量不得过10μg。

溶化性 照颗粒剂溶化性检查方法（《中国药典》2020年版通则0104）检查，加热水200ml，搅拌5分钟（必要时加热煮沸5分钟），立即观察，应全部溶化或轻微浑浊，不得有焦屑或异物。

其他 应符合颗粒剂项下有关的各项规定（《中国药典》2020年版通则0104）。

【浸出物】 取本品适量，研细，取约2g，精密称定，精密加入乙醇100ml，照醇溶性浸出物测定法（《中国药典》2020年版通则2201）项下的热浸法测定，不得少于16.0%。

【规格】 每1g配方颗粒相当于饮片5g

【贮藏】 密封。

厚朴花（厚朴）配方颗粒

Houpohua（Houpo）Peifangkeli

【来源】 本品为木兰科植物厚朴 *Magnolia officinalis* Rehd. et Wils. 的干燥花蕾经炮制并按标准汤剂的主要质量指标加工制成的配方颗粒。

【制法】 取厚朴花（厚朴）饮片4 500g，加水煎煮，滤过，滤液浓缩成清膏（干浸膏出膏率为15%～22%），加入辅料适量，干燥（或干燥，粉碎），再加入辅料适量，混匀，制粒，制成1 000g，即得。

【性状】 本品为黄棕色至棕褐色的颗粒；气微，味微甘、苦。

【鉴别】 取本品适量，研细，取1g，加甲醇10ml，超声处理20分钟，滤过，滤液蒸干，残渣加甲醇1ml使溶解，作为供试品溶液。另取厚朴酚对照品、和厚朴酚对照品，分别加甲醇制成每1ml各含1mg的溶液，作为对照品溶液。照薄层色谱法（《中国药典》2020年版通则0502）试验，吸取供试品溶液5μl、对照品溶液2μl，分别点于同一硅胶G薄层板上，以甲苯-乙酸乙酯-甲醇（17∶3∶3）为展开剂，展开，取出，晾干，喷以5%香草醛硫酸溶液，在105℃加热至斑点显色清晰。供试品色谱中，在与对照品色谱相应的位置上，显相同颜色的斑点。

【特征图谱】 照高效液相色谱法（《中国药典》2020年版通则0512）测定。

色谱条件与系统适用性试验 以十八烷基硅烷键合硅胶为填充剂（柱长为100mm，内径为2.1mm，粒径为1.8μm）；以乙腈为流动相A，以0.1%甲酸溶液为流动相B，按下表中的规定进行梯度洗脱；流速为每分钟0.35ml；柱温为30℃；检测波长为300nm。理论板数按厚朴酚峰计算应不低于10 000。

时间（分钟）	流动相A（%）	流动相B（%）
0～3	8	92
3～19	8→13	92→87
19～22	13→13.5	87→86.5
22～25	13.5→60	86.5→40
25～32	60	40

参照物溶液的制备 取〔含量测定〕项下的对照品溶液，作为对照品参照物溶液。

供试品溶液的制备 取本品适量，研细，取0.2g，加70%甲醇10ml，超声处理（功率300W，频率40kHz）30分钟，放冷，摇匀，滤过，取续滤液，即得。

测定法 分别精密吸取参照物溶液与供试品溶液各1μl，注入液相色谱仪，测定，即得。

供试品色谱中应呈现5个特征峰，其中峰4、峰5应分别与相应对照品参照物峰保留时间相对应。与和厚朴酚参照物峰相对应的峰为S峰，计算峰1～峰3与S峰的相对保留时间，其相对保留时间应在规定值的±10%之内，规定值为：0.37（峰1）、0.52（峰2）、0.64（峰3）。

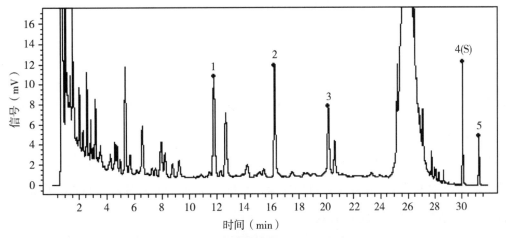

对照特征图谱

峰4（S）：和厚朴酚；峰5：厚朴酚

参考色谱柱：HSS T3，2.1mm×100mm，1.8μm

【**检查**】 应符合颗粒剂项下有关的各项规定（《中国药典》2020年版通则0104）。

【**浸出物**】 取本品适量，研细，取约2g，精密称定，精密加入乙醇100ml，照醇溶性浸出物测定法（《中国药典》2020年版通则2201）项下的热浸法测定，不得少于16.0%。

【**含量测定**】 照高效液相色谱法（《中国药典》2020年版通则0512）测定。

色谱条件与系统适用性试验 以十八烷基硅烷键合硅胶为填充剂；以甲醇-乙腈-水（50：20：30）为流动相；柱温为30℃；检测波长为294nm。理论板数按厚朴酚峰计算应不低于1 500。

对照品溶液的制备 取厚朴酚对照品、和厚朴酚对照品适量，精密称定，加甲醇制成每1ml含厚朴酚5μg、和厚朴酚8μg的混合溶液，即得。

供试品溶液的制备 取本品适量，研细，取约0.2g，精密称定，置具塞锥形瓶中，精密加入甲醇15ml，称定重量，超声处理（功率300W，频率40kHz）30分钟，放冷，再称定重量，用甲醇补足减失的重量，摇匀，滤过，取续滤液，即得。

测定法 分别精密吸取对照品溶液与供试品溶液各10μl，注入液相色谱仪，测定，即得。

本品每1g含厚朴酚（$C_{18}H_{18}O_2$）与和厚朴酚（$C_{18}H_{18}O_2$）的总量应为0.5～2.5mg。

【**规格**】 每1g配方颗粒相当于饮片4.5g

【**贮藏**】 密封。

独一味配方颗粒

Duyiwei Peifangkeli

【来源】 本品为唇形科植物独一味 *Lamiophlomis rotata*（Benth.）Kudo 的干燥地上部分经炮制并按标准汤剂的主要质量指标加工制成的配方颗粒。

【制法】 取独一味饮片3 000g，加水煎煮，滤过，滤液浓缩成清膏（干浸膏出膏率为18%～33%），加入辅料适量，干燥（或干燥，粉碎），再加入辅料适量，混匀，制粒，制成1 000g，即得。

【性状】 本品为棕黄色至棕色的颗粒；气微，味微涩、苦。

【鉴别】 取本品适量，研细，取1g，加乙醇10ml，超声处理30分钟，滤过，滤液作为供试品溶液。另取独一味对照药材1g，加水50ml，煎煮30分钟，滤过，滤液蒸干，残渣加乙醇10ml，同法制成对照药材溶液。再取山栀苷甲酯对照品、8-*O*-乙酰山栀苷甲酯对照品，加乙醇制成每1ml各含0.5mg的混合溶液，作为对照品溶液。照薄层色谱法（《中国药典》2020年版通则0502）试验，吸取供试品溶液与对照药材溶液各10μl、对照品溶液5μl，分别点于同一硅胶G薄层板上，以三氯甲烷-甲醇（4∶1）为展开剂，展开，取出，晾干，喷以磷钼酸试液，在105℃加热至斑点显色清晰。供试品色谱中，在与对照药材色谱和对照品色谱相应的位置上，显相同颜色的斑点。

【特征图谱】 照高效液相色谱法（《中国药典》2020年版通则0512）测定。

色谱条件与系统适用性试验 以十八烷基硅烷键合硅胶为填充剂；以乙腈为流动相A，以0.1%磷酸溶液为流动相B，按下表中的规定进行梯度洗脱；检测波长为235nm。理论板数按8-*O*-乙酰山栀苷甲酯峰计算应不低于3 000。

时间（分钟）	流动相A（%）	流动相B（%）
0～19	5→9	95→91
19～46	9→15	91→85
46～75	15→20	85→80

参照物溶液的制备 取独一味对照药材0.4g，加70%甲醇25ml，超声处理（功率600W，频率40kHz）

30分钟，放冷，摇匀，滤过，取续滤液，作为对照药材参照物溶液。另取8-*O*-乙酰山栀苷甲酯对照品适量，加70%甲醇制成每1ml含30μg的溶液，作为对照品参照物溶液。

供试品溶液的制备 同〔含量测定〕项。

测定法 分别精密吸取参照物溶液与供试品溶液各10μl，注入液相色谱仪，测定，即得。

供试品色谱中应呈现9个特征峰，并应与对照药材参照物色谱中的9个特征峰保留时间相对应，其中峰6应与对照品参照物峰保留时间相对应。

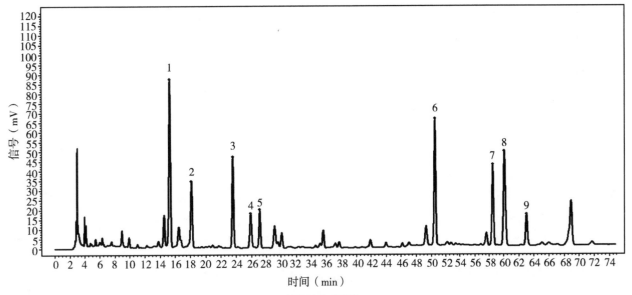

对照特征图谱

峰3：山栀苷甲酯；峰4：绿原酸；峰6：8-*O*-乙酰山栀苷甲酯；

峰7：连翘酯苷B；峰8：木犀草苷；峰9：毛蕊花糖苷

参考色谱柱：HC（2）C18，4.6mm×250 mm，5μm

【检查】 应符合颗粒剂项下有关的各项规定（《中国药典》2020年版通则0104）。

【浸出物】 取本品适量，研细，取约2g，精密称定，精密加入乙醇50ml，照醇溶性浸出物测定法（《中国药典》2020年版通则2201）项下的热浸法测定，不得少于25.0%。

【含量测定】 照高效液相色谱法（《中国药典》2020年版通则0512）测定。

色谱条件与系统适用性试验 以十八烷基硅烷键合硅胶为填充剂；以乙腈为流动相A，以水为流动相B，按下表中的规定进行梯度洗脱；流速为每分钟0.8ml；检测波长为235nm。理论板数按山栀苷甲酯峰计算应不低于3 000。

时间（分钟）	流动相A（%）	流动相B（%）
0～11	9	91
11～35	9→18	91→82
35～45	18	82

对照品溶液的制备 取山栀苷甲酯对照品、8-*O*-乙酰山栀苷甲酯对照品适量，精密称定，加70%甲醇制成每1ml各含70μg的混合溶液，即得。

供试品溶液的制备 取本品适量，研细，取约0.1g，精密称定，置具塞锥形瓶中，精密加入70%甲醇25ml，称定重量，超声处理（功率600W，频率40kHz）30分钟，放冷，再称定重量，用70%甲醇补足减失的重量，摇匀，滤过，取续滤液，即得。

测定法 分别精密吸取对照品溶液与供试品溶液各10μl，注入液相色谱仪，测定，即得。

本品每1g含山栀苷甲酯（$C_{17}H_{26}O_{11}$）和8-*O*-乙酰山栀苷甲酯（$C_{19}H_{28}O_{12}$）的总量应为18.0～37.0mg。

【规格】 每1g配方颗粒相当于饮片3g

【贮藏】 密封。

急性子配方颗粒

Jixingzi Peifangkeli

【来源】 本品为凤仙花科植物凤仙花 *Impatiens balsamina* L. 的干燥成熟种子经炮制并按标准汤剂的主要质量指标加工制成的配方颗粒。

【制法】 取急性子饮片6 000g，加水煎煮，滤过，滤液浓缩成清膏（干浸膏出膏率为4%～9%），加入辅料适量，干燥（或干燥，粉碎），再加入辅料适量，混匀，制粒，制成1 000g，即得。

【性状】 本品为浅黄棕色至灰棕色的颗粒；气微，味微苦。

【鉴别】 取本品适量，研细，取0.5g，加水20ml，微热使溶解，放冷，用乙酸乙酯振摇提取2次，每次20ml，合并乙酸乙酯液，蒸干，残渣加甲醇1ml使溶解，作为供试品溶液。另取急性子对照药材2g，加水40ml，加热回流30分钟，滤过，滤液浓缩至约20ml，冷却，同法制成对照药材溶液。照薄层色谱法（《中国药典》2020年版通则0502）试验，吸取供试品溶液10μl、对照药材溶液15μl，分别点于同一硅胶G薄层板上，以甲苯-乙酸乙酯-甲酸（7.5∶2.5∶0.3）为展开剂，展开，取出，晾干，喷以10%硫酸乙醇溶液，在105℃加热至斑点显色清晰，置紫外光灯（365nm）下检视。供试品色谱中，在与对照药材色谱相应的位置上，显相同颜色的荧光斑点。

【特征图谱】 照高效液相色谱法（《中国药典》2020年版通则0512）测定。

色谱条件与系统适用性试验 同〔含量测定〕项。

参照物溶液的制备 取急性子对照药材1g，加50%甲醇50ml，加热回流30分钟，放冷，离心，精密量取上清液25ml，水浴蒸干，残渣加50%甲醇使溶解，并转移至5ml量瓶中，用50%甲醇稀释至刻度，摇匀，滤过，取续滤液，作为对照药材参照物溶液。另取〔含量测定〕项下的对照品溶液，作为对照品参照物溶液。

供试品溶液的制备 同〔含量测定〕项。

测定法 分别精密吸取参照物溶液与供试品溶液各10μl，注入液相色谱仪，测定，即得。

供试品色谱中应呈现6个特征峰，并应与对照药材参照物色谱中的6个特征峰保留时间相对应，其中峰3、峰5应分别与相应对照品参照物峰保留时间相对应。

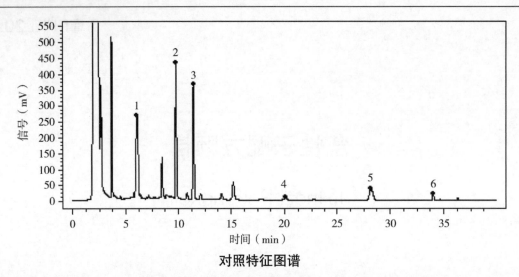

对照特征图谱

峰2：凤仙萜四醇皂苷B；峰3：凤仙萜四醇皂苷K；峰4：凤仙萜四醇皂苷G；峰5：凤仙萜四醇皂苷A；峰6：凤仙萜四醇皂苷L

参考色谱柱：Triart C18，4.6mm×250mm，5μm

【检查】　应符合颗粒剂项下有关的各项规定（《中国药典》2020年版通则0104）。

【浸出物】　取本品适量，研细，取约2g，精密称定，精密加入乙醇100ml，照醇溶性浸出物测定法（《中国药典》2020年版通则2201）项下的热浸法测定，不得少于10.0%。

【含量测定】　照高效液相色谱法（《中国药典》2020年版通则0512）测定。

色谱条件与系统适用性试验　以十八烷基硅烷键合硅胶为填充剂；以乙腈为流动相A，以水为流动相B，按下表中规定进行梯度洗脱；柱温为35℃；蒸发光散射检测器检测；载气流速为每分钟3.0L；漂移管温度为110℃。理论板数按凤仙萜四醇皂苷K峰计算应不低于3 000。

时间（分钟）	流动相A（%）	流动相B（%）
0～5	15→25	85→75
5～25	25	75
25～40	25→40	75→60

对照品溶液的制备　取凤仙萜四醇皂苷K对照品、凤仙萜四醇皂苷A对照品适量，精密称定，加甲醇制成每1ml含凤仙萜四醇皂苷K 0.4mg、凤仙萜四醇皂苷A 0.3mg的混合溶液，即得。

供试品溶液的制备　取本品适量，研细，取约0.5g，精密称定，置具塞锥形瓶中，精密加入80%甲醇50ml，称定重量，超声处理（功率250W，频率40kHz）30分钟，放冷，再称定重量，用80%甲醇补足减失的重量，摇匀，离心。精密量取上清液25ml，水浴蒸干，残渣加80%甲醇使溶解，并转移至5ml量瓶中，用80%甲醇稀释至刻度，摇匀，滤过，取续滤液，即得。

测定法　精密吸取对照品溶液5μl、15μl，供试品溶液10μl，注入液相色谱仪，测定，用外标两点法对数方程计算，即得。

本品每1g含凤仙萜四醇皂苷K（$C_{54}H_{92}O_{25}$）和凤仙萜四醇皂苷A（$C_{48}H_{82}O_{20}$）的总量应为4.0～15.0mg。

【注意】　孕妇慎用。

【规格】　每1g配方颗粒相当于饮片6g

【贮藏】　密封。

姜竹茹（青秆竹）配方颗粒

Jiangzhuru（Qingganzhu）Peifangkeli

【来源】　本品为禾本科植物青秆竹 *Bambusa tuldoides* Munro 的茎秆的干燥中间层经炮制并按标准汤剂的主要质量指标加工制成的配方颗粒。

【制法】　取姜竹茹（青秆竹）饮片10 000g，加水煎煮，滤过，滤液浓缩成清膏（干浸膏出膏率为3%～9%），加入辅料适量，干燥（或干燥，粉碎），再加入辅料适量，混匀，制粒，制成1 000g，即得。

【性状】　本品为棕黄色至深棕色的颗粒；气微，味淡。

【鉴别】　（1）取本品适量，研细，取1g，加水20ml使溶解，用乙醚振摇提取2次，每次20ml，合并乙醚液，挥干，残渣加甲醇1ml使溶解，作为供试品溶液。另取竹茹（青秆竹）对照药材5g，加水150ml，煎煮30分钟，滤过，滤渣再加水150ml，煎煮25分钟，滤过，合并两次滤液，蒸干，残渣加水20ml使溶解，同法制成对照药材溶液。照薄层色谱法（《中国药典》2020年版通则0502）试验，吸取供试品溶液2μl、对照药材溶液8μl，分别点于同一硅胶GF$_{254}$薄层板上，以甲苯-三氯甲烷-丙酮-甲酸（8：5：3：0.1）为展开剂，展开，取出，晾干，置紫外光灯（254nm）下检视。供试品色谱中，在与对照药材色谱相应的位置上，显相同颜色的斑点。

（2）取本品适量，研细，取2.5g，加80%甲醇50ml，超声处理30分钟，滤过，滤液蒸干，残渣加水20ml使溶解，用乙酸乙酯振摇提取2次，每次20ml，合并乙酸乙酯液，蒸干，残渣加甲醇2ml使溶解，加于聚酰胺柱（聚酰胺100～200目，2g，内径为2cm，干法装柱）上，先用水50ml洗脱，弃去水液，再用60%甲醇50ml洗脱，收集洗脱液，蒸干，残渣加甲醇1ml使溶解，作为供试品溶液。另取6-姜辣素对照品，加甲醇制成每1ml含0.1mg的溶液，作为对照品溶液。照薄层色谱法（《中国药典》2020年版通则0502）试验，吸取上述两种溶液各10μl，分别点于同一硅胶G薄层板上，以石油醚（60～90℃）-三氯甲烷-乙酸乙酯（2：1：1）为展开剂，展开，取出，晾干，喷以香草醛硫酸试液，在105℃加热至斑点显色清晰。供试品色谱中，在与对照品色谱相应的位置上，显相同颜色的斑点。

【特征图谱】　照高效液相色谱法（《中国药典》2020年版通则0512）测定。

色谱条件与系统适用性试验　以十八烷基硅烷键合硅胶为填充剂（柱长为100mm，内径为2.1mm，粒径为1.8μm）；以乙腈为流动相A，以0.05%磷酸溶液为流动相B，按下表中的规定进行梯度洗脱；流速为每分钟0.4ml；柱温为40℃；检测波长为254nm。理论板数按对羟基肉桂酸峰计算应不低于5 000。

时间（分钟）	流动相A（%）	流动相B（%）
0～13	4	96
13～23	4→7	96→93
23～26	7→9	93→91
26～38	9→13	91→87
38～39	13→90	87→10
39～45	90	10

参照物溶液的制备　取竹茹（青秆竹）对照药材2g，加水50ml，加热回流30分钟，放冷，滤过，取续滤液，作为对照药材参照物溶液。另取对羟基肉桂酸对照品适量，加甲醇制成每1ml含50μg的溶液，作为对照品参照物溶液。再取〔含量测定〕项下的对照品溶液，作为对照品参照物溶液。

供试品溶液的制备　同〔含量测定〕项。

测定法　分别精密吸取参照物溶液与供试品溶液各2μl，注入液相色谱仪，测定，即得。

供试品色谱中应呈现4个特征峰，并应与对照药材参照物色谱中的4个特征峰保留时间相对应，其中峰3、峰4应分别与相应对照品参照物峰保留时间相对应。与对羟基肉桂酸参照物峰相对应的峰为S峰，计算峰1、峰2与S峰的相对保留时间，其相对保留时间应在规定值的±10%之内，规定值为：0.30（峰1）、0.44（峰2）。

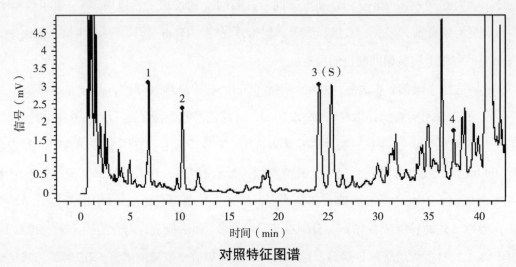

对照特征图谱

峰3（S）：对羟基肉桂酸；峰4：（+）-南烛木树脂酚-9'-*O*-葡萄糖苷

参考色谱柱：HSS T3，2.1mm×100mm，1.8μm

【检查】　应符合颗粒剂项下有关的各项规定（《中国药典》2020年版通则0104）。

【浸出物】 取本品适量，研细，取约2g，精密称定，精密加入乙醇100ml，照醇溶性浸出物测定法（《中国药典》2020年版通则2201）项下的热浸法测定，不得少于15.0%。

【含量测定】 照高效液相色谱法（《中国药典》2020年版通则0512）测定。

色谱条件与系统适用性试验 以十八烷基硅烷键合硅胶为填充剂（柱长为150mm，内径为2.1mm，粒径为1.6～2.2μm）；以乙腈为流动相A，以0.05%磷酸溶液为流动相B，按下表中的规定进行梯度洗脱；流速为每分钟0.3ml；柱温为30℃；检测波长为206nm。理论板数按（＋）-南烛木树脂酚-9'-O-葡萄糖苷峰计算应不低于5 000。

时间（分钟）	流动相A（%）	流动相B（%）
0～20	2→13	98→87
20～35	13	87
35～40	13→90	87→10
40～45	90	10

对照品溶液的制备 取（＋）-南烛木树脂酚-9'-O-葡萄糖苷对照品适量，精密称定，加甲醇制成每1ml含20μg的溶液，即得。

供试品溶液的制备 取本品适量，研细，取约0.1g，精密称定，置具塞锥形瓶中，精密加入10%甲醇25ml，称定重量，超声处理（功率300W，频率40kHz）30分钟，放冷，再称定重量，用10%甲醇补足减失的重量，摇匀，滤过，取续滤液，即得。

测定法 分别精密吸取对照品溶液与供试品溶液各1μl，注入液相色谱仪，测定，即得。

本品每1g含（＋）-南烛木树脂酚-9'-O-葡萄糖苷（$C_{28}H_{38}O_{13}$）应为3.5～20.0mg。

【规格】 每1g配方颗粒相当于饮片10g

【贮藏】 密封。

姜黄配方颗粒

Jianghuang Peifangkeli

【**来源**】 本品为姜科植物姜黄 *Curcuma longa* L. 的干燥根茎经炮制并按标准汤剂的主要质量指标加工制成的配方颗粒。

【**制法**】 取姜黄饮片5 500g，加水煎煮，收集挥发油适量（以β-环糊精包合，备用），滤过，滤液浓缩成清膏（干浸膏出膏率为8%～15%），加入挥发油包合物，加入辅料适量，干燥（或干燥，粉碎），再加入辅料适量，混匀，制粒，制成1 000g，即得。

【**性状**】 本品为棕黄色至棕色的颗粒；气香特异，味苦、辛。

【**鉴别**】 取本品适量，研细，取0.2g，加无水乙醇20ml，超声处理10分钟，放置30分钟，滤过，滤液蒸干，残渣加无水乙醇1ml使溶解，作为供试品溶液。另取姜黄对照药材0.5g，同法制成对照药材溶液。再取姜黄素对照品，加无水乙醇制成每1ml含0.5mg的溶液，作为对照品溶液。照薄层色谱法（《中国药典》2020年版通则0502）试验，吸取上述三种溶液各1～3μl，分别点于同一硅胶G薄层板上，以三氯甲烷-甲醇-甲酸（96：4：0.7）为展开剂，展开，取出，晾干，分别置日光和紫外光灯（365nm）下检视。供试品色谱中，在与对照药材色谱和对照品色谱相应的位置上，分别显相同颜色的斑点或荧光斑点。

【**特征图谱**】 照高效液相色谱法（《中国药典》2020年版通则0512）测定。

色谱条件与系统适用性试验 以十八烷基硅烷键合硅胶为填充剂（柱长为150mm，内径为2.1mm，粒径为1.8μm）；以乙腈-甲醇（2：1）为流动相A，以0.1%磷酸溶液为流动相B，按下表中的规定进行梯度洗脱；流速为每分钟0.25ml；柱温为40℃；检测波长0～18分钟为280nm，18～48分钟为400nm，48～55分钟为254nm。理论板数按姜黄素峰计算应不低于5 000。

时间（分钟）	流动相A（%）	流动相B（%）
0～20	10→40	90→60
20～25	40→45	60→55
25～45	45→53	55→47
45～48	53→85	47→15
48～55	85	15

参照物溶液的制备　取姜黄对照药材0.5g，加水50ml，煎煮30分钟，滤过，滤液蒸干，残渣加70%乙醇25ml使溶解，超声处理（功率300W，频率40kHz）30分钟，放冷，滤过，取续滤液，作为对照药材参照物溶液。另取〔含量测定〕项下的对照品溶液，作为对照品参照物溶液。

供试品溶液的制备　同〔含量测定〕项。

测定法　分别精密吸取参照物溶液与供试品溶液各2μl，注入液相色谱仪，测定，即得。

供试品色谱中应呈现7个特征峰，并应与对照药材参照物色谱中的7个特征峰保留时间相对应，其中峰5～峰7应分别与相应对照品参照物峰保留时间相对应。

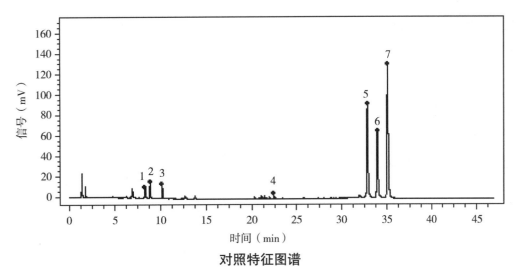

对照特征图谱

峰2：对香豆酸；峰3：阿魏酸；峰4：环姜黄素；

峰5：双去甲氧基姜黄素；峰6：去甲氧基姜黄素；峰7：姜黄素

参考色谱柱：HSS T3，2.1mm×150mm，1.8μm

【检查】　应符合颗粒剂项下有关的各项规定（《中国药典》2020年版通则0104）。

【浸出物】　取本品适量，研细，取约2g，精密称定，精密加入乙醇100ml，照醇溶性浸出物测定法（《中国药典》2020年版通则2201）项下的热浸法测定，不得少于11.0%。

【含量测定】　**挥发油**　取本品适量，研细，取约50g，精密称定，照挥发油测定法（《中国药典》2020年版通则2204）测定。

本品含挥发油应为0.20%～1.50%（ml/g）。

双去甲氧基姜黄素、去甲氧基姜黄素和姜黄素　照高效液相色谱法（《中国药典》2020年版通则0512）测定。

色谱条件与系统适用性试验　以十八烷基硅烷键合硅胶为填充剂（柱长为150mm，内径为2.1mm，粒径为1.8μm）；以乙腈-甲醇（2∶1）为流动相A，以0.1%磷酸溶液为流动相B；按下表中的规定进行梯度洗脱；流速为每分钟0.3ml；柱温为40℃；检测波长为430nm。理论板数按姜黄素峰计算应不低于5 000。

时间（分钟）	流动相A（%）	流动相B（%）
0～20	50→51	50→49

对照品溶液的制备　取双去甲氧基姜黄素对照品、去甲氧基姜黄素对照品、姜黄素对照品适量，精密称定，加甲醇制成每1ml各含20μg的混合溶液，即得。

供试品溶液的制备　取本品适量，研细，取约0.1g，精密称定，置具塞锥形瓶中，精密加入甲醇20ml，称定重量，超声处理（功率250W，频率40kHz）30分钟，放冷，再称定重量，用甲醇补足减失的重量，摇匀，滤过，取续滤液，即得。

测定法　分别精密吸取对照品溶液与供试品溶液各2μl，注入液相色谱仪，测定，即得。

本品每1g含姜黄素（$C_{21}H_{20}O_6$）应为2.0～7.0mg，含双去甲氧基姜黄素（$C_{19}H_{16}O_4$）、去甲氧基姜黄素（$C_{20}H_{18}O_5$）和姜黄素（$C_{21}H_{20}O_6$）的总量应为3.5～15.0mg。

【规格】　每1g配方颗粒相当于饮片5.5g

【贮藏】　密封。

穿山龙配方颗粒

Chuanshanlong Peifangkeli

【来源】 本品为薯蓣科植物穿龙薯蓣 *Dioscorea nipponica* Makino 的干燥根茎经炮制并按标准汤剂的主要质量指标加工制成的配方颗粒。

【制法】 取穿山龙饮片3 500g，加水煎煮，滤过，滤液浓缩成清膏（干浸膏出膏率为12%～26%），加入辅料适量，干燥（或干燥，粉碎），再加入辅料适量，混匀，制粒，制成1 000g，即得。

【性状】 本品为灰黄色至黄棕色的颗粒；气微，味苦、微涩。

【鉴别】 取本品适量，研细，取1g，加甲醇30ml，超声处理30分钟，滤过，滤液蒸干，残渣加3mol/L盐酸溶液20ml使溶解，置水浴中加热水解30分钟，放冷，再加入三氯甲烷30ml，加热回流15分钟，滤过，分取三氯甲烷液，回收溶剂至干，残渣加甲醇1ml使溶解，作为供试品溶液。另取穿山龙对照药材3g，加水50ml，加热回流30分钟，滤过，滤液蒸干，残渣加甲醇30ml，同法制成对照药材溶液。再取薯蓣皂苷元对照品，加甲醇制成每1ml含1mg的溶液，作为对照品溶液。照薄层色谱法（《中国药典》2020年版通则0502）试验，吸取供试品溶液与对照药材溶液各10μl、对照品溶液8μl，分别点于同一硅胶G薄层板上，以正己烷-乙酸乙酯（4∶1）为展开剂，展开，取出，晾干，喷以10%硫酸乙醇溶液，在105℃加热5分钟。供试品色谱中，在与对照药材色谱和对照品色谱相应的位置上，显相同颜色的斑点。

【特征图谱】 照高效液相色谱法（《中国药典》2020年版通则0512）测定。

色谱条件与系统适用性试验 同〔含量测定〕项。

参照物溶液的制备 取穿山龙对照药材1g，加水20ml，加热回流30分钟，放冷，滤过，滤液蒸至近干，加稀乙醇10ml，超声处理（功率200W，频率40kHz）30分钟，放冷，摇匀，滤过，取续滤液，作为对照药材参照物溶液。另取〔含量测定〕项下的对照品溶液，作为对照品参照物溶液。

供试品溶液的制备 同〔含量测定〕项。

测定法 分别精密吸取参照物溶液与供试品溶液各10μl，注入液相色谱仪，测定，即得。

供试品色谱中应呈现5个特征峰，并应与对照药材参照物色谱中的5个特征峰保留时间相对应，其中峰3～峰5应分别与相应对照品参照物峰保留时间相对应。与伪原薯蓣皂苷参照物峰相对应的峰为S峰，计算峰1、峰2与S峰的相对保留时间，其相对保留时间应该在规定值的±10%之内，规定值为：0.66（峰1）、0.71（峰2）。

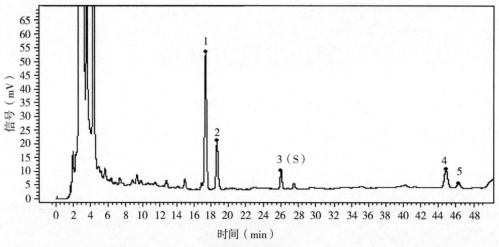

对照特征图谱

峰1：原薯蓣皂苷；峰2：原纤细薯蓣皂苷；峰3（S）：伪原薯蓣皂苷；

峰4：薯蓣皂苷；峰5：纤细薯蓣皂苷

参考色谱柱：SB-Aq，4.6mm×250mm，5μm

【检查】 应符合颗粒剂项下有关的各项规定（《中国药典》2020年版通则0104）。

【浸出物】 取本品适量，研细，取约2g，精密称定，精密加入乙醇100ml，照醇溶性浸出物测定法（《中国药典》2020年版通则2201）项下的热浸法测定，不得少于12.0%。

【含量测定】 照高效液相色谱法（《中国药典》2020年版通则0512）测定。

色谱条件与系统适用性试验 以十八烷基硅烷键合硅胶为填充剂（柱长为250mm，内径为4.6mm，粒径为5μm）；以乙腈为流动相A，以水为流动相B，按下表中的规定进行梯度洗脱；流速为每分钟0.8ml；检测波长为203nm。理论板数按薯蓣皂苷峰计应不低于5 000。

时间（分钟）	流动相A（%）	流动相B（%）
0～10	22→27	78→73
10～35	27→40	73→60
35～45	40	60
45～50	40→80	60→20
50～51	80→95	20→5
51～57	95	5

对照品溶液的制备 取伪原薯蓣皂苷对照品、薯蓣皂苷对照品、纤细薯蓣皂苷对照品适量，精密称定，加稀乙醇制成每1ml含伪原薯蓣皂苷9μg、薯蓣皂苷36μg、纤细薯蓣皂苷10μg的混合溶液，

即得。

供试品溶液的制备　取本品适量，研细，取约0.3g，精密称定，置具塞锥形瓶中，精密加入稀乙醇25ml，称定重量，超声处理（功率200W，频率40kHz）30分钟，放冷，再称定重量，用稀乙醇补足减失的重量，摇匀，滤过，取续滤液，即得。

测定法　分别精密吸取对照品溶液与供试品溶液各10μl，注入液相色谱仪，测定，即得。

本品每1g含伪原薯蓣皂苷（$C_{51}H_{82}O_{21}$）、薯蓣皂苷（$C_{45}H_{72}O_{16}$）和纤细薯蓣皂苷（$C_{45}H_{72}O_{17}$）的总量应为1.5～7.0mg。

【规格】　每1g配方颗粒相当于饮片3.5g

【贮藏】　密封。

盐巴戟天配方颗粒

Yanbajitian Peifangkeli

【来源】 本品为茜草科植物巴戟天 *Morinda officinalis* How 的干燥根经炮制并按标准汤剂的主要质量指标加工制成的配方颗粒。

【制法】 取盐巴戟天饮片1 200g，加水煎煮，滤过，滤液浓缩成清膏（干浸膏出膏率为42%～65%），加入辅料适量，干燥（或干燥，粉碎），再加入辅料适量，混匀，制粒，制成1 000g，即得。

【性状】 本品为浅灰色至灰棕色的颗粒；气微，味甘，微咸。

【鉴别】 取本品适量，研细，取3g，加水25ml，超声使溶解，用乙酸乙酯振摇提取2次，每次20ml，合并乙酸乙酯液，蒸干，残渣加甲醇1ml使溶解，作为供试品溶液。另取盐巴戟天配方颗粒对照提取物3g，同法制成对照提取物溶液。照薄层色谱法（《中国药典》2020年版通则0502）试验，吸取上述两种溶液各10μl，分别点于同一硅胶GF$_{254}$薄层板上，以甲苯-乙酸乙酯-甲酸（8：2：0.1）为展开剂，展开，取出，晾干，置紫外光灯（254nm）下检视。供试品色谱中，在与对照提取物色谱相应的位置上，显相同颜色的斑点。

【特征图谱】 环烯醚萜类 照高效液相色谱法（《中国药典》2020年版通则0512）测定。

色谱条件与系统适用性试验 同〔含量测定〕水晶兰苷项。

参照物溶液的制备 取盐巴戟天配方颗粒对照提取物0.5g，加10%甲醇50ml，超声处理（功率250W，频率45kHz）30分钟，放冷，摇匀，滤过，取续滤液，作为对照提取物参照物溶液。另取〔含量测定〕水晶兰苷项下的对照品溶液，作为对照品参照物溶液。

供试品溶液的制备 同〔含量测定〕水晶兰苷项。

测定法 分别精密吸取参照物溶液与供试品溶液各2μl，注入液相色谱仪，测定，即得。

供试品色谱中应呈现7个特征峰，并应与对照提取物参照物色谱中的7个特征峰保留时间相对应，其中峰1应与对照品参照物峰保留时间相对应。

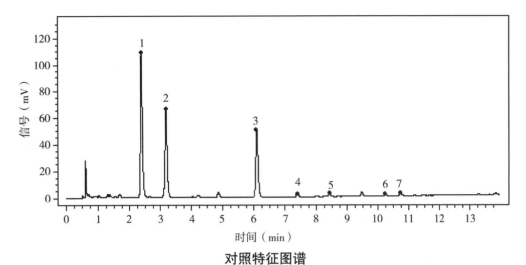

对照特征图谱

峰1：水晶兰苷；峰2：去乙酰基车叶草苷酸

参考色谱柱：Triart C18，2.1mm×100mm，1.9μm

寡聚糖类　照高效液相色谱法（《中国药典》2020年版通则0512）测定。

色谱条件与系统适用性试验　同〔含量测定〕耐斯糖项。

参照物溶液的制备　取盐巴戟天配方颗粒对照提取物0.5g，加3%甲醇50ml，超声处理（功率250W，频率45kHz）30分钟，放冷，摇匀，滤过，取续滤液，作为对照提取物参照物溶液。另取蔗糖对照品、耐斯糖对照品适量，加3%甲醇制成每1ml各含80μg的混合溶液，作为对照品参照物溶液。

供试品溶液的制备　同〔含量测定〕耐斯糖项。

测定法　分别精密吸取参照物溶液与供试品溶液各1μl，注入液相色谱仪，测定，即得。

供试品色谱中应呈现7个特征峰，并应与对照提取物参照物色谱中的7个特征峰保留时间相对应，其中峰1、峰3应分别与相应对照品参照物峰保留时间相对应。

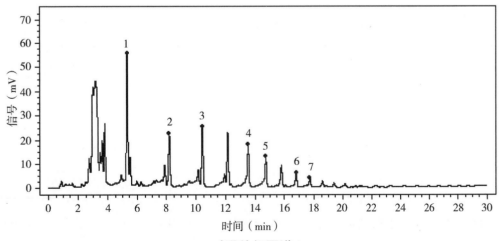

对照特征图谱

峰1：蔗糖；峰2：蔗果三糖；峰3：耐斯糖

参考色谱柱：BEH Amide，2.1mm×100mm，1.7μm

【检查】 应符合颗粒剂项下有关的各项规定（《中国药典》2020年版通则0104）。

【浸出物】 取本品适量，研细，取约2g，精密称定，精密加入乙醇100ml，照醇溶性浸出物测定法（《中国药典》2020年版通则2201）项下的热浸法测定，不得少于22.0%。

【含量测定】 水晶兰苷 照高效液相色谱法（《中国药典》2020年版通则0512）测定。

色谱条件与系统适用性试验 以十八烷基硅烷键合硅胶为填充剂（柱长为100mm，内径为2.1mm，粒径为1.9μm）；以甲醇为流动相A，以0.1%磷酸溶液为流动相B，按下表中的规定进行梯度洗脱；流速为每分钟0.4ml；柱温为35℃；检测波长为235nm。理论板数按水晶兰苷峰计算应不低于5 000。

时间（分钟）	流动相A（%）	流动相B（%）
0~1	3	97
1~6	3→10	97→90
6~14	10→41	90→59

对照品溶液的制备 取水晶兰苷对照品适量，精密称定，加10%甲醇制成每1ml含80μg的溶液，即得。

供试品溶液的制备 取本品适量，研细，取约0.5g，精密称定，置具塞锥形瓶中，精密加入10%甲醇50ml，称定重量，超声处理（功率250W，频率45kHz）30分钟，放冷，再称定重量，用10%甲醇补足减失的重量，摇匀，滤过，取续滤液，即得。

测定法 分别精密吸取对照品溶液与供试品溶液各2μl，注入液相色谱仪，测定，即得。

本品每1g含水晶兰苷（$C_{16}H_{22}O_{11}$）应为5.0~16.0mg。

耐斯糖 照高效液相色谱法（《中国药典》2020年版通则0512）测定。

色谱条件与系统适用性试验 以酰胺基三键合亚乙基桥杂化颗粒为填充剂（柱长为100mm，内径为2.1mm，粒径为1.7μm）；以乙腈为流动相A，以水为流动相B，按下表中的规定进行梯度洗脱；流速为每分钟0.4ml；柱温为35℃；电雾式检测器检测。理论板数按耐斯糖峰计算应不低于5 000。

时间（分钟）	流动相A（%）	流动相B（%）
0~1	90→81	10→19
1~7	81→76	19→24
7~13	76→67	24→33
13~30	67→49	33→51

对照品溶液的制备 取耐斯糖对照品适量，精密称定，加3%甲醇制成每1ml含0.1mg的溶液，即得。

供试品溶液的制备 取本品适量，研细，取约0.5g，精密称定，置具塞锥形瓶中，精密加入3%甲醇50ml，称定重量，超声处理（功率250W，频率45kHz）30分钟，放冷，再称定重量，用3%甲醇补足减失的重量，摇匀，滤过，取续滤液，即得。

测定法　分别精密吸取对照品溶液1μl、3μl，供试品溶液1μl，注入液相色谱仪，测定，即得。

本品每1g含耐斯糖（$C_{24}H_{42}O_{21}$）应为20.0～66.0mg。

【规格】　每1g配方颗粒相当于饮片1.2g

【贮藏】　密封。

盐胡芦巴配方颗粒

Yanhuluba Peifangkeli

【来源】 本品为豆科植物胡芦巴 *Trigonella foenum-graecum* L. 的干燥成熟种子经炮制并按标准汤剂的主要质量指标加工制成的配方颗粒。

【制法】 取盐胡芦巴饮片5 000g，加水煎煮，滤过，滤液浓缩成清膏（干浸膏出膏率为14%～20%），加入辅料适量，干燥（或干燥，粉碎），再加入辅料适量，混匀，制粒，制成1 000g，即得。

【性状】 本品为浅黄色至深棕黄色的颗粒；气香，味苦。

【鉴别】 取本品适量，研细，取0.1g，加甲醇30ml，超声处理30分钟，滤过，滤液蒸干，残渣加甲醇5ml使溶解，作为供试品溶液。另取胡芦巴对照药材0.5g，加甲醇30ml，同法制成对照药材溶液。照薄层色谱法（《中国药典》2020年版通则0502）试验，吸取上述两种溶液各1μl，分别点于同一聚酰胺薄膜上，以乙醇-丁酮-乙酰丙酮-水（3：3：1：13）为展开剂，展开，取出，晾干，喷以三氯化铝试液，热风加热5分钟，置紫外光灯（365nm）下检视。供试品色谱中，在与对照药材色谱相应的位置上，显相同颜色的荧光斑点。

【特征图谱】 照高效液相色谱法（《中国药典》2020年版通则0512）测定。

色谱条件与系统适用性试验 以十八烷基硅烷键合硅胶为填充剂（柱长为50mm，内径为2.1mm，粒径为1.8μm）；以甲醇-乙腈（1：3）为流动相A，以0.2%冰醋酸溶液为流动相B，按下表中的规定进行梯度洗脱；流速为每分钟0.3ml；柱温为25℃；检测波长为339nm。理论板数按牡荆素峰计算应不低于10 000。

时间（分钟）	流动相A（%）	流动相B（%）
0～34	9.5→13	90.5→87
34～55	13→30	87→70
55～65	30	70

参照物溶液的制备 取胡芦巴对照药材0.5g，加50%甲醇50ml，超声处理（功率600W，频率40kHz）30分钟，放冷，摇匀，滤过，取续滤液，作为对照药材参照物溶液。另取牡荆素对照品、异荭草苷对照品适量，加50%甲醇制成每1ml含牡荆素30μg、异荭草苷15μg的混合溶液，作为对照品参照物溶液。

供试品溶液的制备　同〔含量测定〕项。

测定法　分别精密吸取参照物溶液与供试品溶液各1μl，注入液相色谱仪，测定，即得。

供试品色谱中应呈现10个特征峰，并应与对照药材参照物色谱中的10个特征峰保留时间相对应，其中峰5、峰7应分别与相应对照品参照物峰保留时间相对应。与牡荆素参照物峰相对应的峰为S峰，计算峰1～峰4、峰6、峰8～峰10与S峰的相对保留时间，其相对保留时间应在规定值的±10%之内，规定值为：0.50（峰1）、0.52（峰2）、0.72（峰3）、0.76（峰4）、0.82（峰6）、1.18（峰8）、1.78（峰9）、1.91（峰10）。

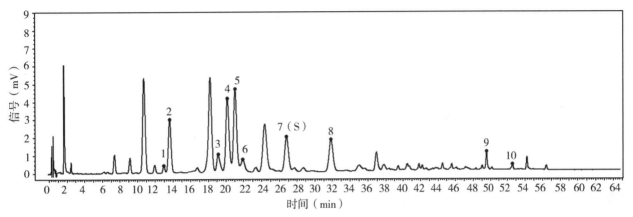

对照特征图谱

峰5：异荭草苷；峰7（S）：牡荆素

参考色谱柱：HSS T3，2.1mm×50mm，1.8μm

【检查】　**黄曲霉毒素**　照真菌毒素测定法（《中国药典》2020年版通则2351）测定。

本品每1 000g含黄曲霉毒素B_1不得过5μg，含黄曲霉毒素G_2、黄曲霉毒素G_1、黄曲霉毒素B_2和黄曲霉毒素B_1总量不得过10μg。

其他　应符合颗粒剂项下有关的各项规定（《中国药典》2020年版通则0104）。

【浸出物】　取本品适量，研细，取约2g，精密称定，精密加入乙醇100ml，照醇溶性浸出物测定法（《中国药典》2020年通则2201）项下的热浸法测定，不得少于24.0%。

【含量测定】　照高效液相色谱法（《中国药典》2020年版通则0512）测定。

色谱条件与系统适用性试验　以十八烷基硅烷键合硅胶为填充剂；以甲醇-0.05%十二烷基磺酸钠溶液-冰醋酸（20∶80∶0.1）为流动相；检测波长为265nm。理论板数按胡芦巴碱峰计算应不低于4 000。

对照品溶液的制备　取胡芦巴碱对照品适量，精密称定，加50%甲醇制成每1ml含60μg的溶液，即得。

供试品溶液的制备　取本品适量，研细，取约0.2g，精密称定，置具塞锥形瓶中，精密加入50%甲醇50ml，称定重量，超声处理（功率600W，频率40kHz）30分钟，放冷，再称定重量，用50%甲醇补足减失的重量，摇匀，滤过，取续滤液，即得。

测定法　分别精密吸取对照品溶液与供试品溶液各10μl，注入液相色谱仪，测定，即得。

本品每1g含胡芦巴碱（$C_7H_7NO_2$）应为8.0～23.0mg。

【规格】　每1g配方颗粒相当于饮片5g

【贮藏】　密封。

盐益智仁配方颗粒

Yanyizhiren Peifangkeli

【来源】 本品为姜科植物益智 *Alpinia oxyphylla* Miq. 的干燥成熟果实经炮制并按标准汤剂的主要质量指标加工制成的配方颗粒。

【制法】 取盐益智仁饮片3 500g，加水煎煮，收集挥发油适量（以β-环糊精包合，备用），滤过，滤液加入辅料适量，浓缩成清膏（干浸膏出膏率为10%～27%），加入挥发油包合物，加入辅料适量，干燥（或干燥，粉碎），再加入辅料适量，混匀，制粒，制成1 000g，即得。

【性状】 本品为浅棕黄色至黄棕色的颗粒；气香，味辛、微苦、微咸。

【鉴别】 取本品适量，研细，取1.2g，加无水乙醇5ml，超声处理30分钟，滤过，滤液作为供试品溶液。另取益智（益智仁）对照药材1g，加无水乙醇5ml，同法制成对照药材溶液。照薄层色谱法（《中国药典》2020年版通则0502）试验，吸取供试品溶液10 μl、对照药材溶液5 μl，分别点于同一硅胶G薄层板上，以石油醚（60～90℃）-丙酮（5∶2）为展开剂，展开，取出，晾干，喷以10%硫酸乙醇溶液，在105℃加热至斑点显色清晰，置紫外光灯（365nm）下检视。供试品色谱中，在与对照药材色谱相应的位置上，显相同颜色的荧光斑点。

【特征图谱】 照高效液相色谱法（《中国药典》2020年版通则0512）测定。

色谱条件与系统适用性试验 以十八烷基硅烷键合硅胶为填充剂；以甲醇为流动相A，以水为流动相B，按下表中的规定进行梯度洗脱；柱温为25℃；检测波长为254nm。理论板数按圆柚酮峰计算应不低于3 000。

时间（分钟）	流动相A（%）	流动相B（%）
0～5	0→10	100→90
5～30	10→50	90→50
30～60	50→80	50→20
60～65	80→90	20→10

参照物溶液的制备 取益智（益智仁）对照药材0.5g，加50%甲醇10ml，超声处理（功率250W，频率40kHz）30分钟，放冷，滤过，取续滤液，作为对照药材参照物溶液。另取〔含量测定〕项下的对照品溶

液，作为对照品参照物溶液。

供试品溶液的制备 同〔含量测定〕项。

测定法 分别精密吸取参照物溶液与供试品溶液各10µl，注入液相色谱仪，测定，即得。

供试品色谱中应呈现3个特征峰，并应与对照药材参照物色谱中的3个特征峰保留时间相对应，其中峰3应与对照品参照物峰保留时间相对应。

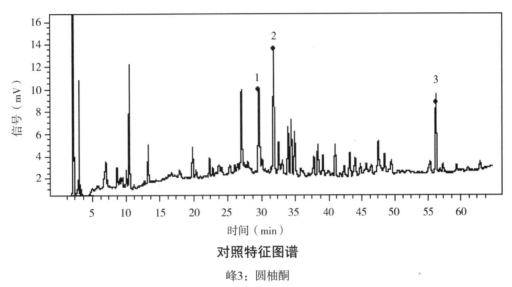

对照特征图谱

峰3：圆柚酮

参考色谱柱：Gemini NX C18，4.6mm×250mm，5µm

【检查】 应符合颗粒剂项下有关的各项规定（《中国药典》2020年版通则0104）。

【浸出物】 取本品适量，研细，取约2g，精密称定，精密加入乙醇100ml，照醇溶性浸出物测定法（《中国药典》2020年版通则2201）项下的热浸法测定，不得少于11.0%。

【含量测定】 照高效液相色谱法（《中国药典》2020年版通则0512）测定。

色谱条件与系统适用性试验 以十八烷基硅烷键合硅胶为填充剂；以甲醇为流动相A，以水为流动相B，按下表中的规定进行梯度洗脱；柱温为30℃；检测波长为240nm。理论板数按圆柚酮峰计算应不低于3 000。

时间（分钟）	流动相A（%）	流动相B（%）
0～15	70→75	30→25

对照品溶液的制备 取圆柚酮对照品适量，精密称定，加甲醇制成每1ml含6µg的溶液，即得。

供试品溶液的制备 取本品适量，研细，取约0.2g，精密称定，置具塞锥形瓶中，精密加入50%甲醇20ml，称定重量，加热回流30分钟，放冷，再称定重量，用50%甲醇补足减失的重量，摇匀，滤过，取续滤液，即得。

测定法 分别精密吸取对照品溶液与供试品溶液各10µl，注入液相色谱仪，测定，即得。

本品每1g含圆柚酮（$C_{15}H_{22}O$）应为0.15～0.85mg。

【规格】 每1g配方颗粒相当于饮片3.5g

【贮藏】 密封。

盐橘核配方颗粒

Yanjuhe Peifangkeli

【来源】 本品为芸香科植物橘 *Citrus reticulata* Blanco 及其栽培变种的干燥成熟种子经炮制并按标准汤剂的主要质量指标加工制成的配方颗粒。

【制法】 取盐橘核饮片4 500g，加水煎煮，滤过，滤液浓缩成清膏（干浸膏出膏率为13%～21%），加入辅料适量，干燥（或干燥，粉碎），再加入辅料适量，混匀，制粒，制成1 000g，即得。

【性状】 本品为浅棕黄色至灰黄色的颗粒；气微，味微苦。

【鉴别】 取本品适量，研细，取1g，加乙酸乙酯20ml，超声处理30分钟，滤过，滤液蒸干，残渣加乙酸乙酯1ml使溶解，作为供试品溶液。另取橘核对照药材4g，加水100ml，煎煮30分钟，滤过，滤液蒸干，残渣加乙酸乙酯20ml，同法制成0.5ml的溶液，作为对照药材溶液。照薄层色谱法（《中国药典》2020年版通则0502）试验，吸取供试品溶液2μl、对照药材溶液10μl，分别点于同一硅胶G薄层板上，以三氯甲烷-甲醇（15：0.5）为展开剂，展开，取出，晾干，喷以10%硫酸乙醇溶液，在105℃加热至斑点显色清晰。供试品色谱中，在与对照药材色谱相应的位置上，显相同颜色的斑点。

【特征图谱】 照高效液相色谱法（《中国药典》2020年版通则0512）测定。

色谱条件与系统适用性试验 同〔含量测定〕项。

参照物溶液的制备 取橘核对照药材0.5g，加水30ml，煎煮30分钟，滤过，滤液蒸干，残渣加70%甲醇25ml，超声处理（功率300W，频率40kHz）30分钟，放冷，摇匀，滤过，取续滤液，作为对照药材参照物溶液。另取〔含量测定〕项下的对照品溶液，作为对照品参照物溶液。再取橙皮苷对照品适量，加甲醇制成每1ml含0.1mg的溶液，作为对照品参照物溶液。

供试品溶液的制备 同〔含量测定〕项。

测定法 分别精密吸取参照物溶液与供试品溶液各2μl，注入液相色谱仪，测定，即得。

供试品色谱中应呈现6个特征峰，并应与对照药材参照物色谱中的6个特征峰保留时间相对应；其中峰1、峰4、峰5、峰6应分别与相应对照品参照物峰保留时间相对应。

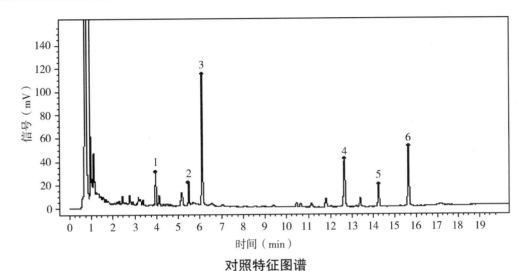

对照特征图谱

峰1：橙皮苷；峰4：柠檬苦素；峰5：诺米林；峰6：黄柏酮

参考色谱柱：BEH C18，2.1mm×100mm，1.7μm

【检查】 应符合颗粒剂项下有关的各项规定（《中国药典》2020年版通则0104）。

【浸出物】 取本品适量，研细，取约2g，精密称定，精密加入乙醇100ml，照醇溶性浸出物测定法（《中国药典》2020年版通则2201）项下的热浸法测定，不得少于16.0%。

【含量测定】 照高效液相色谱法（《中国药典》2020年版通则0512）测定。

色谱条件与系统适用性试验 以十八烷基硅烷键合硅胶为填充剂（柱长为100mm，内径为2.1mm，粒径为1.6～2.2μm）；以乙腈为流动相A，以0.1%磷酸溶液为流动相B，按下表中的规定进行梯度洗脱；流速为每分钟0.3ml；柱温为30℃；检测波长为210nm。理论板数按柠檬苦素峰计算应不低于6 000。

时间（分钟）	流动相A（%）	流动相B（%）
0～10	18→35	82→65
10～20	35→65	65→35

对照品溶液的制备 取柠檬苦素对照品、诺米林对照品、黄柏酮对照品适量，精密称定，加甲醇制成每1ml含柠檬苦素50μg、诺米林10μg、黄柏酮6μg的混合溶液，即得。

供试品溶液的制备 取本品适量，研细，取约0.1g，精密称定，置具塞锥形瓶中，精密加入70%甲醇25ml，称定重量，超声处理（功率300W，频率40kHz）30分钟，放冷，再称定重量，用70%甲醇补足减失重量，摇匀，滤过，取续滤液，即得。

测定法 分别精密吸取对照品溶液与供试品溶液各2μl，注入液相色谱仪，测定，即得。

本品每1g含柠檬苦素（$C_{26}H_{30}O_8$）、诺米林（$C_{28}H_{34}O_9$）和黄柏酮（$C_{26}H_{30}O_7$）的总量应为7.0～33.0mg。

【规格】 每1g配方颗粒相当于饮片4.5g

【贮藏】 密封。

莪术（广西莪术）配方颗粒

Ezhu（Guangxi'ezhu）Peifangkeli

【来源】 本品为姜科植物广西莪术 *Curcuma kwangsiensis* S. G. Lee et C. F. Liang 的干燥根茎经炮制并按标准汤剂的主要质量指标加工制成的配方颗粒。

【制法】 取莪术（广西莪术）饮片8 000g，加水煎煮，滤过，滤液加入辅料适量，浓缩成清膏（干浸膏出膏率为6.5%～11.0%），加入辅料适量，干燥（或干燥，粉碎），再加入辅料适量，混匀，制粒，制成1 000g，即得。

【性状】 本品为灰黄色至灰褐色的颗粒；气微，味苦。

【鉴别】 取本品适量，研细，取0.5g，加乙醇25ml，超声处理30分钟，滤过，滤液蒸干，残渣加乙醇1ml使溶解，作为供试品溶液。另取莪术（广西莪术）对照药材0.5g，加乙醇25ml，同法制成对照药材溶液。照薄层色谱法（《中国药典》2020年版通则0502）试验，吸取供试品溶液2μl、对照药材溶液5μl，分别点于同一硅胶G薄层板上，以三氯甲烷-甲醇-冰醋酸（96：4：1）为展开剂，预平衡20分钟，展开，取出，晾干，喷以10%硫酸乙醇溶液，在105℃加热至斑点显色清晰，置紫外光灯（365nm）下检视。供试品色谱中，在与对照药材色谱相应的位置上，显相同颜色的荧光斑点。

【特征图谱】 照高效液相色谱法（《中国药典》2020年版通则0512）测定。

色谱条件与系统适用性试验 以十八烷基硅烷键合硅胶为填充剂（柱长为150mm，内径为2.1mm，粒径为1.8μm）；以乙腈-甲醇（2：1）的混合溶液为流动相A，以0.1%磷酸溶液为流动相B，按下表中的规定进行梯度洗脱；流速为每分钟0.32ml；柱温为30℃；检测波长为262nm。理论板数按莪术烯醇峰计算应不低于5 000。

时间（分钟）	流动相A（%）	流动相B（%）
0～16	15	85
16～46	15→30	85→70
46～75	30→73	70→27
75～80	73→100	27→0

参照物溶液的制备 取莪术（广西莪术）对照药材2g，加70%甲醇25ml，超声处理（功率250W，频率40kHz）30分钟，放冷，摇匀，滤过，取续滤液，作为对照药材参照物溶液。另取〔含量测定〕项下的对照品溶液，作为对照品参照物溶液。

供试品溶液的制备 同〔含量测定〕项。

测定法 分别精密吸取参照物溶液与供试品溶液各1μl，注入液相色谱仪，测定，即得。

供试品色谱中应呈现6个特征峰，并应与对照药材参照物色谱中的6个特征峰保留时间相对应，其中峰6应与对照品参照物峰保留时间相对应。与莪术烯醇参照物峰相对应的峰为S峰，计算峰2～峰5与S峰的相对保留时间，其相对保留时间应在规定值的±10%之内，规定值为：0.51（峰2）、0.52（峰3）、0.86（峰4）、0.99（峰5）。

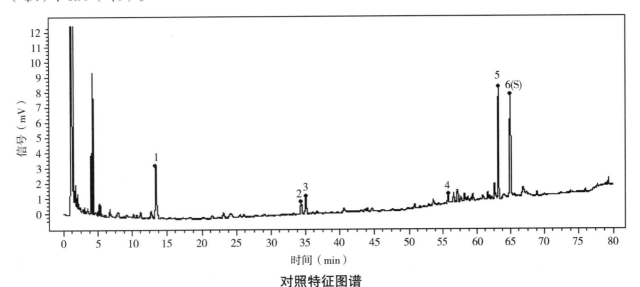

对照特征图谱

峰6（S）：莪术烯醇

参考色谱柱：HSS T3，2.1mm×150mm，1.8μm

【检查】 应符合颗粒剂项下有关的各项规定（《中国药典》2020年版通则0104）。

【浸出物】 取本品适量，研细，取约2g，精密称定，精密加入乙醇100ml，照醇溶性浸出物测定法（《中国药典》2020年版通则2201）项下的热浸法测定，不得少于6.0%。

【含量测定】 照高效液相色谱法（《中国药典》2020年版通则0512）测定。

色谱条件与系统适用性试验 以十八烷基硅烷键合硅胶为填充剂（柱长为150mm，内径为2.1mm，粒径为1.7μm），以乙腈-0.1%磷酸溶液（44∶56）为流动相；流速为每分钟0.3ml；柱温为35℃；检测波长为262nm。理论板数按莪术烯醇峰计算应不低于5 000。

对照品溶液的制备 取莪术烯醇对照品适量，精密称定，加甲醇制成每1ml含20μg的溶液，即得。

供试品溶液的制备 取本品适量，研细，取约0.2g，精密称定，置具塞锥形瓶中，精密加入70%甲醇25ml，称定重量，超声处理（功率250W，频率40kHz）30分钟，放冷，再称定重量，用70%甲醇补足减失的重量，摇匀，滤过，取续滤液，即得。

测定法 分别精密吸取对照品溶液与供试品溶液各1μl，注入液相色谱仪，测定，即得。

本品每1g含莪术烯醇（$C_{15}H_{22}O_2$）应为0.7～5.0mg。

【注意】 孕妇禁用。

【规格】 每1g配方颗粒相当于饮片8g

【贮藏】 密封。

桃仁（山桃）配方颗粒

Taoren（Shantao）Peifangkeli

【来源】 本品为蔷薇科植物山桃 *Prunus davidiana*（Carr.）Franch. 的干燥成熟种子经炮制并按标准汤剂的主要质量指标加工制成的配方颗粒。

【制法】 取桃仁（山桃）饮片4 500g，加水煎煮，滤过，滤液浓缩成清膏（干浸膏出膏率为11%～21%），加入辅料适量，干燥（或干燥，粉碎），再加入辅料适量，混匀，制粒，制成1 000g，即得。

【性状】 本品为灰白色至灰棕色的颗粒；气微，味苦。

【鉴别】 取本品适量，研细，取1.2g，加甲醇30ml，超声处理15分钟，滤过，滤液作为供试品溶液。另取桃仁（山桃）对照药材1g，加水20ml，煎煮30分钟，滤过，滤液蒸干，残渣加甲醇15ml，同法制成对照药材溶液。再取苦杏仁苷对照品，加甲醇制成每1ml含2mg的溶液，作为对照品溶液。照薄层色谱法（《中国药典》2020年版通则0502）试验，吸取供试品溶液5 μl、对照药材溶液与对照品溶液各10 μl，分别点于同一硅胶G薄层板上，以三氯甲烷-乙酸乙酯-甲醇-水（15∶40∶22∶10）5～10℃放置12小时的下层溶液为展开剂，展开，取出，立即喷以磷钼酸硫酸溶液（取磷钼酸2g，加水20ml使溶解，再缓缓加入硫酸30ml，混匀），在105℃加热至斑点显色清晰。供试品色谱中，在与对照药材色谱和对照品色谱相应的位置上，显相同颜色的斑点。

【特征图谱】 照高效液相色谱法（《中国药典》2020年版通则0512）测定。

色谱条件与系统适用性试验 同〔含量测定〕项。

参照物溶液的制备 取桃仁（山桃）对照药材0.3g，加水50ml，加热回流30分钟，放冷，离心，取上清液水浴蒸干，残渣加50%甲醇使溶解，并转移至50ml量瓶中，用50%甲醇稀释至刻度，超声处理（功率250W，频率40kHz）30分钟，放冷，摇匀，滤过，取续滤液，作为对照药材参照物溶液。另取苦杏仁苷对照品、色氨酸对照品适量，加70%甲醇制成每1ml含苦杏仁苷80 μg、色氨酸10 μg的混合溶液，作为对照品参照物溶液。

供试品溶液的制备 同〔含量测定〕项。

测定法 分别精密吸取参照物溶液与供试品溶液各2 μl，注入液相色谱仪，测定，即得。

供试品色谱中应呈现5个特征峰，并应与对照药材参照物色谱中的5个特征峰保留时间相对应，其中峰1、峰5应分别与相应对照品参照物峰保留时间相对应。

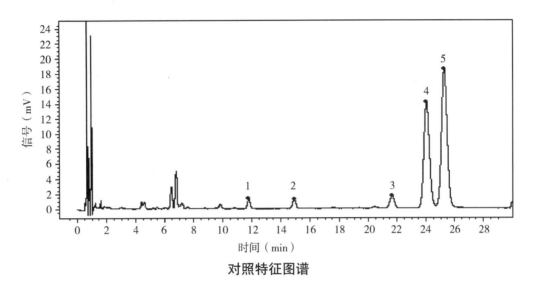

对照特征图谱

峰1：色氨酸；峰4：L-苦杏仁苷；峰5：苦杏仁苷

参考色谱柱：HSS T3，2.1mm×100mm，1.8μm

【检查】 **溶化性** 照颗粒剂溶化性检查方法（《中国药典》2020年版通则0104）检查，加热水200ml，搅拌5分钟（必要时加热煮沸5分钟），立即观察，应全部溶化或轻微浑浊，不得有焦屑或异物。

重金属及有害元素 照铅、镉、砷、汞、铜测定法（《中国药典》2020年版通则2321原子吸收分光光度法或电感耦合等离子体质谱法）测定，铅不得过5mg/kg；镉不得过1mg/kg；砷不得过2mg/kg；汞不得过0.2mg/kg；铜不得过20mg/kg。

黄曲霉毒素 照真菌毒素测定法（《中国药典》2020年版通则2351）测定。

本品每1 000g含黄曲霉毒素B_1不得过5μg，含黄曲霉毒素G_2、黄曲霉毒素G_1、黄曲霉毒素B_2和黄曲霉毒素B_1的总量不得过10μg。

其他 应符合颗粒剂项下有关的各项规定（《中国药典》2020年版通则0104）。

【浸出物】 取本品适量，研细，取约2g，精密称定，精密加入乙醇100ml，照醇溶性浸出物测定法（《中国药典》2020年版通则2201）项下的热浸法测定，不得少于27.0%。

【含量测定】 照高效液相色谱法（《中国药典》2020年版通则0512）测定。

色谱条件与系统适用性试验 以十八烷基硅烷键合硅胶为填充剂（柱长为100mm，内径为2.1mm，粒径为1.8μm）；以乙腈为流动相A，以0.2%磷酸溶液为流动相B，按下表中的规定进行梯度洗脱；流速为每分钟0.4ml；柱温为30℃；检测波长为210nm。理论板数按苦杏仁苷峰计算应不低于5 000。

时间（分钟）	流动相A（%）	流动相B（%）
0～3	3	97
3～5	3→4	97→96
5～28	4	96
28～33	4→100	96→0

对照品溶液的制备 取苦杏仁苷对照品适量，精密称定，加70%甲醇制成每1ml含80μg的溶液，即得。

供试品溶液的制备 取本品适量，研细，取约0.1g，精密称定，置具塞锥形瓶中，精密加入70%甲醇50ml，称定重量，超声处理（功率250W，频率40kHz）30分钟，放冷，再称定重量，用70%甲醇补足减失的重量，摇匀，滤过，取续滤液，即得。

测定法 分别精密吸取对照品溶液与供试品溶液各2μl，注入液相色谱仪，测定，即得。

本品每1g含苦杏仁苷（$C_{20}H_{27}NO_{11}$）应为32.0～104.0mg。

【规格】 每1g配方颗粒相当于饮片4.5g

【贮藏】 密封。

徐长卿配方颗粒

Xuchangqing Peifangkeli

【来源】 本品为萝藦科植物徐长卿 *Cynanchum paniculatum*（Bge.）Kitag. 的干燥根和根茎经炮制并按标准汤剂的主要质量指标加工制成的配方颗粒。

【制法】 取徐长卿饮片3 500g，水蒸气蒸馏，收集丹皮酚（粉碎，备用），蒸馏后药渣继续加水煎煮，滤过，滤液浓缩成清膏（干浸膏出膏率为17%～28%），加入辅料适量，干燥（或干燥，粉碎）。加入丹皮酚，再加入辅料适量，制粒，制成1 000g，即得。

【性状】 本品为浅棕黄色至黄棕色的颗粒；气微香，味甘、微苦。

【鉴别】 取本品适量，研细，取2g，加水20ml使溶解，用乙醚振摇提取2次，每次15ml，合并乙醚液，挥干，残渣加丙酮1ml使溶解，作为供试品溶液。另取丹皮酚对照品，加丙酮制成每1ml含2mg的溶液，作为对照品溶液。照薄层色谱法（《中国药典》2020年版通则0502）试验，吸取上述两种溶液各5μl，分别点于同一硅胶G薄层板上，以环己烷-乙酸乙酯（3：1）为展开剂，展开，取出，晾干，喷以盐酸酸性5%三氯化铁乙醇溶液，加热至斑点显色清晰。供试品色谱中，在与对照品色谱相应的位置上，显相同的褐色斑点。

【特征图谱】 照高效液相色谱法（《中国药典》2020年版通则0512）测定。

色谱条件与系统适用性试验 除检测波长为254nm，其余同〔含量测定〕项。

参照物溶液的制备 取徐长卿对照药材1g，加水20ml，煎煮并保持微沸30分钟，放冷，滤过，取续滤液8ml，置10ml量瓶中，用甲醇稀释至刻度，摇匀，滤过，取续滤液，作为对照药材参照物溶液。另取〔含量测定〕项下的对照品溶液，作为对照品参照物溶液。

供试品溶液的制备 同〔含量测定〕项。

测定法 分别精密吸取参照物溶液与供试品溶液各1μl，注入液相色谱仪，测定，即得。

供试品色谱中应呈现4个特征峰，并应与对照药材参照物色谱中的4个特征峰保留时间相对应，其中峰4应与对照品参照物峰保留时间相对应。

【检查】 应符合颗粒剂项下有关的各项规定（《中国药典》2020年版通则0104）。

【浸出物】 取本品适量，研细，取约2g，精密称定，精密加入乙醇100ml，照醇溶性浸出物测定法（《中国药典》2020年版通则2201）项下的热浸法测定，不得少于19.0%。

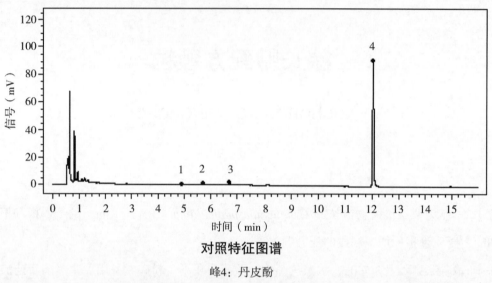

对照特征图谱

峰4：丹皮酚

参考色谱柱：SB C18，2.1mm×100mm，1.8μm

【含量测定】 照高效液相色谱法（《中国药典》2020年版通则0512）测定。

色谱条件与系统适用性试验 以十八烷基硅烷键合硅胶为填充剂（柱长为100mm，内径为2.1mm，粒径为1.8μm）；以乙腈为流动相A，以水为流动相B，按下表中的规定进行梯度洗脱；流速为每分钟0.35ml；柱温为30℃；检测波长为274nm。理论板数按丹皮酚峰计算应不低于5 000。

时间（分钟）	流动相A（%）	流动相B（%）
0~2	10	90
2~6	10→20	90→80
6~16	20→65	80→35

对照品溶液的制备 取丹皮酚对照品适量，精密称定，加甲醇制成每1ml含80μg的溶液，即得。

供试品溶液的制备 取本品适量，研细，取约0.1g，置具塞锥形瓶中，精密加入甲醇25ml，称定重量，超声处理（功率300W，频率40kHz）30分钟，放冷，再称定重量，用甲醇补足减失的重量，摇匀，滤过，取续滤液，即得。

测定法 分别精密吸取参照物溶液与供试品溶液各1μl，注入液相色谱仪，测定，即得。

本品每1g含丹皮酚（$C_9H_{10}O_3$）应为4.0~44.0mg。

【规格】 每1g配方颗粒相当于饮片3.5g

【贮藏】 密封。

拳参配方颗粒

Quanshen Peifangkeli

【来源】 本品为蓼科植物拳参 *Polygonum bistorta* L. 的干燥根茎经炮制并按标准汤剂的主要质量指标加工制成的配方颗粒。

【制法】 取拳参饮片4 000g，加水煎煮，滤过，滤液浓缩成清膏（干浸膏出膏率为15%～25%），加入辅料适量，干燥（或干燥，粉碎），再加入辅料适量，混匀，制粒，制成1 000g，即得。

【性状】 本品为浅黄棕色至棕褐色的颗粒；气微，味苦、涩。

【鉴别】 取本品适量，研细，取0.5g，加甲醇40ml，超声处理20分钟，滤过，滤液蒸干，残渣加甲醇2ml使溶解，作为供试品溶液。另取拳参对照药材0.5g，加水40ml，煎煮30分钟，放冷，离心，取上清液，蒸干，残渣加甲醇40ml，同法制成对照药材溶液。再取没食子酸对照品，加甲醇制成每1ml含1mg的溶液，作为对照品溶液。照薄层色谱法（《中国药典》2020年版通则0502）试验，吸取上述供试品溶液与对照药材溶液各6～12μl、对照品溶液2～4μl，分别点于同一硅胶G薄层板上，以二氯甲烷-乙酸乙酯-甲酸（5∶4∶1.5）为展开剂，展开，取出，晾干，置氨蒸气中熏至斑点显色清晰。供试品色谱中，在与对照药材色谱和对照品色谱相应的位置上，显相同颜色的斑点。

【特征图谱】 照高效液相色谱法（《中国药典》2020年版通则0512）测定。

色谱条件与系统适用性试验 同〔含量测定〕项。

参照物溶液的制备 取拳参对照药材1g，加水25ml，煎煮30分钟，放冷，滤过，滤液蒸干，残渣加70%甲醇20ml，超声处理30分钟，放冷，摇匀，滤过，滤液作为对照药材参照物溶液。另取没食子酸对照品、绿原酸对照品适量，加甲醇制成每1ml含没食子酸60μg、绿原酸70μg的混合溶液，作为对照品参照物溶液。

供试品溶液的制备 同〔含量测定〕项。

测定法 分别精密吸取参照物溶液与供试品溶液各1μl，注入液相色谱仪，测定，即得。

供试品色谱中应呈现7个特征峰，并应与对照药材参照物色谱中的7个特征峰保留时间相对应，其中峰1、峰6应分别与相应对照品参照物峰保留时间相对应。与没食子酸参照物峰相对应的峰为S1峰，计算峰2～峰4与S1峰的相对保留时间，其相对保留时间应在规定值的±10%之内，规定值为：1.07（峰2）、1.26（峰3）、1.72（峰4）；与绿原酸参照物峰相对应的峰为S2峰，计算峰5、峰7与S2峰的相对保留时间，其相对保留时间应在规定值的±10%之内，规定值为：0.74（峰5）、1.05（峰7）。

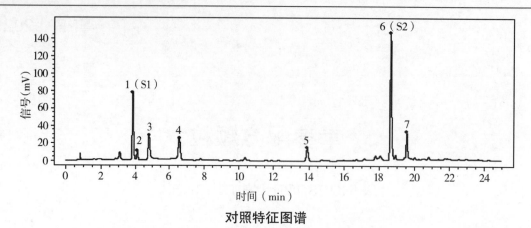

对照特征图谱

峰1（S1）：没食子酸；峰6（S2）：绿原酸

参考色谱柱：HSS T3，2.1mm×100mm，1.8μm

【检查】 应符合颗粒剂项下有关的各项规定（《中国药典》2020年版通则0104）。

【浸出物】 取本品适量，研细，取约2g，精密称定，精密加入乙醇50ml，照醇溶性浸出物测定法（《中国药典》2020年版通则2201）项下的热浸法测定，不得少于28.0%。

【含量测定】 照高效液相色谱法（《中国药典》2020年版通则0512）测定。

色谱条件与系统适用性试验 以十八烷基硅烷键合硅胶为填充剂（柱长为100mm，柱内径为2.1mm，粒径为1.8μm），以乙腈为流动相A，以0.1%磷酸溶液为流动相B，按下表中的规定进行梯度洗脱；流速为每分钟0.35ml；柱温为35℃；检测波长为290nm。理论板数按没食子酸峰计算应不低于6 000。

时间（分钟）	流动相A（%）	流动相B（%）
0～5	0→2	100→98
5～9	2→3	98→97
9～13	3→5	97→95
13～18	5→10	95→90
18～28	10	90

对照品溶液的制备 取没食子酸对照品适量，精密称定，加甲醇制成每1ml含60μg的溶液，即得。

供试品溶液的制备 取本品适量，研细，取约0.2g，精密称定，置具塞锥形瓶中，精密加入70%甲醇20ml，称定重量，超声处理（功率250W，频率40kHz）30分钟，取出，放冷，再称定重量，用70%甲醇补足减失的重量，摇匀，滤过，取续滤液，即得。

测定法 分别精密吸取对照品溶液与供试品溶液各1μl，注入液相色谱仪，测定，即得。

本品每1g含没食子酸（$C_7H_6O_5$）应为3.8～12.0mg。

【规格】 每1g配方颗粒相当于饮片4g

【贮藏】 密封。

益智仁配方颗粒

Yizhiren Peifangkeli

【来源】 本品为姜科植物益智 *Alpinia oxyphylla* Miq. 的干燥成熟果实经炮制并按标准汤剂的主要质量指标加工制成的配方颗粒。

【制法】 取益智仁饮片4000g，加水煎煮，收集挥发油适量（以β-环糊精包合，备用），滤过，滤液加入辅料适量，浓缩成清膏（干浸膏出膏率为8%～23%），加入挥发油包合物，加入辅料适量，干燥（或干燥，粉碎），再加入辅料适量，混匀，制粒，制成1000g，即得。

【性状】 本品为浅棕黄色至黄棕色的颗粒；气香，味辛、微苦。

【鉴别】 取本品适量，研细，取1.2g，加无水乙醇5ml，超声处理30分钟，滤过，滤液作为供试品溶液。另取益智（益智仁）对照药材1g，加无水乙醇5ml，同法制成对照药材溶液。照薄层色谱法（《中国药典》2020年版通则0502）试验，吸取供试品溶液10μl、对照药材溶液5μl，分别点于同一硅胶G薄层板上，以石油醚（60～90℃）-丙酮（5：2）为展开剂，展开，取出，晾干，喷以10%硫酸乙醇溶液，在105℃加热至斑点显色清晰，置紫外光灯（365nm）下检视。供试品色谱中，在与对照药材色谱相应的位置上，显相同颜色的荧光斑点。

【特征图谱】 照高效液相色谱法（《中国药典》2020年版通则0512）测定。

色谱条件与系统适用性试验 以十八烷基硅烷键合硅胶为填充剂；以甲醇为流动相A，以水为流动相B，按下表中的规定进行梯度洗脱；柱温为25℃；检测波长为254nm。理论板数按圆柚酮峰计算应不低于3000。

时间（分钟）	流动相A（%）	流动相B（%）
0～5	0→10	100→90
5～30	10→50	90→50
30～60	50→80	50→20
60～65	80→90	20→10

参照物溶液的制备 取益智（益智仁）对照药材0.5g，加50%甲醇10ml，超声处理（功率250W，频率40kHz）30分钟，放冷，滤过，取续滤液，作为对照药材参照物溶液。另取〔含量测定〕项下的对照品溶液，作为对照品参照物溶液。

供试品溶液的制备　同〔含量测定〕项。

测定法　分别精密吸取参照物溶液与供试品溶液各10μl，注入液相色谱仪，测定，即得。

供试品色谱中应呈现3个特征峰，并应与对照药材参照物色谱中的3个特征峰保留时间相对应，其中峰3应与对照品参照物峰保留时间相对应。

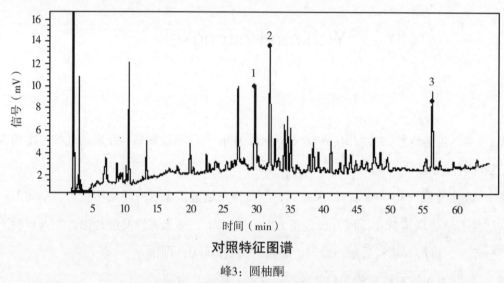

对照特征图谱

峰3：圆柚酮

参考色谱柱：Gemini NX C18，4.6mm×250mm，5μm

【检查】　应符合颗粒剂项下有关的各项规定（《中国药典》2020年版通则0104）。

【浸出物】　取本品适量，研细，取约2g，精密称定，精密加入乙醇100ml，照醇溶性浸出物测定法（《中国药典》2020年版通则2201）项下的热浸法测定，不得少于10.0%。

【含量测定】　照高效液相色谱法（《中国药典》2020年版通则0512）测定。

色谱条件与系统适用性试验　以十八烷基硅烷键合硅胶为填充剂；以甲醇为流动相A，以水为流动相B，按下表中的规定进行梯度洗脱；柱温为30℃；检测波长为240nm。理论板数按圆柚酮峰计算应不低于3 000。

时间（分钟）	流动相A（%）	流动相B（%）
0~15	70→75	30→25

对照品溶液的制备　取圆柚酮对照品适量，精密称定，加甲醇制成每1ml含6μg的溶液，即得。

供试品溶液的制备　取本品适量，研细，取约0.2g，精密称定，置具塞锥形瓶中，精密加入50%甲醇20ml，称定重量，加热回流30分钟，放冷，再称定重量，用50%甲醇补足减失的重量，摇匀，滤过，取续滤液，即得。

测定法　分别精密吸取对照品溶液与供试品溶液各10μl，注入液相色谱仪，测定，即得。

本品每1g含圆柚酮（$C_{15}H_{22}O$）应为0.2~1.0mg。

【规格】　每1g配方颗粒相当于饮片4g

【贮藏】　密封。

酒川芎配方颗粒

Jiuchuanxiong Peifangkeli

【来源】 本品为伞形科植物川芎 *Ligusticum chuanxiong* Hort. 的干燥根茎经炮制并按标准汤剂的主要质量指标加工制成的配方颗粒。

【生产用饮片的炮制】 应按照《广东省中药饮片炮制规范（第一册）》酒川芎项下的酒炙法炮制。

【制法】 取酒川芎饮片3 000g，加水煎煮，滤过，滤液浓缩成清膏（干浸膏出膏率为17%～30%），加入辅料适量，干燥（或干燥，粉碎），再加入辅料适量，混匀，制粒，制成1 000g，即得。

【性状】 本品为浅黄色至黄棕色的颗粒；气微香，味微苦、辛。

【鉴别】 取本品适量，研细，取0.5g，加水25ml，超声处理30分钟，滤过，滤液蒸干，残渣加甲醇1ml使溶解，作为供试品溶液。另取川芎对照药材1g，加水50ml，煎煮30分钟，滤过，滤液蒸干，残渣加甲醇1ml使溶解，作为对照药材溶液。再取阿魏酸对照品，加甲醇制成每1ml含1mg的溶液，作为对照品溶液。照薄层色谱法（《中国药典》2020年版通则0502）试验，吸取上述三种溶液各2～10μl，分别点于同一硅胶G薄层板上，以环己烷-二氯甲烷-冰醋酸（8∶8∶1）为展开剂，展开，取出，晾干，喷以10%硫酸乙醇溶液，在105℃加热至斑点显色清晰，置紫外光灯（365nm）下检视。供试品色谱中，在与对照药材色谱和对照品色谱相应的位置上，显相同颜色的荧光斑点。

【特征图谱】 照高效液相色谱法（《中国药典》2020年版通则0512）测定。

色谱条件与系统适用性试验 以十八烷基硅烷键合硅胶为填充剂；以乙腈为流动相A，以0.1%磷酸溶液为流动相B，按下表中的规定进行梯度洗脱；柱温为30℃；检测波长为284nm。理论板数按阿魏酸峰计算应不低于4 000。

时间（分钟）	流动相A（%）	流动相B（%）
0～5	8	92
5～25	8→20	92→80
25～45	20→40	80→60
45～50	40→80	60→20
50～65	80	20

参照物溶液的制备 取川芎对照药材1g，加水50ml，煎煮30分钟，放冷，滤过，取续滤液，作为对

照药材参照物溶液。另取〔含量测定〕项下的对照品溶液，作为对照品参照物溶液。

供试品溶液的制备 同〔含量测定〕项。

测定法 分别精密吸取参照物溶液与供试品溶液各10µl，注入液相色谱仪，测定，即得。

供试品色谱中应呈现11个特征峰，其中峰2～峰11应分别与对照药材参照物色谱中的10个特征峰保留时间相对应，且峰6应与对照品参照物峰保留时间相对应。与阿魏酸参照物峰相对应的峰为S峰，计算峰1与S峰的相对保留时间，其相对保留时间应在规定值的±10%之内，规定值为：0.256（峰1）。

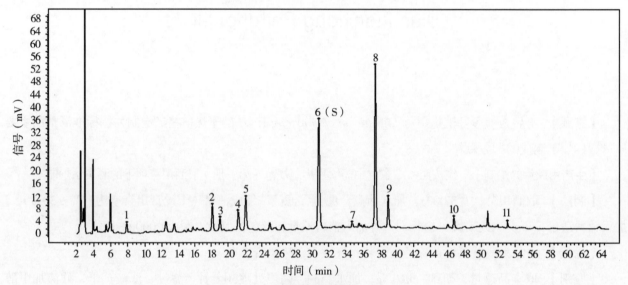

对照特征图谱

峰1：5-羟甲基糠醛；峰2：绿原酸；峰3：隐绿原酸；峰4：咖啡酸；
峰6（S）：阿魏酸；峰8：洋川芎内酯Ⅰ；峰11：洋川芎内酯A
参考色谱柱：Luna C18，4.6mm×250mm，5µm

【检查】 应符合颗粒剂项下有关的各项规定（《中国药典》2020年版通则0104）。

【浸出物】 取本品适量，研细，取约2g，精密称定，精密加入乙醇50ml，照醇溶性浸出物测定法（《中国药典》2020年版通则2201）项下的热浸法测定，不得少于15.0%。

【含量测定】 照高效液相色谱法（《中国药典》2020年版通则0512）测定。

色谱条件与系统适用性试验 以十八烷基硅烷键合硅胶为填充剂；以乙腈-0.1%磷酸溶液（15：85）为流动相；检测波长为321nm。理论板数按阿魏酸峰计算应不低于5 000。

对照品溶液的制备 取阿魏酸对照品适量，精密称定，加70%甲醇制成每1ml含20µg的溶液，即得。

供试品溶液的制备 取本品适量，研细，取约0.5g，精密称定，置具塞锥形瓶中，精密加入70%甲醇50ml，称定重量，超声处理（功率600W，频率40kHz）30分钟，放冷，再称定重量，用70%甲醇补足减失的重量，摇匀，滤过，取续滤液，即得。

测定法 分别精密吸取对照品溶液与供试品溶液各10µl，注入液相色谱仪，测定，即得。

本品每1g含阿魏酸（$C_{10}H_{10}O_4$）应为0.5～5.0mg。

【规格】 每1g配方颗粒相当于饮片3g

【贮藏】 密封。

酒牛膝配方颗粒

Jiuniuxi Peifangkeli

【来源】 本品为苋科植物牛膝 *Achyranthes bidentata* Bl. 的干燥根经炮制并按标准汤剂的主要质量指标加工制成的配方颗粒。

【制法】 取酒牛膝饮片1 500g，加水煎煮，滤过，滤液浓缩成清膏（干浸膏出膏率为38%～60%），加入辅料适量，干燥（或干燥，粉碎），再加入辅料适量，混匀，制粒，制成1 000g，即得。

【性状】 本品为浅黄色至棕黄色的颗粒；气微，味微甜而稍苦涩。

【鉴别】 取本品适量，研细，取3g，加80%甲醇50ml，加热回流3小时，滤过，滤液蒸干，残渣加水15ml，微热使溶解，加在D101型大孔吸附树脂柱（内径为1.5cm，柱高为15cm）上，用水100ml洗脱，弃去水液，再用20%乙醇100ml洗脱，弃去洗脱液，继用80%乙醇100ml洗脱，收集洗脱液，蒸干，残渣加80%甲醇1ml使溶解，作为供试品溶液。另取牛膝对照药材3g，加水100ml，煎煮30分钟，滤过，滤液蒸干，残渣加80%甲醇50ml，同法制成对照药材溶液。再取人参皂苷Ro对照品，加甲醇制成每1ml含1mg的溶液，作为对照品溶液。照薄层色谱法（《中国药典》2020年版通则0502）试验，吸取上述三种溶液各5μl，分别点于同一硅胶G薄层板上，以三氯甲烷-甲醇-水-甲酸（7：3：0.5：0.05）为展开剂，展开，取出，晾干，喷以5%香草醛硫酸溶液，在105℃加热至斑点显色清晰。供试品色谱中，在与对照药材色谱和对照品色谱相应的位置上，显相同颜色的斑点。

【特征图谱】 照高效液相色谱法（《中国药典》2020年版通则0512）测定。

色谱条件与系统适用性试验 以十八烷基硅烷键合硅胶为填充剂（柱长为100mm，内径为2.1mm，粒径为1.6μm）；以乙腈为流动相A，以0.05%甲酸溶液为流动相B，按下表中的规定进行梯度洗脱；流速为每分钟0.3ml；柱温为40℃；检测波长为270nm。理论板数按β-蜕皮甾酮峰计算应不低于5 000。

时间（分钟）	流动相A（%）	流动相B（%）
0～3	0→3.5	100→96.5
3～5	3.5→15	96.5→85
5～10.5	15→20	85→80

续表

时间（分钟）	流动相A（%）	流动相B（%）
10.5～15	20→38	80→62
15～17	38→100	62→0

参照物溶液的制备　取牛膝对照药材1g，加水20ml，煎煮30分钟，滤过，滤液蒸干，残渣加水10ml，超声处理（功率300W，频率40kHz）20分钟，放冷，滤过，取续滤液，作为对照药材参照物溶液。另取5-羟甲基糠醛对照品适量，加甲醇制成每1ml含8μg的溶液，作为对照品参照物溶液。再取〔含量测定〕项下的对照品溶液，作为对照品参照物溶液。

供试品溶液的制备　取本品适量，研细，取0.2g，加10%甲醇10ml，超声处理（功率300W，频率40kHz）30分钟，放冷，摇匀，滤过，取续滤液，即得。

测定法　分别精密吸取参照物溶液与供试品溶液各1μl，注入液相色谱仪，测定，即得。

供试品色谱中应呈现6个特征峰，其中峰1、峰4、峰5、峰6应与对照药材参照物色谱中的4个特征峰保留时间相对应，且峰3、峰4应分别与相应对照品参照物峰保留时间相对应。与5-羟甲基糠醛参照物峰相对应的峰为S1峰，计算峰1、峰2与S1峰的相对保留时间，其相对保留时间应在规定值的±10%之内，规定值为：0.52（峰1）、0.73（峰2）；与β-蜕皮甾酮参照物峰相对应的峰为S2峰，计算峰5、峰6与S2峰的相对保留时间，其相对保留时间应在规定值的±10%之内，规定值为：1.03（峰5）、1.06（峰6）。

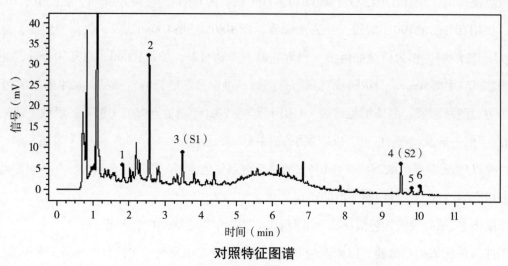

对照特征图谱

峰3（S1）：5-羟甲基糠醛；峰4（S2）：β-蜕皮甾酮

参考色谱柱：CORTECS T3，2.1mm×100mm，1.6μm

【检查】　应符合颗粒剂项下有关的各项规定（《中国药典》2020年版通则0104）。

【浸出物】　取本品适量，研细，取约2g，精密称定，精密加入乙醇100ml，照醇溶性浸出物测定法（《中国药典》2020年版通则2201）项下的热浸法测定，不得少于13.0%。

【含量测定】　照高效液相色谱法（《中国药典》2020年版通则0512）测定。

色谱条件与系统适用性试验　以十八烷基硅烷键合硅胶为填充剂；以乙腈-水-甲酸（16∶84∶0.1）为流动相；流速为每分钟0.3ml；柱温为35℃；检测波长为250nm。理论板数按β-蜕皮甾酮峰计算应不低于5 000。

对照品溶液的制备　取β-蜕皮甾酮对照品适量，精密称定，加甲醇制成每1ml含2.5μg的溶液，即得。

供试品溶液的制备　取本品适量，研细，取约0.2g，精密称定，置具塞锥形瓶中，精密加入甲醇50ml，称定重量，超声处理（功率300W，频率40kHz）20分钟，放冷，再称定重量，用甲醇补足减失的重量，摇匀，滤过，取续滤液，即得。

测定法　分别精密吸取对照品溶液与供试品溶液各1μl，注入液相色谱仪，测定，即得。

本品每1g含β-蜕皮甾酮（$C_{27}H_{44}O_7$）应为0.5～1.0mg。

【注意】　孕妇慎用。

【规格】　每1g配方颗粒相当于饮片1.5g

【贮藏】　密封。

酒白芍配方颗粒

Jiubaishao Peifangkeli

【来源】 本品为毛茛科植物芍药 *Paeonia lactiflora* Pall. 的干燥根经炮制并按标准汤剂的主要质量指标加工制成的配方颗粒。

【制法】 取酒白芍饮片4 500g，加水煎煮，滤过，滤液浓缩成清膏（干浸膏出膏率为14%～22%），加入辅料适量，干燥（或干燥，粉碎），再加入辅料适量，混匀，制粒，制成1 000g，即得。

【性状】 本品为灰黄色至棕褐色的颗粒；气微，味微苦、酸。

【鉴别】 取本品适量，研细，取0.3g，加乙醇20ml，超声处理5分钟，滤过，滤液蒸干，残渣加乙醇1ml使溶解，作为供试品溶液。另取白芍对照药材1g，同法制成对照药材溶液。再取芍药苷对照品，加乙醇制成每1ml含1mg的溶液，作为对照品溶液。照薄层色谱法（《中国药典》2020年版通则0502）试验，吸取上述三种溶液各5μl，分别点于同一硅胶G薄层板上，以三氯甲烷-乙酸乙酯-甲醇-甲酸（40：5：10：0.2）为展开剂，展开，取出，晾干，喷以5%香草醛硫酸溶液，加热至斑点显色清晰。供试品色谱中，在与对照药材色谱和对照品色谱相应的位置上，显相同颜色的斑点。

【特征图谱】 照高效液相色谱法（《中国药典》2020年版通则0512）测定。

色谱条件与系统适用性试验 以十八烷基硅烷键合硅胶为填充剂；以乙腈为流动相A，以0.1%磷酸溶液为流动相B，按下表中的规定进行梯度洗脱；柱温为30℃；检测波长为230nm。理论板数按芍药苷峰计算应不低于2 000。

时间（分钟）	流动相A（%）	流动相B（%）
0～25	5→15	95→85
25～37	15	85
37～38	15→20	85→80
38～58	20	80
58～70	20→50	80→50

参照物溶液的制备 取白芍对照药材0.4g，加稀乙醇50ml，超声处理（功率250W，频率40kHz）30分钟，放冷，摇匀，滤过，取续滤液，作为对照药材参照物溶液。另取没食子酸对照品、儿茶素对照品、芍药苷对照品、1, 2, 3, 4, 6-*O*-五没食子酰葡萄糖对照品、苯甲酰芍药苷对照品适量，加甲醇制成每1ml含没食子酸50μg、儿茶素30μg、芍药苷160μg、1, 2, 3, 4, 6-*O*-五没食子酰葡萄糖30μg、苯甲酰芍药苷30μg的混合溶液，作为对照品参照物溶液。

供试品溶液的制备 同〔含量测定〕项。

测定法 分别精密吸取参照物溶液与供试品溶液各5μl，注入液相色谱仪，测定，即得。

供试品色谱中应呈现6个特征峰，并应与对照药材参照物色谱中的6个特征峰保留时间相对应，其中峰1、峰2、峰4～峰6应分别与相应对照品参照物峰保留时间相对应。与芍药苷参照物峰相应的峰为S峰，计算峰3与S峰的相对保留时间，其相对保留时间应在规定值的±10%之内，规定值为：0.90（峰3）。

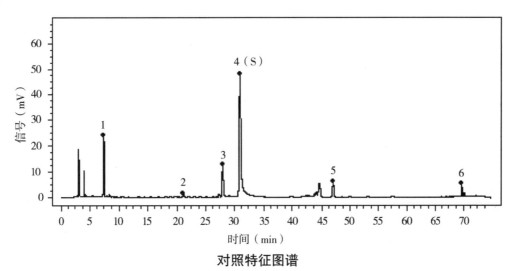

对照特征图谱

峰1：没食子酸；峰2：儿茶素；峰3：芍药内酯苷；峰4（S）：芍药苷
峰5：1, 2, 3, 4, 6-*O*-五没食子酰葡萄糖；峰6：苯甲酰芍药苷
参考色谱柱：RP-18，4.6mm×250mm，5μm

【**检查**】 **重金属及有害元素** 照铅、镉、砷、汞、铜测定法（《中国药典》2020年版通则2321原子吸收分光光度法或电感耦合等离子体质谱法）测定，铅不得过5mg/kg；镉不得过1mg/kg；砷不得过2mg/kg；汞不得过0.2mg/kg；铜不得过20mg/kg。

其他 应符合颗粒剂项下有关的各项规定（《中国药典》2020年版通则0104）。

【**浸出物**】 取本品适量，研细，取约2g，精密称定，精密加入乙醇100ml，照醇溶性浸出物测定法（《中国药典》2020年版通则2201）项下的热浸法测定，不得少于15.0%。

【**含量测定**】 照高效液相色谱法（《中国药典》2020年版通则0512）测定。

色谱条件与系统适用性试验 以十八烷基硅烷键合硅胶为填充剂；以乙腈-0.1%磷酸溶液（14∶86）

为流动相；检测波长为230nm。理论板数按芍药苷峰计算应不低于2 000。

对照品溶液的制备 取芍药苷对照品适量，精密称定，加甲醇制成每1ml含0.12mg的溶液，即得。

供试品溶液的制备 取本品适量，研细，取约0.1g，精密称定，置具塞锥形瓶中，精密加入甲醇50ml，称定重量，超声处理（功率250W，频率40kHz）30分钟，放冷，再称定重量，用甲醇补足减失的重量，摇匀，滤过，取续滤液，即得。

测定法 分别精密吸取对照品溶液与供试品溶液各10μl，注入液相色谱仪，测定，即得。

本品每1g含芍药苷（$C_{23}H_{28}O_{11}$）应为70.0～135.0mg。

【注意】 不宜与藜芦同用。

【规格】 每1g配方颗粒相当于饮片4.5g

【贮藏】 密封。

粤PFKL20210072

酒续断配方颗粒

Jiuxuduan Peifangkeli

【来源】 本品为川续断科植物川续断 *Dipsacus asper* Wall. ex Henry 的干燥根经炮制并按标准汤剂的主要质量指标加工制成的配方颗粒。

【制法】 取酒续断饮片2 200g，加水煎煮，滤过，滤液浓缩成清膏（干浸膏出膏率为27%～40%），加入辅料适量，干燥（或干燥，粉碎），再加入辅料适量，混匀，制粒，制成1 000g，即得。

【性状】 本品为黄棕色至棕褐色的颗粒；气微，味微苦涩。

【鉴别】 （1）取本品适量，研细，取5g，加水30ml使溶解，用浓氨溶液调节pH至10，用三氯甲烷振摇提取3次（20ml、20ml、10ml），合并三氯甲烷液，蒸干，残渣加甲醇1ml使溶解，作为供试品溶液。另取续断对照药材1g，加水30ml，加热回流1小时，滤过，滤液用浓氨溶液调节pH至10，同法制成对照药材溶液。照薄层色谱法（《中国药典》2020年版通则0502）试验，吸取上述两种溶液各2μl，分别点于同一硅胶G薄层板上，以甲苯-乙酸乙酯-甲酸（11：4：1）为展开剂，展开，取出，晾干，喷以10%硫酸乙醇溶液，在105℃加热至斑点显色清晰，置紫外光灯（365nm）下检视。供试品色谱中，在与对照药材色谱相应的位置上，显相同颜色的荧光斑点。

（2）取本品适量，研细，取0.3g，加甲醇15ml，超声处理30分钟，滤过，滤液蒸干，残渣加甲醇2ml使溶解，作为供试品溶液。另取川续断皂苷Ⅵ对照品，加甲醇制成每1ml含1mg的溶液，作为对照品溶液。照薄层色谱法（《中国药典》2020年版通则0502）试验，吸取上述两种溶液各2μl，分别点于同一硅胶G薄层板上，以正丁醇-醋酸-水（4：1：5）的上层溶液为展开剂，展开，取出，晾干，喷以10%硫酸乙醇溶液，在105℃加热至斑点显色清晰。供试品色谱中，在与对照品色谱相应的位置上，显相同颜色的斑点。

【特征图谱】 照高效液相色谱法（《中国药典》2020年版通则0512）测定。

色谱条件与系统适用性试验 以十八烷基硅烷键合硅胶为填充剂；以乙腈为流动相A，以0.05%磷酸溶液为流动相B，按下表中的规定进行梯度洗脱；柱温为25℃；检测波长为212nm。理论板数按川续断皂苷Ⅵ峰计算应不低于5 000。

时间（分钟）	流动相A（%）	流动相B（%）
0～10	5→11	95→89
10～30	11→13	89→87
30～40	13→18	87→82
40～70	18→24	82→76
70～80	24→35	76→65
80～90	35→50	65→50
90～95	50→5	50→95

参照物溶液的制备　取续断对照药材0.4g，加水50ml，加热回流1小时，放冷，滤过，滤液蒸干，残渣加50%甲醇25ml，超声处理（功率250W，频率35kHz）30分钟，放冷，摇匀，滤过，取续滤液，作为对照药材参照物溶液。另取川续断皂苷Ⅵ对照品、马钱苷酸对照品适量，加甲醇制成每1ml各含0.5mg的混合溶液，作为对照品参照物溶液。

供试品溶液的制备　取本品适量，研细，取0.2g，加50%甲醇25ml，超声处理（功率250W，频率40kHz）30分钟，放冷，摇匀，滤过，取续滤液，即得。

测定法　分别精密吸取参照物溶液与供试品溶液各10μl，注入液相色谱仪，测定，即得。

供试品色谱中应呈现12个特征峰，并应与对照药材参照物色谱中的12个特征峰保留时间相对应，其中峰3、峰12应分别与相应对照品参照物峰保留时间相对应。

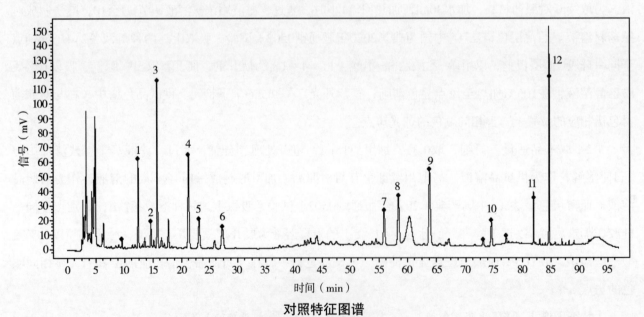

对照特征图谱

峰2：新绿原酸；峰3：马钱苷酸；峰4：绿原酸；峰5：隐绿原酸；峰6：马钱苷；
峰7：异绿原酸B；峰8：异绿原酸A；峰9：异绿原酸C；峰12：川续断皂苷Ⅵ
参考色谱柱：5 TC-C18（2），4.6mm×250mm，5μm

【检查】 重金属及有害元素 照铅、镉、砷、汞、铜测定法（《中国药典》2020年版通则2321原子吸收分光光度法或电感耦合等离子体质谱法）测定，铅不得过5mg/kg；镉不得过1mg/kg；砷不得过2mg/kg；汞不得过0.2mg/kg；铜不得过20mg/kg。

其他 应符合颗粒剂项下有关的各项规定（《中国药典》2020年版通则0104）。

【浸出物】 取本品适量，研细，取约2g，精密称定，精密加入乙醇100ml，照醇溶性浸出物测定法（《中国药典》2020年版通则2201）项下的热浸法测定，不得少于35.0%。

【含量测定】 照高效液相色谱法（《中国药典》2020年版通则0512）测定。

色谱条件与系统适用性试验 以十八烷基硅烷键合硅胶为填充剂；以乙腈-水（30：70）为流动相；检测波长为212nm。理论板数按川续断皂苷Ⅵ峰计算应不低于3 000。

对照品溶液的制备 取川续断皂苷Ⅵ对照品适量，精密称定，加甲醇制成每1ml含0.25mg的溶液，即得。

供试品溶液的制备 取本品适量，研细，取约0.1g，精密称定，置具塞锥形瓶中，精密加入50%甲醇25ml，称定重量，超声处理（功率250W，频率40kHz）30分钟，取出，放冷，再称定重量，用50%甲醇补足减失的重量，摇匀，滤过，取续滤液，即得。

测定法 分别精密吸取对照品溶液与供试品溶液各10μl，注入液相色谱仪，测定，即得。

本品每1g含川续断皂苷Ⅵ（$C_{47}H_{76}O_{18}$）应为29.0～102.0mg。

【规格】 每1g配方颗粒相当于饮片2.2g

【贮藏】 密封。

海金沙配方颗粒

Haijinsha Peifangkeli

【来源】 本品为海金沙科植物海金沙 Lygodium japonicum（Thunb.）Sw. 的干燥成熟孢子经炮制并按标准汤剂的主要质量指标加工制成的配方颗粒。

【制法】 取海金沙饮片5 000g，加水煎煮，滤过，滤液浓缩成清膏（干浸膏出膏率为3%～6%），加入辅料适量，干燥（或干燥，粉碎），再加入辅料适量，混匀，制粒，制成1 000g，即得。

【性状】 本品为灰黄色至黄棕色的颗粒；气微，味淡。

【鉴别】 取本品适量，研细，取0.3g，加甲醇25ml，超声处理30分钟，滤过，滤液蒸干，残渣加甲醇0.5ml使溶解，作为供试品溶液。另取海金沙对照药材2g，加水50ml，煎煮30分钟，滤过，滤液蒸干，残渣加甲醇25ml，同法制成对照药材溶液。照薄层色谱法（《中国药典》2020年版通则0502）试验，吸取供试品溶液2μl、对照药材溶液1μl，分别点于同一聚酰胺薄膜上，以甲醇-冰醋酸-水（4：1：5）为展开剂，展开，取出，晾干，喷以三氯化铝试液，晾干，置紫外光灯（365nm）下检视。供试品色谱中，在与对照药材色谱相应的位置上，显相同颜色的荧光斑点。

【特征图谱】 照高效液相色谱法（《中国药典》2020年版通则0512）测定。

色谱条件与系统适用性试验 除检测波长为220nm，其余同〔含量测定〕项。

参照物溶液的制备 取海金沙对照药材0.2g，加10%甲醇50ml，加热回流3小时，放冷，摇匀，滤过，取续滤液，作为对照药材参照物溶液。另取〔含量测定〕项下的对照品溶液，作为对照品参照物溶液。

供试品溶液的制备 同〔含量测定〕项。

测定法 分别精密吸取参照物溶液与供试品溶液各1μl，注入液相色谱仪，测定，即得。

供试品色谱中应呈现4个特征峰，并应与对照药材参照物色谱中的4个特征峰保留时间相对应，其中峰3应与对照品参照物峰保留时间相对应。与咖啡酸参照物峰相对应的峰为S峰，计算峰1、峰2、峰4与S峰的相对保留时间，其相对保留时间应在规定值的±10%之内，规定值为：0.21（峰1）、0.50（峰2）、1.39（峰4）。

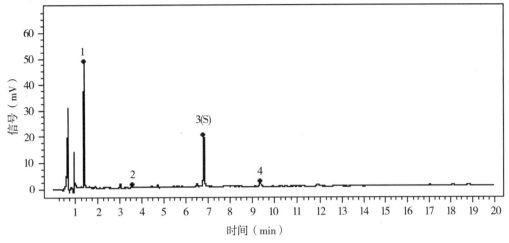

对照特征图谱

峰3（S）：咖啡酸；峰4：对香豆酸

参考色谱柱：Triart C18，2.1mm×100mm，1.9μm

【检查】 应符合颗粒剂项下有关的各项规定（《中国药典》2020年版通则0104）。

【含量测定】 照高效液相色谱法（《中国药典》2020年版通则0512）测定。

色谱条件与系统适用性试验 以十八烷基硅烷键合硅胶为填充剂（柱长为100mm，内径为2.1mm，粒径为1.8μm或1.9μm）；以乙腈为流动相A，以0.1%磷酸溶液为流动相B，按下表中的规定进行梯度洗脱；流速为每分钟0.4ml；柱温为30℃；检测波长为323nm。理论板数按咖啡酸峰计算应不低于5 000。

时间（分钟）	流动相A（%）	流动相B（%）
0～5	7→15	93→85
5～20	15→30	85→70

对照品溶液的制备 取咖啡酸对照品适量，精密称定，加甲醇制成每1ml含20μg的溶液，即得。

供试品溶液的制备 取本品适量，研细，取约0.2g，精密称定，置具塞锥形瓶中，精密加入70%甲醇50ml，称定重量，加热回流30分钟，放冷，再称定重量，用70%甲醇补足减失的重量，摇匀，滤过，取续滤液，即得。

测定法 分别精密吸取对照品溶液与供试品溶液各1μl，注入液相色谱仪，测定，即得。

本品每1g含咖啡酸（$C_9H_8O_4$）应为0.6～4.0mg。

【规格】 每1g配方颗粒相当于饮片5g

【贮藏】 密封。

浮萍配方颗粒

Fuping Peifangkeli

【来源】 本品为浮萍科植物紫萍 *Spirodela polyrrhiza*（L.）Schleid. 的干燥全草经炮制并按标准汤剂的主要质量指标加工制成的配方颗粒。

【制法】 取浮萍饮片5 500g，加水煎煮，滤过，滤液浓缩成清膏（干浸膏出膏率为10%～16%），加入辅料适量，干燥（或干燥，粉碎），再加入辅料适量，混匀，制粒，制成1 000g，即得。

【性状】 本品为黄棕色至棕黄色的颗粒；气微，味淡。

【鉴别】 取本品适量，研细，取1g，加甲醇10ml，超声处理30分钟，静置，取上清液作为供试品溶液。另取浮萍对照药材1g，加水50ml，煎煮30分钟，滤过，滤液蒸干，残渣加甲醇10ml，同法制成对照药材溶液。照薄层色谱法（《中国药典》2020年版通则0502）试验，吸取供试品溶液1μl、对照药材溶液2μl，分别点于同一硅胶G薄层板上，以乙酸乙酯-丁酮-甲酸-水（6∶3∶1∶1）为展开剂，展开，取出，晾干，喷以1%三氯化铝无水乙醇溶液，置紫外光灯（365nm）下检视。供试品色谱中，在与对照药材色谱相应的位置上，显相同颜色的荧光斑点。

【特征图谱】 照高效液相色谱法（《中国药典》2020年版通则0512）测定。

色谱条件与系统适用性试验 以十八烷基硅烷键合硅胶为填充剂；以乙腈为流动相A，以0.1%磷酸溶液为流动相B，按下表中的规定进行梯度洗脱；柱温为30℃；检测波长为300nm。理论板数按牡荆素峰计算应不低于5 000。

时间（分钟）	流动相A（%）	流动相B（%）
0～40	5→15	95→85
40～80	15→28	85→72
80～100	28	72

参照物溶液的制备 取浮萍对照药材1g，加50%甲醇25ml，超声处理（功率600W，频率40kHz）20分钟，放冷，摇匀，滤过，取续滤液，作为对照药材参照物溶液。另取牡荆素对照品适量，加50%甲醇制成每1ml含50μg的溶液，作为对照品参照物溶液。

供试品溶液的制备 取本品适量，研细，取0.2g，加50%甲醇25ml，超声处理（功率600W，频率40kHz）20分钟，放冷，摇匀，滤过，取续滤液，即得。

测定法　分别精密吸取参照物溶液与供试品溶液各10μl，注入液相色谱仪，测定，即得。

供试品色谱中应呈现7个特征峰，并应与对照药材参照物色谱中的7个特征峰保留时间相对应，其中峰5应与对照品参照物峰保留时间相对应。与牡荆素参照物峰相对应的峰为S峰，计算其余各特征峰与S峰的相对保留时间，其相对保留时间应在规定值的±8%之内，规定值为：0.35（峰1）、0.47（峰2）、0.72（峰3）、0.91（峰4）、1.07（峰6）、1.21（峰7）。

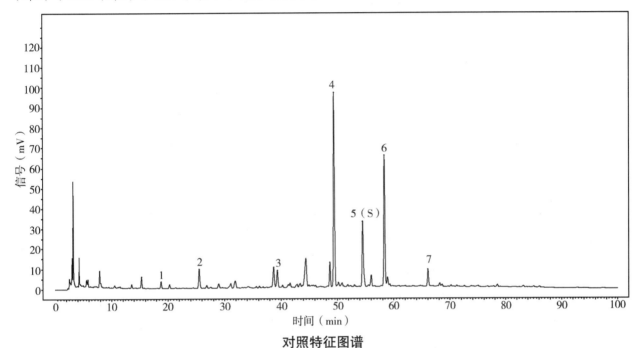

对照特征图谱

峰5（S）：牡荆素

参考色谱柱：5 TC C18，4.6mm×250mm，5μm

【检查】　应符合颗粒剂项下有关的各项规定（《中国药典》2020年版通则0104）。

【浸出物】　取本品适量，研细，取约2g，精密称定，精密加入乙醇50ml，照醇溶性浸出物测定法（《中国药典》2020年版通则2201）项下的热浸法测定，不得少于21.0%。

【含量测定】　照高效液相色谱法（《中国药典》2020年版通则0512）测定。

色谱条件与系统适用性试验　以十八烷基硅烷键合硅胶为填充剂；以乙腈-0.1%磷酸溶液（17：83）为流动相；检测波长为338nm。理论板数按牡荆素峰计算应不低于5 000。

对照品溶液的制备　取牡荆素对照品适量，精密称定，加80%甲醇制成每1ml含50μg的溶液，即得。

供试品溶液的制备　取本品适量，研细，取约0.2g，精密称定，置具塞锥形瓶中，精密加入80%甲醇25ml，称定重量，超声处理（功率600W，频率40kHz）20分钟，放冷，再称定重量，用80%甲醇补足减失的重量，摇匀，滤过，取续滤液，即得。

测定法　分别精密吸取对照品溶液与供试品溶液各10μl，注入液相色谱仪，测定，即得。

本品每1g含牡荆素（$C_{21}H_{20}O_{10}$）应为2.5～8.0mg。

【规格】　每1g配方颗粒相当于饮片5.5g

【贮藏】　密封。

预知子（木通）配方颗粒

Yuzhizi（Mutong）Peifangkeli

【来源】 本品为木通科植物木通 *Akebia quinata*（Thunb.）Decne. 的干燥近成熟果实经炮制并按标准汤剂的主要质量指标加工制成的配方颗粒。

【制法】 取预知子（木通）饮片3 000g，加水煎煮，滤过，滤液浓缩成清膏（干浸膏出膏率为20%～33%），加入辅料适量，干燥（或干燥，粉碎），再加入辅料适量，混匀，制粒，制成1 000g，即得。

【性状】 本品为黄棕色至灰褐色的颗粒；气微，味苦。

【鉴别】 取本品适量，研细，取0.5g，加75%甲醇20ml，超声处理30分钟，滤过，滤液蒸干，残渣加甲醇1ml使溶解，作为供试品溶液。另取预知子（木通）对照药材1g，加75%甲醇20ml，同法制成对照药材溶液。再取α-常春藤皂苷对照品，加甲醇制成每1ml含0.5mg的溶液，作为对照品溶液。照薄层色谱法（《中国药典》2020年版通则0502）试验，吸取供试品溶液与对照药材溶液各10μl、对照品溶液15μl，分别点于同一硅胶G薄层板上，以三氯甲烷-甲醇-水（13：4：1）的下层溶液为展开剂，展开，取出，晾干，喷以10%硫酸乙醇溶液，在105℃加热至斑点显色清晰。供试品色谱中，在与对照药材色谱和对照品色谱相应的位置上，显相同颜色的斑点。

【特征图谱】 照高效液相色谱法（《中国药典》2020年版通则0512）测定。

色谱条件与系统适用性试验 同〔含量测定〕木通苯乙醇苷B项。

参照物溶液的制备 取预知子（木通）对照药材1g，加75%甲醇50ml，超声处理（功率300W，频率40kHz）30分钟，放冷，滤过，取续滤液，作为对照药材参照物溶液。另取木通苯乙醇苷B对照品、新绿原酸对照品适量，加甲醇制成每1ml含木通苯乙醇苷B 3μg、新绿原酸10μg的混合溶液，作为对照品参照物溶液。

供试品溶液的制备 同〔含量测定〕木通苯乙醇苷B项。

测定法 分别精密吸取参照物溶液与供试品溶液各1μl，注入液相色谱仪，测定，即得。

供试品色谱中应呈现6个特征峰，并应与对照药材参照物色谱中的6个特征峰保留时间相对应，其中峰1、峰3应分别与相应对照品参照物峰保留时间相对应。与新绿原酸参照物峰相对应的峰为S1峰，计算峰2与S1峰的相对保留时间，其相对保留时间应在规定值的±10%之内，规定值为：1.94（峰2）；与木通苯乙醇苷B参照物峰相对应的峰为S2峰，计算峰4、峰5、峰6与S2峰的相对保留时间，其相对保留时间应在规定值的±10%之内，规定值为：1.05（峰4）、1.09（峰5）、1.17（峰6）。

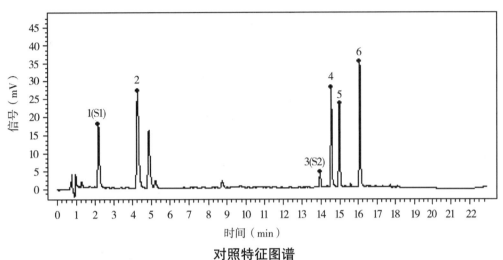

对照特征图谱

峰1（S1）：新绿原酸；峰3（S2）：木通苯乙醇苷B

参考色谱柱：SB C18，2.1mm×100mm，1.8μm

【检查】 应符合颗粒剂项下有关的各项规定（《中国药典》2020年版通则0104）。

【浸出物】 取本品适量，研细，取约2g，精密称定，精密加入乙醇100ml，照醇溶性浸出物测定法（《中国药典》2020年版通则2201）项下的热浸法测定，不得少于20.0%。

【含量测定】 α-常春藤皂苷 照高效液相色谱法（《中国药典》2020年版通则0512）测定。

色谱条件与系统适用性试验 以十八烷基硅烷键合硅胶为填充剂（柱长为250mm，内径为4.6mm，粒径为5μm）；以乙腈-水-磷酸（45∶55∶0.1）为流动相；流速为每分钟0.8ml；柱温为30℃；检测波长为203nm。理论板数按α-常春藤皂苷峰计算应不低于5 000。

对照品溶液的制备 取α-常春藤皂苷对照品适量，精密称定，加甲醇制成每1ml含15μg的溶液，即得。

供试品溶液的制备 取本品适量，研细，取约0.2g，精密称定，置具塞锥形瓶中，精密加入75%甲醇25ml，称定重量，超声处理（功率300W，频率40kHz）30分钟，放冷，再称定重量，用75%甲醇补足减失的重量，摇匀，滤过，取续滤液，即得。

测定法 分别精密吸取对照品溶液与供试品溶液各10μl，注入液相色谱仪，测定，即得。

本品每1g含α-常春藤皂苷（$C_{42}H_{66}O_{12}$）应为0.3～14.0mg。

木通苯乙醇苷B 照高效液相色谱法（《中国药典》2020年版通则0512）测定。

色谱条件与系统适用性试验 以十八烷基硅烷键合硅胶为填充剂（柱长为100mm，内径为2.1mm，粒径为1.8μm或1.7μm）；以乙腈为流动相A，以0.1%磷酸溶液为流动相B，按下表中的规定进行梯度洗脱；

流速为每分钟0.3ml；柱温为35℃；检测波长为325nm。理论板数按木通苯乙醇苷B峰计算应不低于5 000。

时间（分钟）	流动相A（%）	流动相B（%）
0～6	8→14	92→86
6～10	14→17	86→83
10～16	17→30	83→70
16～20	30→35	70→65
20～21	35→90	65→10
21～23	90	10

对照品溶液的制备　取木通苯乙醇苷B对照品适量，精密称定，加甲醇制成每1ml含2μg的溶液，即得。

供试品溶液的制备　同〔含量测定〕α-常春藤皂苷项。

测定法　分别精密吸取对照品溶液与供试品溶液各1μl，注入液相色谱仪，测定，即得。

本品每1g含木通苯乙醇苷B（$C_{23}H_{26}O_{11}$）应为0.10～0.90mg。

【规格】　每1g配方颗粒相当于饮片3.0g

【贮藏】　密封。

麸炒山药配方颗粒

Fuchaoshanyao Peifangkeli

【**来源**】 本品为薯蓣科植物薯蓣 *Dioscorea opposita* Thunb. 的干燥根茎经炮制并按标准汤剂的主要质量指标加工制成的配方颗粒。

【**制法**】 取麸炒山药饮片4 000g，加水煎煮，滤过，滤液浓缩成清膏（干浸膏出膏率为15%～25%），加入辅料适量，干燥（或干燥，粉碎），再加入辅料适量，混匀，制粒，制成1 000g，即得。

【**性状**】 本品为类白色至灰黄色的颗粒；气微，味淡、微甜。

【**鉴别**】 取本品适量，研细，取1g，加乙醇20ml，超声处理20分钟，滤过，滤液浓缩至2ml，作为供试品溶液。另取山药对照药材2g，同法制成对照药材溶液。照薄层色谱法（《中国药典》2020年版通则0502）试验，吸取供试品溶液2μl、对照药材溶液8μl，分别点于同一硅胶G薄层板上，以水饱和正丁醇-冰醋酸（13∶3）为展开剂，展开，取出，晾干，喷以茚三酮试液，在105℃加热至斑点显色清晰。供试品色谱中，在与对照药材色谱相应的位置上，显相同颜色的斑点。

【**特征图谱**】 照高效液相色谱法（《中国药典》2020年版通则0512）测定。

色谱条件与系统适用性试验 同〔含量测定〕腺苷项。

参照物溶液的制备 取山药对照药材0.5g，加10%甲醇25ml，超声处理（功率300W，频率40kHz）30分钟，放冷，摇匀，滤过，取续滤液，作为对照药材参照物溶液。另取〔含量测定〕腺苷项下的对照品溶液，作为对照品参照物溶液。

供试品溶液的制备 同〔含量测定〕腺苷项。

测定法 分别精密吸取参照物溶液与供试品溶液各1μl，注入液相色谱仪，测定，即得。

供试品色谱中应呈现5个特征峰，其中峰1、峰3应与对照药材参照物色谱中的2个特征峰保留时间相对应，且峰1应与对照品参照物峰保留时间相对应。

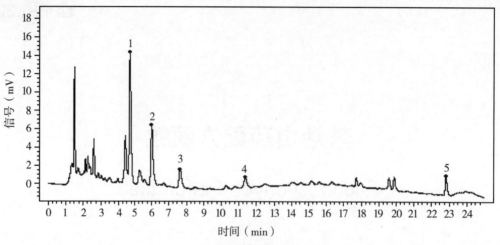

对照特征图谱

峰1：腺苷

参考色谱柱：Triart C18，2.1mm×100mm，1.9μm

【检查】 **溶化性** 照颗粒剂溶化性检查方法（《中国药典》2020年版通则0104）检查，加热水200ml，搅拌5分钟（必要时加热煮沸5分钟），立即观察，应全部溶化或轻微浑浊，不得有焦屑或异物。

二氧化硫残留量 照二氧化硫残留量测定法（《中国药典》2020年版通则2331）测定，不得过400mg/kg。

其他 应符合颗粒剂项下有关的各项规定（《中国药典》2020年版通则0104）。

【浸出物】 取本品适量，研细，取约2g，精密称定，精密加入乙醇100ml，照醇溶性浸出物测定法（《中国药典》2020年版通则2201）项下的热浸法测定，不得少于7.0%。

【含量测定】 **腺苷** 照高效液相色谱法（《中国药典》2020年版通则0512）测定。

色谱条件与系统适用性试验 以十八烷基硅烷键合硅胶为填充剂（柱长为100mm，内径为2.1mm，粒径为1.9μm）；以乙腈为流动相A，以0.2%磷酸溶液为流动相B，按下表中的规定进行梯度洗脱；流速为每分钟0.2ml；柱温为30℃；检测波长为258nm。理论板数按腺苷峰计算应不低于4 000。

时间（分钟）	流动相A（%）	流动相B（%）
0~4	1	99
4~10	1→3	99→97
10~25	3→20	97→80

对照品溶液的制备 取腺苷对照品适量，精密称定，加10%甲醇制成每1ml含5μg的溶液，即得。

供试品溶液的制备 取本品适量，研细，取约0.3g，精密称定，置具塞锥形瓶中，精密加入10%甲醇25ml，称定重量，超声处理（功率300W，频率40kHz）30分钟，放冷，再称定重量，用10%甲醇补足减失的重量，摇匀，滤过，取续滤液，即得。

测定法 分别精密吸取对照品溶液与供试品溶液各1μl，注入液相色谱仪，测定，即得。

本品每1g含腺苷（$C_{10}H_{13}N_5O_4$）应为0.30～1.60mg。

尿囊素　照高效液相色谱法（《中国药典》2020年版通则0512）测定。

色谱条件与系统适用性试验　以氨基键合硅胶为填充剂；以乙腈-水（90：10）为流动相；检测波长为224nm。理论板数按尿囊素峰计算应不低于2 500。

对照品溶液的制备　取尿囊素对照品适量，精密称定，加甲醇制成每1ml含80μg的溶液，即得。

供试品溶液的制备　取本品适量，研细，取约0.3g，精密称定，置具塞锥形瓶中，精密加入稀乙醇25ml，称定重量，超声处理（功率300W，频率40kHz）30分钟，放冷，再称定重量，用稀乙醇补足减失的重量，摇匀，滤过，取续滤液，即得。

测定法　分别精密吸取对照品溶液与供试品溶液各10μl，注入液相色谱仪，测定，即得。

本品每1g含尿囊素（$C_4H_6N_4O_3$）应为13.5～33.5mg。

【**规格**】　每1g配方颗粒相当于饮片4g

【**贮藏**】　密封。

银杏叶配方颗粒

Yinxingye Peifangkeli

【来源】 本品为银杏科植物银杏 *Ginkgo biloba* L. 的干燥叶经炮制并按标准汤剂的主要质量指标加工制成的配方颗粒。

【制法】 取银杏叶饮片3 500g，加水煎煮，滤过，滤液浓缩成清膏（干浸膏出膏率为15%～28%），加入辅料适量，干燥（或干燥，粉碎），再加入辅料适量，混匀，制粒，制成1 000g，即得。

【性状】 本品为浅黄色至黄棕色的颗粒；气微，味微苦、涩。

【鉴别】 （1）取本品适量，研细，取1g，加甲醇10ml，加热回流10分钟，放冷，滤过，滤液作为供试品溶液。另取银杏叶对照药材1g，加水50ml，煎煮30分钟，滤过，滤液蒸干，残渣加甲醇10ml，同法制成对照药材溶液。照薄层色谱法（《中国药典》2020年版通则0502）试验，吸取供试品溶液5 μl、对照药材溶液7 μl，分别点于同一用4%醋酸钠溶液制备的硅胶G薄层板上，以乙酸乙酯-丁酮-甲酸-水（5∶3∶1∶1）为展开剂，展开，取出，晾干，喷以3%三氯化铝乙醇溶液，热风吹至斑点显色清晰，置紫外光灯（365nm）下检视。供试品色谱中，在与对照药材色谱相应的位置上，显相同颜色的荧光斑点。

（2）取本品适量，研细，取1g，加50%丙酮溶液40ml，加热回流3小时，滤过，滤液蒸干，残渣加水20ml使溶解，用乙酸乙酯振摇提取2次，每次20ml，合并乙酸乙酯液，蒸干，残渣加丙酮1ml使溶解，作为供试品溶液。另取银杏叶对照药材2g，加水50ml，煎煮30分钟，滤过，滤液蒸干，残渣加50%丙酮溶液40ml，同法制成对照药材溶液。照薄层色谱法（《中国药典》2020年版通则0502）试验，吸取上述两种溶液各7 μl，分别点于同一用4%醋酸钠溶液制备的硅胶G薄层板上，以甲苯-乙酸乙酯-丙酮-甲醇（10∶5∶5∶0.6）为展开剂，在20℃以下展开，取出，晾干，在醋酐蒸气中熏15分钟，在140～160℃加热30分钟，置紫外光灯（365nm）下检视。供试品色谱中，在与对照药材色谱相应的位置上，显相同颜色的荧光斑点。

【特征图谱】 照高效液相色谱法（《中国药典》2020年版通则0512）测定。

色谱条件与系统适用性试验 以十八烷基硅烷键合硅胶为填充剂（柱长为150mm，内径为2.1mm，粒径为1.8 μm）；以乙腈为流动相A，以0.2%磷酸溶液为流动相B，按下表中的规定进行梯度洗脱；流速为每分钟0.3ml；柱温为30℃；检测波长为254nm。理论板数按芦丁峰计算应不低于6 000。

时间（分钟）	流动相A（%）	流动相B（%）
0～3	7→9	93→91
3～6	9→15	91→85
6～11	15	85
11～18	15→19	85→81
18～26	19→27	81→73
26～27	27→45	73→55
27～35	45→72	55→28

参照物溶液的制备　取银杏叶对照药材1g，加70%甲醇50ml，超声处理（功率250W，频率40kHz）30分钟，放冷，滤过，取续滤液，作为对照药材参照物溶液。另取原儿茶酸对照品、芦丁对照品、山奈酚-3-O-芸香糖苷对照品和水仙苷对照品适量，加甲醇制成每1ml各含50μg的混合溶液，作为对照品参照物溶液。

供试品溶液的制备　取本品适量，研细，取0.2g，加70%甲醇50ml，超声处理（功率250W，频率40kHz）30分钟，放冷，滤过，取续滤液，即得。

测定法　分别精密吸取参照物溶液与供试品溶液各2μl，注入液相色谱仪，测定，即得。

供试品色谱中应呈现8个特征峰，并应与对照药材参照物色谱中的8个特征峰保留时间相对应，其中峰1、峰4～峰6应分别与相应对照品参照物峰保留时间相对应。与原儿茶酸参照物峰相对应的峰为S1峰，计算峰2与S1峰的相对保留时间，其相对保留时间应在规定值的±10%之内，规定值为：1.11（峰2）；与山奈酚-3-O-芸香糖苷参照物峰相对应的峰为S2峰，计算峰3、峰7、峰8与S2峰的相对保留时间，其相对保留时间应在规定值的±10%之内，规定值为：0.72（峰3）、1.16（峰7）、1.38（峰8）。

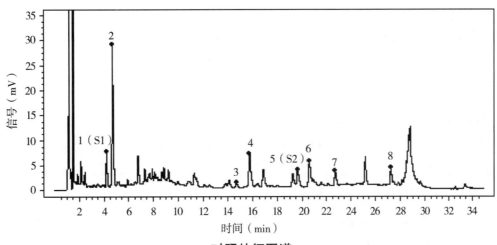

对照特征图谱

峰1（S1）：原儿茶酸；峰4：芦丁；峰5（S2）：山奈酚-3-O-芸香糖苷；峰6：水仙苷

参考色谱柱：SB C18，2.1mm×150mm，1.8μm

【**检查**】　应符合颗粒剂项下有关的各项规定（《中国药典》2020年版通则0104）。

【**浸出物**】　取本品适量，研细，取约2g，精密称定，精密加入乙醇100ml，照醇溶性浸出物测定法（《中国药典》2020年版通则2201）项下的热浸法测定，不得少于27.0%。

【含量测定】 **总黄酮醇苷** 照高效液相色谱法（《中国药典》2020年版通则0512）测定。

色谱条件与系统适用性试验 以十八烷基硅烷键合硅胶为填充剂；以甲醇-0.4%磷酸溶液（50∶50）为流动相；柱温为35℃；检测波长为360nm。理论板数按槲皮素峰计算应不低于2 500。

对照品溶液的制备 取槲皮素对照品、山柰酚对照品、异鼠李素对照品适量，精密称定，加甲醇制成每1ml含槲皮素10μg、山柰酚10μg、异鼠李素5μg的混合溶液，即得。

供试品溶液的制备 取本品适量，研细，取约0.2g，精密称定，置具塞锥形瓶中，精密加入乙醇-25%盐酸溶液（4∶1）的混合溶液25ml，加热回流30分钟，放冷，并转移至50ml量瓶中，用乙醇稀释至刻度，摇匀，即得。

测定法 分别精密吸取对照品溶液与供试品溶液各10μl，注入液相色谱仪，测定，分别计算槲皮素、山柰酚和异鼠李素的含量，按下式换算成总黄酮醇苷的含量。

总黄酮醇苷含量=（槲皮素含量+山柰酚含量+异鼠李素含量）×2.51

本品每1g含总黄酮醇苷应为6.0～24.0mg。

萜类内酯 照高效液相色谱法（《中国药典》2020年版通则0512）测定。

色谱条件与系统适用性试验 以十八烷基硅烷键合硅胶为填充剂；以甲醇为流动相A，以水为流动相B，按下表中的规定进行梯度洗脱；蒸发光散射检测器检测；柱温为30℃。理论板数按白果内酯峰计算应不低于3 000。

时间（分钟）	流动相A（%）	流动相B（%）
0～20	25→40	75→60
20～25	40→45	60→55
25～30	45→85	55→15

对照品溶液的制备 取银杏内酯A对照品、银杏内酯B对照品、银杏内酯C对照品、白果内酯对照品适量，精密称定，加甲醇制成每1ml含银杏内酯A 0.20mg、银杏内酯B 0.10mg、银杏内酯C 0.15mg、白果内酯0.20mg的混合溶液，即得。

供试品溶液的制备 取本品适量，研细，取约0.5g，精密称定，加水10ml，置水浴中温热使溶散，加2%盐酸溶液2滴，用乙酸乙酯振摇提取4次（15ml、10ml、10ml、10ml），合并乙酸乙酯液，用5%醋酸钠溶液20ml洗涤，分取醋酸钠溶液，再用乙酸乙酯10ml洗涤，合并乙酸乙酯提取液和乙酸乙酯洗涤液，用水洗涤2次，每次20ml，分取水液，用乙酸乙酯10ml洗涤，合并乙酸乙酯液，回收溶剂至干，残渣加甲醇使溶解，并转移至5ml量瓶中，用甲醇稀释至刻度，摇匀，滤过，取续滤液，即得。

测定法 分别精密吸取对照品溶液5μl、10μl，供试品溶液10μl，注入液相色谱仪，测定，用外标两点法对数方程分别计算银杏内酯A、银杏内酯B、银杏内酯C、白果内酯的含量，即得。

本品每1g含萜类内酯以银杏内酯A（$C_{20}H_{24}O_9$）、银杏内酯B（$C_{20}H_{24}O_{10}$）、银杏内酯C（$C_{20}H_{24}O_{11}$）和白果内酯（$C_{15}H_{18}O_8$）的总量计，应为3.0～12.0mg。

【规格】 每1g配方颗粒相当于饮片3.5g

【贮藏】 密封。

锁阳配方颗粒

Suoyang Peifangkeli

【来源】 本品为锁阳科植物锁阳 *Cynomorium songaricum* Rupr. 的干燥肉质茎经炮制并按标准汤剂的主要质量指标加工制成的配方颗粒。

【制法】 取锁阳饮片2 000g，加水煎煮，滤过，滤液浓缩成清膏（干浸膏出膏率为28%～38%），加入辅料适量，干燥（或干燥，粉碎），再加入辅料适量，混匀，制粒，制成1 000g，即得。

【性状】 本品为浅棕色至棕褐色的颗粒；气微，味甘而涩。

【鉴别】 取本品适量，研细，取0.5g，加水10ml，超声处理10分钟，滤过，滤液作为供试品溶液。另取锁阳对照药材1g，加水10ml，同法制成对照药材溶液。再取脯氨酸对照品，加水制成每1ml含2mg的溶液，作为对照品溶液。照薄层色谱法（《中国药典》2020年版通则0502）试验，吸取上述三种溶液各4μl，分别点于同一硅胶G薄层板上，以正丙醇-冰醋酸-乙醇-水（4:1:1:2）为展开剂，展开，取出，晾干，喷以吲哚醌试液，晾干，在100℃加热至斑点显色清晰。供试品色谱中，在与对照药材色谱和对照品色谱相应的位置上，显相同颜色的斑点。

【特征图谱】 照高效液相色谱法（《中国药典》2020年版通则0512）测定。

色谱条件与系统适用性试验 除检测波长为290nm外，其余同〔含量测定〕项。

参照物溶液的制备 取锁阳对照药材0.5g，加水45ml，煎煮45分钟，放冷，离心，取上清液，置10ml量瓶中，用水稀释至刻度，摇匀，滤过，取续滤液，作为对照药材参照物溶液。另取没食子酸对照品、儿茶素对照品适量，加50%甲醇制成每1ml含没食子酸40μg、儿茶素0.4mg的混合溶液，作为对照品参照物溶液。再取〔含量测定〕项下的对照品溶液，作为对照品参照物溶液。

供试品溶液的制备 同〔含量测定〕项。

测定法 分别精密吸取参照物溶液与供试品溶液各2μl，注入液相色谱仪，测定，即得。

供试品色谱中应呈现8个特征峰，并应与对照药材参照物色谱中的8个特征峰保留时间相对应，其中峰1、峰4、峰5应分别与相应对照品参照物峰保留时间相对应。与原儿茶酸参照物峰相对应的峰为S1峰，计算峰2、峰3与S1峰的相对保留时间，其相对保留时间应在规定值的±10%之内，规定值为：0.54（峰2）、0.81（峰3）；与儿茶素参照物峰相对应的峰为S2峰，计算峰6～峰8与S2峰的相对保留时间，其相对保留时间应在规定值的±10%之内，规定值为：1.18（峰6）、1.40（峰7）、1.47（峰8）。

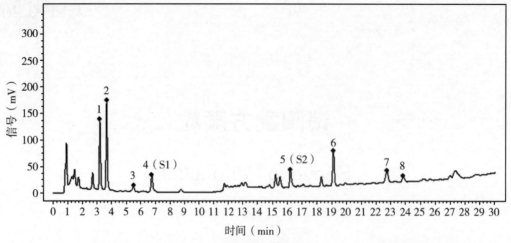

对照特征图谱

峰1：没食子酸；峰4（S1）：原儿茶酸；峰5（S2）：儿茶素

参考色谱柱：CORTECS T3，2.1mm×100mm，1.6μm

【检查】 应符合颗粒剂项下有关的各项规定（《中国药典》2020年版通则0104）。

【浸出物】 取本品适量，研细，取约2g，精密称定，精密加入乙醇50ml，照醇溶性浸出物测定法（《中国药典》2020年版通则2201）项下的热浸法测定，不得少于16.0%。

【含量测定】 照高效液相色谱法（《中国药典》2020年版通则0512）测定。

色谱条件与系统适用性试验 以十八烷基硅烷键合硅胶为填充剂（柱长为100mm，内径为2.1mm，粒径为1.6μm）；以甲醇为流动相A，以0.2%甲酸溶液为流动相B，按下表中的规定进行梯度洗脱；流速为每分钟0.3ml；柱温为35℃；检测波长为260nm。理论板数按原儿茶酸峰计算应不低于5 000。

时间（分钟）	流动相A（%）	流动相B（%）
0～9	0	100
9～10	0→10	100→90
10～13	10	90
13～20	10→14	90→86
20～26	14→16	86→84
26～30	16→18	84→82

对照品溶液的制备 取原儿茶酸对照品适量，精密称定，加50%甲醇制成每1ml含40μg的溶液，即得。

供试品溶液的制备 取本品适量，研细，取约1g，精密称定，置具塞锥形瓶中，精密加入30%甲醇10ml，称定重量，超声处理（功率500W，频率40kHz）20分钟，放冷，再称定重量，用30%甲醇补足减失的重量，摇匀，滤过，取续滤液，即得。

测定法 分别精密吸取对照品溶液与供试品溶液各2μl，注入液相色谱仪，测定，即得。

本品每1g含原儿茶酸（$C_7H_6O_4$）应为0.10～0.25mg。

【规格】 每1g配方颗粒相当于饮片2g

【贮藏】 密封。

鹅不食草配方颗粒

Ebushicao Peifangkeli

【来源】 本品为菊科植物鹅不食草 *Centipeda minima*（L.）A. Br. et Aschers. 的干燥全草经炮制并按标准汤剂的主要质量指标加工制成的配方颗粒。

【制法】 取鹅不食草饮片3 700g，加水煎煮，滤过，滤液浓缩成清膏（干浸膏出膏率为17%～27%），加入辅料适量，干燥（或干燥，粉碎），再加入辅料适量，混匀，制粒，制成1 000g，即得。

【性状】 本品为浅红色至黄棕色的颗粒；气微，味淡。

【鉴别】 取本品适量，研细，取1g，加甲醇20ml，加热回流30分钟，滤过，滤液蒸干，残渣加水10ml使溶解，滤过，滤液用乙酸乙酯振摇提取2次，每次10ml，合并乙酸乙酯液，蒸干，残渣加甲醇1ml使溶解，作为供试品溶液。另取鹅不食草对照药材1g，加水100ml，加热回流1小时，滤过，滤液蒸干，残渣加甲醇20ml，同法制成对照药材溶液。照薄层色谱法（《中国药典》2020年版通则0502）试验，吸取供试品溶液4μl、对照药材溶液6μl，分别点于同一硅胶G薄层板上，以三氯甲烷-甲醇-甲酸（16：2：0.1）为展开剂，展开，取出，晾干，置紫外光灯（365nm）下检视。供试品色谱中，在与对照药材色谱相应的位置上，显相同颜色的荧光斑点。

【特征图谱】 照高效液相色谱法（《中国药典》2020年版通则0512）测定。

色谱条件与系统适用性试验 以十八烷基硅烷键合硅胶为填充剂；以乙腈为流动相A，以0.02%磷酸溶液为流动相B，按下表中的规定进行梯度洗脱；柱温为20℃；检测波长0～120分钟为325nm，120～152分钟为225nm。理论板数按短叶老鹳草素A峰计算应不低于3 000。

时间（分钟）	流动相A（%）	流动相B（%）
0～35	6→11.7	94→88.3
35～37	11.7→13	88.3→87
37～47	13→14.7	87→85.3
47～52	14.7→16.5	85.3→83.5
52～54	16.5→19.5	83.5→80.5

续表

时间（分钟）	流动相A（%）	流动相B（%）
54～63	19.5→19.7	80.5→80.3
63～90	19.7→20.7	80.3→79.3
90～123	20.7→21.9	79.3→78.1
123～127	21.9→43	78.1→57
127～152	43→50	57→50

参照物溶液的制备　取鹅不食草对照药材1g，加水50ml，加热回流45分钟，放冷，滤过，滤液蒸干，残渣加50%甲醇10ml，超声处理（功率200W，频率53kHz）30分钟，放冷，摇匀，滤过，取续滤液，作为对照药材参照物溶液。另取绿原酸对照品、短叶老鹳草素A对照品适量，置棕色量瓶中，加甲醇制成每1ml各含50μg的混合溶液，作为对照品参照物溶液。

供试品溶液的制备　取本品适量，研细，取0.2g，加50%甲醇10ml，超声处理（功率200W，频率53kHz）30分钟，放冷，摇匀，滤过，取续滤液，即得。

测定法　分别精密吸取参照物溶液与供试品溶液各10μl，注入液相色谱仪，测定，即得。

供试品色谱中应呈现14个特征峰，并应与对照药材参照物色谱中的14个特征峰保留时间相对应，其中峰2、峰14应分别与相应对照品参照物峰保留时间相对应。

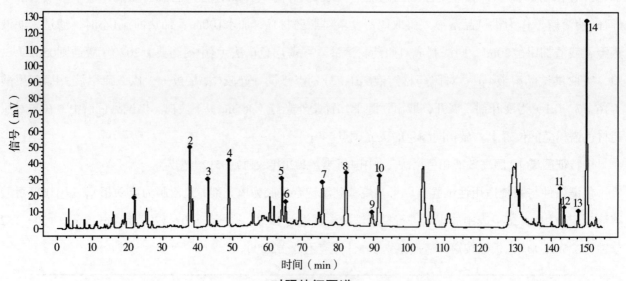

对照特征图谱

峰1：新绿原酸；峰2：绿原酸；峰3：咖啡酸；峰6：芦丁；峰7：异绿原酸B；
峰8：异绿原酸A；峰10：异绿原酸C；峰11：山金车内酯D；峰12：山金车内酯C；
峰13：小堆心菊素C；峰14：短叶老鹳草素A
参考色谱柱：AQ-C18，4.6mm×250mm，5μm

【检查】　应符合颗粒剂项下有关的各项规定（《中国药典》2020年版通则0104）。

【浸出物】　取本品适量，研细，取约2g，精密称定，精密加入乙醇100ml，照醇溶性浸出物测定法

（《中国药典》2020年版通则2201）项下的热浸法测定，不得少于18.0%。

【含量测定】 照高效液相色谱法（《中国药典》2020年版通则0512）测定。

色谱条件与系统适用性试验 以十八烷基硅烷键合硅胶为填充剂；以乙腈-水（45∶55）为流动相；检测波长为225nm。理论板数按短叶老鹳草素A峰计算应不低于3 000。

对照品溶液的制备 取短叶老鹳草素A对照品适量，精密称定，加甲醇制成每1ml含50μg的溶液，即得。

供试品溶液的制备 取本品适量，研细，取约0.15g，精密称定，置具塞锥形瓶中，精密加入甲醇20ml，称定重量，超声处理（功率250W，频率40kHz）45分钟，放冷，再称定重量，用甲醇补足减失的重量，摇匀，滤过，取续滤液，即得。

测定法 分别精密吸取对照品溶液与供试品溶液各10μl，注入液相色谱仪，测定，即得。

本品每1g含短叶老鹳草素A（$C_{20}H_{26}O_5$）应为2.3～9.2mg。

【规格】 每1g配方颗粒相当于饮片3.7g

【贮藏】 密封。

豨莶草（豨莶）配方颗粒

Xixiancao（Xixian）Peifangkeli

【来源】 本品为菊科植物豨莶 *Siegesbeckia orientalis* L. 的干燥地上部分经炮制并按标准汤剂的主要质量指标加工制成的配方颗粒。

【制法】 取豨莶草（豨莶）饮片5 000g，加水煎煮，滤过，滤液浓缩成清膏（干浸膏出膏率为13%～20%），加入辅料适量，干燥（或干燥，粉碎），再加入辅料适量，混匀，制粒，制成1 000g，即得。

【性状】 本品为浅黄色至棕黄色的颗粒；气微，味苦。

【鉴别】 取本品适量，研细，取0.3g，加甲醇10ml，超声处理15分钟，滤过，滤液作为供试品溶液。另取奇壬醇对照品，加甲醇制成每1ml含0.2mg的溶液，作为对照品溶液。照薄层色谱法（《中国药典》2020年版通则0502）试验，吸取供试品溶液5～10μl、对照品溶液3μl，分别点于同一硅胶G薄层板上，以三氯甲烷-甲醇（5：1）为展开剂，展开，取出，晾干，喷以2%香草醛硫酸溶液，在105℃加热至斑点显色清晰。供试品色谱中，在与对照品色谱相应的位置上，显相同颜色的斑点。

【特征图谱】 照高效液相色谱法（《中国药典》2020年版通则0512）测定。

色谱条件与系统适用性试验 以十八烷基硅烷键合硅胶为填充剂（柱长为100mm，内径为2.1mm，粒径为1.7μm）；以乙腈为流动相A，以0.2%磷酸溶液为流动相B，按下表中的规定进行梯度洗脱；流速为每分钟0.2ml；柱温为30℃；检测波长：0～34分钟为320nm，34～60分钟为215nm。理论板数按奇壬醇峰计算应均不低于10 000。

时间（分钟）	流动相A（%）	流动相B（%）
0～2	6→7	94→93
2～13	7→16	93→84
13～20	16→18	84→82
20～30	18→22	82→78
30～55	22→35	78→65
55～56	35→100	65→0
56～58	100	0

参照物溶液的制备　取豨莶草（豨莶）对照药材2g，加10%甲醇30ml，超声处理（功率250W，频率40kHz）1小时，放冷，滤过，取续滤液，即得。另取〔含量测定〕项下的对照品溶液，作为对照品参照物溶液。

供试品溶液的制备　取本品适量，研细，取0.4g，加10%甲醇30ml，超声处理（功率250W，频率40kHz）1小时，放冷，摇匀，滤过，取续滤液，即得。

测定法　分别精密吸取对照品参照物溶液2μl、对照药材参照物溶液与供试品溶液各3μl，注入液相色谱仪，测定，即得。

供试品色谱中应呈现6个特征峰，并应与对照药材参照物色谱中的6个特征峰保留时间相对应，其中峰5应与对照品参照物峰保留时间相对应。与奇壬醇参照物峰相对应的峰为S峰，计算其余各特征峰与S峰的相对保留时间，其相对保留时间应在规定值的±10%之内，规定值为：0.24（峰1）、0.59（峰2）、0.70（峰3）、0.91（峰4）、1.17（峰6）。

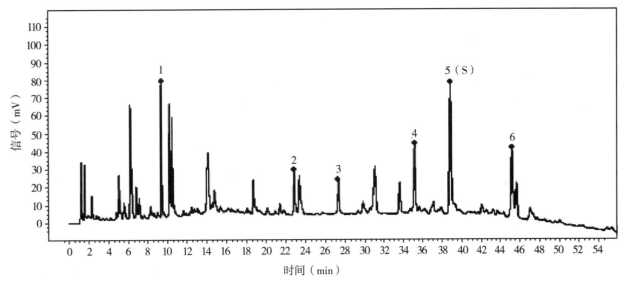

对照特征图谱

峰1：绿原酸；峰5（S）：奇壬醇

参考色谱柱：BEH C18，2.1mm×100mm，1.7μm

【检查】　应符合颗粒剂项下有关的各项规定（《中国药典》2020年版通则0104）。

【浸出物】　取本品适量，研细，取约2g，精密称定，精密加入乙醇50ml，照醇溶性浸出物测定法（《中国药典》2020年版通则2201）项下的热浸法测定，不得少于17.0%。

【含量测定】　照高效液相色谱法（《中国药典》2020年版通则0512）测定。

色谱条件与系统适用性试验　以十八烷基硅烷键合硅胶为填充剂（柱长为100mm，内径为2.1mm，粒径为1.7μm）；以乙腈为流动相A，以水为流动相B，按下表中的规定进行梯度洗脱；流速为每分钟0.2ml；柱温为30℃；检测波长为215nm。理论板数按奇壬醇峰计算应不低于10 000。

时间（分钟）	流动相A（%）	流动相B（%）
0～4	7→24	93→76
4～16	24	76

对照品溶液的制备　取奇壬醇对照品适量，精密称定，加70%甲醇制成每1ml含0.2mg的溶液，即得。

供试品溶液的制备　取本品适量，研细，取约0.4g，精密称定，置具塞锥形瓶中，精密加入甲醇30ml，称定重量，超声处理（功率250W，频率40kHz）2小时，放冷，再称定重量，用甲醇补足减失的重量，摇匀，滤过，取续滤液，即得。

测定法　分别精密吸取对照品溶液2μl、供试品溶液3μl，注入液相色谱仪，测定，即得。

本品每1g含奇壬醇（$C_{20}H_{34}O_4$）应为4.0～15.0mg。

【规格】　每1g配方颗粒相当于饮片5g

【贮藏】　密封。

蜜马兜铃（北马兜铃）配方颗粒

Mimadouling（Beimadouling）Peifangkeli

【来源】 本品为马兜铃科植物北马兜铃 *Aristolochia contorta* Bge. 的干燥成熟果实经炮制并按标准汤剂的主要质量指标加工制成的配方颗粒。

【制法】 取蜜马兜铃（北马兜铃）饮片2 500g，加水煎煮，滤过，滤液浓缩成清膏（干浸膏出膏率为20%～34%），加入辅料适量，干燥（或干燥，粉碎），再加入辅料适量，混匀，制粒，制成1 000g，即得。

【性状】 本品为黄棕色至棕褐色的颗粒；气微，味微苦。

【鉴别】 取本品适量，研细，取0.2g，加甲醇20ml，超声处理30分钟，滤过，滤液蒸干，残渣加甲醇1ml使溶解，作为供试品溶液。另取马兜铃（北马兜铃）对照药材1g，加水50ml，煎煮30分钟，滤过，滤液蒸干，残渣加甲醇20ml，同法制成对照药材溶液。照薄层色谱法（《中国药典》2020年版通则0502）试验，吸取上述两种溶液各5μl，分别点于同一硅胶G薄层板上，以甲苯-乙酸乙酯-甲酸-水（20：10：1：1）的上层溶液为展开剂，展开，取出，晾干，置紫外光灯（365nm）下检视。供试品色谱中，在与对照药材色谱相应的位置上，显相同颜色的荧光斑点。

【特征图谱】 照高效液相色谱法（《中国药典》2020年版通则0512）测定。

色谱条件与系统适用性试验 以苯基硅烷键合硅胶为填充剂；以乙腈为流动相A，以1%冰醋酸溶液（每100ml含三乙胺0.16ml）为流动相B，按下表中的规定进行梯度洗脱；柱温为35℃；检测波长为254nm。理论板数按马兜铃酸I峰计算应不低于5 000。

时间（分钟）	流动相A（%）	流动相B（%）
0～15	10→24	90→76
15～20	24→28	76→72
20～40	28→35	72→65
40～45	35→37	65→63
45～55	37→50	63→50

参照物溶液的制备 取马兜铃（北马兜铃）对照药材0.5g，加水50ml，加热回流30分钟，放冷，滤过，滤液蒸干，残渣加70%甲醇使溶解，并转移至50ml量瓶中，用70%甲醇稀释至刻度，超声处理（功率250W，频率40kHz）30分钟，放冷，滤过，取续滤液，作为对照药材参照物溶液。另取木兰花碱对照品、马兜铃酸Ⅰ对照品适量，加甲醇制成每1ml各含10μg的混合溶液，作为对照品参照物溶液。

供试品溶液的制备 同〔含量测定〕项。

测定法 分别精密吸取参照物溶液与供试品溶液各10μl，注入液相色谱仪，测定，即得。

供试品色谱中应呈现10个特征峰，并应与对照药材参照物色谱中的10个特征峰保留时间相对应，其中峰2、峰10应分别与相应对照品参照物峰保留时间相对应。

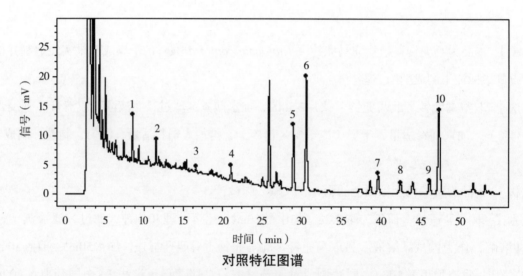

对照特征图谱

峰2：木兰花碱；峰5：7-羟基马兜铃酸A；峰6：马兜铃酸D；
峰8：马兜铃酸B；峰9：马兜铃内酰胺Ⅰ；峰10：马兜铃酸Ⅰ
参考色谱柱：Xbridge Phenyl，4.6mm×250mm，5μm

【检查】 **马兜铃酸Ⅰ限量** 照高效液相色谱法（《中国药典》2020年版通则0512）测定。

色谱条件与系统适用性试验 以十八烷基硅烷键合硅胶为填充剂（柱长为100mm，内径为2.1mm，粒径为1.6～1.8μm）；以乙腈-0.05%磷酸溶液（40∶60）为流动相，流速为每分钟0.3ml；柱温为30℃；检测波长为260nm。理论板数按马兜铃酸Ⅰ峰计算应不低于5 000。

对照品溶液的制备 取马兜铃酸Ⅰ对照品适量，精密称定，加甲醇制成每1ml含1μg的溶液，即得。

供试品溶液的制备 同〔含量测定〕项。

测定法 分别精密吸取对照品溶液与供试品溶液各1μl，注入液相色谱仪，测定，即得。

本品每1g含马兜铃酸Ⅰ（$C_{17}H_{11}NO_7$）应不得过1.85mg。

其他 应符合颗粒剂项下有关的各项规定（《中国药典》2020年版通则0104）。

【浸出物】 取本品适量，研细，取约2g，精密称定，精密加入乙醇100ml，照醇溶性浸出物测定法（《中国药典》2020年版通则2201）项下的热浸法测定，不得少于14.0%。

【**含量测定**】 照高效液相色谱法（《中国药典》2020年版通则0512）测定。

色谱条件与系统适用性试验 以十八烷基硅烷键合硅胶为填充剂；以乙腈为流动相A，以0.2%磷酸溶液（每100ml含三乙胺0.14ml）为流动相B，按下表中的规定进行梯度洗脱；流速为每分钟1.2ml；柱温为30℃；检测波长为221nm。理论板数按木兰花碱峰计算应不低于5 000。

时间（分钟）	流动相A（%）	流动相B（%）
0～10	8→15	92→85
10～20	15→22	85→78
20～25	22→90	78→10
25～30	90	10

对照品溶液的制备 取木兰花碱对照品适量，精密称定，加70%甲醇制成每1ml含1μg的溶液，即得。

供试品溶液的制备 取本品适量，研细，取约0.1g，精密称定，置具塞锥形瓶中，精密加入70%甲醇50ml，称定重量，超声处理（功率250W，频率40kHz）30分钟，放冷，再称定重量，用70%甲醇补足减失的重量，摇匀，滤过，取续滤液，即得。

测定法 分别精密吸取对照品溶液与供试品溶液各10μl，注入液相色谱仪，测定，即得。

本品每1g含木兰花碱（$C_{20}H_{24}NO_4$）应为0.30～1.55mg。

【**注意**】 本品含马兜铃酸，可引起肾脏损害等不良反应；儿童及老年人慎用；孕妇、婴幼儿及肾功能不全者禁用。

【**规格**】 每1g配方颗粒相当于饮片2.5g

【**贮藏**】 密封。

醋龟甲配方颗粒

Cuguijia Peifangkeli

【来源】 本品为龟科动物乌龟 Chinemys reevesii（Gray）的背甲与腹甲经炮制并按标准汤剂的主要质量指标加工制成的配方颗粒。

【制法】 取醋龟甲饮片6 000g，加水煎煮，滤过，滤液浓缩成清膏（干浸膏出膏率为7%～12%），加入辅料适量，干燥（或干燥，粉碎），再加入辅料适量，混匀，制粒，制成1 000g，即得。

【性状】 本品为黄白色至浅黄色的颗粒；气微腥，味微咸。

【鉴别】 （1）取本品适量，研细，取1g，加甲醇10ml，超声处理30分钟，放冷，滤过，滤液蒸干，残渣加甲醇1ml使溶解，作为供试品溶液。另取龟甲对照药材3g，加水200ml，煎煮2小时，滤过，滤液蒸干，残渣加甲醇10ml，同法制成对照药材溶液。照薄层色谱法（《中国药典》2020年版通则0502）试验，吸取上述两种溶液各2～5μl，分别点于同一硅胶G薄层板上，以正丁醇-冰醋酸-水（4∶1∶1）为展开剂，展开，取出，晾干，喷以0.5%茚三酮乙醇溶液，在105℃加热至斑点显色清晰。供试品色谱中，在与对照药材色谱相应的位置上，显相同颜色的斑点。

（2）取本品适量，研细，取0.1g，加1%碳酸氢铵溶液50ml，超声处理30分钟，用微孔滤膜滤过，取续滤液100μl，置微量进样瓶中，加胰蛋白酶溶液10μl（取序列分析用胰蛋白酶，加1%碳酸氢铵溶液制成每1ml中含1mg的溶液，临用新制），摇匀，37℃恒温酶解12小时，作为供试品溶液。另取龟甲对照药材0.5g，置具塞锥形瓶中，加1%碳酸氢铵溶液50ml，同法制成对照药材溶液。照高效液相色谱法-质谱法（《中国药典》2020年版通则0512和通则0431）试验，以十八烷基硅烷键合硅胶为填充剂（色谱柱内径为2.1mm）；以乙腈为流动相A，以0.1%甲酸溶液为流动相B，按下表中的规定进行梯度洗脱；流速为每分钟0.3ml。采用质谱检测器，电喷雾正离子模式（ESI$^+$），进行多反应监测（MRM），选择质荷比（m/z）631.3（双电荷）→546.4和631.3（双电荷）→921.4作为检测离子对。取龟甲对照药材溶液，进样2μl，按上述检测离子对测定的MRM色谱峰的信噪比均应大于3∶1。

时间（分钟）	流动相A（%）	流动相B（%）
0～25	5→20	95→80
25～40	20→50	80→50

吸取供试品溶液2μl，注入高效液相色谱-质谱联用仪，测定。以质荷比（*m/z*）631.3（双电荷）→546.4和*m/z*631.3（双电荷）→921.4离子对提取的供试品离子流色谱中，应同时呈现与对照药材色谱保留时间一致的色谱峰。

【检查】 应符合颗粒剂项下有关的各项规定（《中国药典》2020年版通则0104）。

【浸出物】 取本品适量，研细，取约2g，精密称定，精密加入乙醇100ml，照醇溶性浸出物测定法（《中国药典》2020年版通则2201）项下的热浸法测定，不得少于7.0%。

【含量测定】 照高效液相色谱法（《中国药典》2020年版通则0512）测定。

色谱条件与系统适用性试验 以十八烷基硅烷键合硅胶为填充剂；以乙腈-0.1mol/L醋酸钠溶液（用醋酸调节pH至6.5）（7∶93）为流动相A，以乙腈-水（4∶1）为流动相B，按下表中的规定进行梯度洗脱；柱温为43℃；检测波长为254nm。理论板数按丙氨酸峰计算应不低于4 000。

时间（分钟）	流动相A（%）	流动相B（%）
0～11	100→93	0→7
11～13.9	93→88	7→12
13.9～14	88→85	12→15
14～29	85→66	15→34
29～30	66→0	34→100

对照品溶液的制备 取甘氨酸对照品、丙氨酸对照品、脯氨酸对照品适量，精密称定，加0.1mol/L盐酸溶液制成每1ml含甘氨酸0.1mg、丙氨酸45μg、脯氨酸55μg的混合溶液，即得。

供试品溶液的制备 取本品适量，研细，取约0.02g，精密称定，置氨基酸水解管中，精密加入6mol/L盐酸溶液10ml，150℃水解3小时，放冷，滤过，滤液置蒸发皿中，用水10ml分次洗涤，洗液并入蒸发皿中，蒸干，残渣用0.1mol/L盐酸溶液使溶解，并转移至25ml量瓶中，用0.1mol/L盐酸溶液至刻度，摇匀，即得。

精密量取上述对照品溶液和供试品溶液各5ml，分别置25ml量瓶中，各加0.1mol/L异硫氰酸苯酯（PITC）的乙腈溶液2.5ml，1mol/L三乙胺的乙腈溶液2.5ml，摇匀，室温放置1小时后，用50%乙腈溶液稀释至刻度，摇匀。精密量取10ml，加正己烷10ml，振摇，放置10分钟，取下层溶液，滤过，取续滤液，即得。

测定法 分别精密吸取衍生化后的对照品溶液与供试品溶液各5μl，注入液相色谱仪，测定，即得。

本品每1g含甘氨酸（$C_2H_5NO_2$）应为60.0～140.0mg，含丙氨酸（$C_3H_7NO_2$）应为25.0～65.0mg，含脯氨酸（$C_5H_9NO_2$）应为30.0～80.0mg。

【规格】 每1g配方颗粒相当于饮片6.0g

【贮藏】 密封。

醋郁金（广西莪术）配方颗粒

Cuyujin（Guangxi'ezhu）Peifangkeli

【来源】 本品为姜科植物广西莪术 *Curcuma kwangsiensis* S. G. Lee et C. F. Liang 的干燥块根经炮制并按标准汤剂的主要质量指标加工制成的配方颗粒。

【生产用饮片的炮制】 应按照《全国中药炮制规范》1988年版"醋郁金"项下规定的方法炮制。

【制法】 取醋郁金（广西莪术）饮片5 000g，加水煎煮，滤过，滤液加入辅料适量，浓缩成清膏（干浸膏出膏率为10%～17%），加入辅料适量，干燥（或干燥，粉碎），再加入辅料适量，混匀，制粒，制成1 000g，即得。

【性状】 本品为浅黄色至灰黄色的颗粒；气微，味微苦。

【鉴别】 取本品适量，研细，取2g，加无水乙醇25ml，超声处理30分钟，滤过，滤液蒸干，残渣加无水乙醇1ml使溶解，作为供试品溶液。另取郁金（广西莪术）对照药材0.5g，同法制成对照药材溶液。照薄层色谱法（《中国药典》2020年版通则0502）试验，吸取供试品溶液10μl、对照药材溶液8μl，分别点于同一硅胶G薄层板上，以正己烷-乙酸乙酯（17：3）为展开剂，预饱和15分钟，展开，取出，晾干，喷以10%硫酸乙醇溶液，在105℃加热至斑点显色清晰，分别置日光和紫外光灯（365nm）下检视。供试品色谱中，在与对照药材色谱相应的位置上，显相同颜色的斑点或荧光斑点。

【特征图谱】 照高效液相色谱法（《中国药典》2020年版通则0512）测定。

色谱条件与系统适用性试验 以十八烷基硅烷键合硅胶为填充剂（柱长为100mm，内径为2.1mm，粒径为1.8μm）；以乙腈-甲醇（2：1）的混合溶液为流动相A，以0.1%磷酸溶液为流动相B，按下表中的规定进行梯度洗脱；流速为每分钟0.3ml；柱温为40℃；检测波长为262nm。理论板数按莪术烯醇峰计算应不低于5 000。

时间（分钟）	流动相A（%）	流动相B（%）
0～30	18→80	82→20
30～40	80→100	20→0

参照物溶液的制备 取郁金（广西莪术）对照药材2g，加70%乙醇25ml，超声处理（功率250W，频

率40kHz）30分钟，放冷，摇匀，滤过，取续滤液，作为对照药材参照物溶液。另取〔含量测定〕项下的对照品溶液，作为对照品参照物溶液。

供试品溶液的制备 同〔含量测定〕项。

测定法 分别精密吸取参照物溶液与供试品溶液各1μl，注入液相色谱仪，测定，即得。

供试品色谱中应呈现3个特征峰，并应与对照药材参照物色谱中的3个特征峰保留时间相对应，其中峰3应与对照品参照物峰保留时间相对应。与莪术烯醇对照品参照物峰相对应的峰为S峰，计算峰2与S峰的相对保留时间，其相对保留时间应在规定值的±10%之内，规定值为：0.93（峰2）。

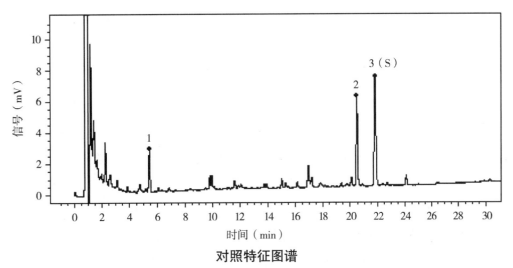

对照特征图谱

峰3（S）：莪术烯醇

参考色谱柱：HSS T3 C18，2.1mm×100mm，1.8μm

【检查】 应符合颗粒剂项下有关的各项规定（《中国药典》2020年版通则0104）。

【含量测定】 照高效液相色谱法（《中国药典》2020年版通则0512）测定。

色谱条件与系统适用性试验 以十八烷基硅烷键合硅胶为填充剂；以［乙腈-甲醇（2∶1）的混合溶液］-0.1%磷酸溶液（50∶50）为流动相；柱温为38℃；检测波长为262nm。理论板数按莪术烯醇峰计算应不低于3 000。

对照品溶液的制备 取莪术烯醇对照品适量，精密称定，加甲醇制成每1ml含20μg的溶液，即得。

供试品溶液的制备 取本品适量，研细，取约0.4g，精密称定，置具塞锥形瓶中，精密加入70%乙醇25ml，称定重量，超声处理（功率250W，频率40kHz）30分钟，放冷，再称定重量，用70%乙醇补足减失的重量，摇匀，滤过，取续滤液，即得。

测定法 分别精密吸取对照品溶液与供试品溶液各10μl，注入液相色谱仪，测定，即得。

本品每1g含莪术烯醇（$C_{15}H_{22}O_2$）应为0.35～1.25mg。

【注意】 不宜与丁香、母丁香同用。

【规格】 每1g配方颗粒相当于饮片5g

【贮藏】 密封。

醋南五味子配方颗粒

Cunanwuweizi Peifangkeli

【来源】 本品为木兰科植物华中五味子 *Schisandra sphenanthera* Rehd. et Wils. 的干燥成熟果实经炮制并按标准汤剂的主要质量指标加工制成的配方颗粒。

【制法】 取醋南五味子饮片2 600g，加水煎煮，滤过，滤液浓缩成清膏（干浸膏出膏率为26%～35%），加入辅料适量，干燥（或干燥，粉碎），再加入辅料适量，混匀，制粒，制成1 000g，即得。

【性状】 本品为棕红色至暗棕色的颗粒；气微，味微酸。

【鉴别】 取本品适量，研细，取2g，加乙醇10ml，超声处理30分钟，滤过，滤液蒸干，残渣加乙醇1ml使溶解，作为供试品溶液。另取南五味子对照药材1g，加乙醇10ml，同法制成对照药材溶液。再取五味子酯甲对照品、五味子甲素对照品，加乙醇制成每1ml各含1mg的混合溶液，作为对照品溶液。照薄层色谱法（《中国药典》2020年版通则0502）试验，吸取供试品溶液3μl、对照药材溶液10μl、对照品溶液5μl，分别点于同一硅胶GF$_{254}$薄层板上。以石油醚（60～90℃）－乙酸乙酯－甲酸（15∶5∶1）的上层溶液为展开剂，展开，取出，晾干，置紫外光灯（254nm）下检视。供试品色谱中，在与对照药材色谱和对照品色谱相应的位置上，显相同颜色的斑点。

【特征图谱】 照高效液相色谱法（《中国药典》2020年版通则0512）测定。

色谱条件与系统适用性试验 以十八烷基硅烷键合硅胶为填充剂；以乙腈为流动相A，以0.1%磷酸溶液为流动相B，按下表中的规定进行梯度洗脱；柱温为35℃；检测波长：0～40分钟内为254nm，40分钟后为215nm。理论板数按五味子酯甲峰计算应不低于2 000。

时间（分钟）	流动相A（%）	流动相B（%）
0～5	3	97
5～15	3→10	97→90
15～25	10→20	90→80
25～35	20→55	80→45
35～55	55→65	45→35
55～63	65→100	35→0
63～67	100	0

参照物溶液的制备 取南五味子对照药材2g，加水50ml，加热回流30分钟，滤过，滤液蒸干，残渣加甲醇25ml，超声处理（功率250W，频率40kHz）30分钟，放冷，摇匀，滤过，取续滤液，作为对照药材参照物溶液。另取〔含量测定〕项下的对照品溶液，作为对照品参照物溶液。

供试品溶液的制备 同〔含量测定〕项。

测定法 分别精密吸取参照物溶液与供试品溶液各10μl，注入液相色谱仪，测定，即得。

供试品色谱中应呈现8个特征峰，并应与对照药材参照物色谱中的8个特征峰保留时间相对应，其中峰6应与对照品参照物峰保留时间相对应。与五味子酯甲参照物峰相对应的峰为S峰，计算其余各特征峰与S峰的相对保留时间，其相对保留时间应在规定值的±10%之内，规定值为：0.36（峰1）、0.73（峰2）、0.77（峰3）、0.87（峰4）、0.98（峰5）、1.10（峰7）、1.13（峰8）。

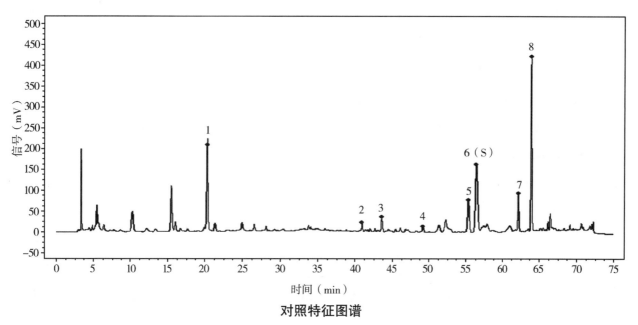

对照特征图谱

峰1：原儿茶酸；峰6（S）：五味子酯甲；峰7：安五酯素；峰8：五味子甲素

参考色谱柱：AQ-C18，4.6mm×250mm，5μm

【检查】 应符合颗粒剂项下有关的各项规定（《中国药典》2020年版通则0104）。

【浸出物】 取本品适量，研细，取约2g，精密称定，精密加入乙醇100ml，照醇溶性浸出物测定法（《中国药典》2020年版通则2201）项下的热浸法测定，不得少于26.0%。

【含量测定】 照高效液相色谱法（《中国药典》2020年版通则0512）测定。

色谱条件与系统适用性试验 以十八烷基硅烷键合硅胶为填充剂；以乙腈为流动相A，以水为流动相B，以四氢呋喃为流动相C，按下表中的规定进行梯度洗脱；柱温为30℃；检测波长为254nm。理论板数按五味子酯甲峰计算应不低于2 000。

时间（分钟）	流动相A（%）	流动相B（%）	流动相C（%）
0～20	15	60	25
20～40	15→20	60→55	25
40～41	20→70	55→5	25
41～45	70→75	5→0	25

对照品溶液的制备　取五味子酯甲对照品适量，精密称定，加甲醇制成每1ml含0.1mg的溶液，即得。

供试品溶液的制备　取本品适量，研细，取约1.0g，精密称定，置具塞锥形瓶中，精密加入甲醇25ml，称定重量，超声处理（功率250W，频率40kHz）30分钟，放冷，再称定重量，用甲醇补足减失的重量，摇匀，滤过，取续滤液，即得。

测定法　分别精密吸取对照品溶液与供试品溶液各10～25μl，注入液相色谱仪，测定，即得。

本品每1g含五味子酯甲（$C_{30}H_{32}O_9$）应为0.60～1.75mg。

【规格】　每1g配方颗粒相当于饮片2.6g

【贮藏】　密封。

粤PFKL20210048-V1

醋莪术（广西莪术）配方颗粒

Cu'ezhu（Guangxi'ezhu）Peifangkeli

【来源】 本品为姜科植物广西莪术 *Curcuma kwangsiensis* S. G. Lee et C. F. Liang 的干燥根茎经炮制并按标准汤剂的主要质量指标加工制成的配方颗粒。

【制法】 取醋莪术（广西莪术）饮片8 000g，加水煎煮，滤过，滤液加入辅料适量，浓缩成清膏（干浸膏出膏率为6.5%～11.0%），加入辅料适量，干燥（或干燥，粉碎），再加入辅料适量，混匀，制粒，制成1 000g，即得。

【性状】 本品为灰黄色至灰褐色的颗粒；气微，味苦。

【鉴别】 取本品适量，研细，取0.5g，加乙醇25ml，超声处理30分钟，滤过，滤液蒸干，残渣加乙醇1ml使溶解，作为供试品溶液。另取莪术（广西莪术）对照药材0.5g，加乙醇25ml，同法制成对照药材溶液。照薄层色谱法（《中国药典》2020年版通则0502）试验，吸取供试品溶液2μl、对照药材溶液5μl，分别点于同一硅胶G薄层板上，以三氯甲烷-甲醇-冰醋酸（96：4：1）为展开剂，预平衡20分钟，展开，取出，晾干，喷以10%硫酸乙醇溶液，在105℃加热至斑点显色清晰，置紫外光灯（365nm）下检视。供试品色谱中，在与对照药材色谱相应的位置上，显相同颜色的荧光斑点。

【特征图谱】 照高效液相色谱法（《中国药典》2020年版通则0512）测定。

色谱条件与系统适用性试验 以十八烷基硅烷键合硅胶为填充剂（柱长为150mm，内径为2.1mm，粒径为1.8μm）；以乙腈-甲醇（2：1）的混合溶液为流动相A，以0.1%磷酸溶液为流动相B，按下表中的规定进行梯度洗脱；流速为每分钟0.32ml；柱温为30℃；检测波长为262nm。理论板数按莪术烯醇峰计算应不低于5 000。

时间（分钟）	流动相A（%）	流动相B（%）
0～16	15	85
16～46	15→30	85→70
46～75	30→73	70→27
75～80	73→100	27→0

参照物溶液的制备 取莪术（广西莪术）对照药材2g，加70%甲醇25ml，超声处理（功率250W，频率40kHz）30分钟，放冷，摇匀，滤过，取续滤液，作为对照药材参照物溶液。另取〔含量测定〕项下的

对照品溶液，作为对照品参照物溶液。

供试品溶液的制备 同〔含量测定〕项。

测定法 分别精密吸取参照物溶液与供试品溶液各1 μl，注入液相色谱仪，测定，即得。

供试品色谱中应呈现6个特征峰，并应与对照药材参照物色谱中的6个特征峰保留时间相对应，其中峰6应与对照品参照物峰保留时间相对应。与莪术烯醇参照物峰相对应的峰为S峰，计算峰2～峰5与S峰的相对保留时间，其相对保留时间应在规定值的±10%之内，规定值为：0.51（峰2）、0.52（峰3）、0.86（峰4）、0.99（峰5）。

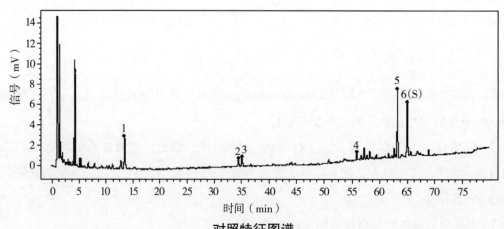

对照特征图谱

峰6（S）：莪术烯醇

参考色谱柱：HSS T3，2.1mm×150mm，1.8 μm

【检查】 应符合颗粒剂项下有关的各项规定（《中国药典》2020年版通则0104）。

【浸出物】 取本品适量，研细，取约2g，精密称定，精密加入乙醇100ml，照醇溶性浸出物测定法（《中国药典》2020年版通则2201）项下的热浸法测定，不得少于6.0%。

【含量测定】 照高效液相色谱法（《中国药典》2020年版通则0512）测定。

色谱条件与系统适用性试验 以十八烷基硅烷键合硅胶为填充剂（柱长为150mm，内径为2.1mm，粒径为1.7 μm）；以乙腈-0.1%磷酸溶液（44：56）为流动相；流速为每分钟0.3ml；柱温为35℃；检测波长为262nm。理论板数按莪术烯醇峰计算应不低于5 000。

对照品溶液的制备 取莪术烯醇对照品适量，精密称定，加甲醇制成每1ml含20 μg的溶液，即得。

供试品溶液的制备 取本品适量，研细，取约0.2g，精密称定，置具塞锥形瓶中，精密加入70%甲醇25ml，称定重量，超声处理（功率250W，频率40kHz）30分钟，放冷，再称定重量，用70%甲醇补足减失的重量，摇匀，滤过，取续滤液，即得。

测定法 分别精密吸取对照品溶液与供试品溶液各1 μl，注入液相色谱仪，测定，即得。

本品每1g含莪术烯醇（$C_{15}H_{22}O_2$）应为0.7～5.0mg。

【注意】 孕妇禁用。

【规格】 每1g配方颗粒相当于饮片8g

【贮藏】 密封。

熟大黄（掌叶大黄）配方颗粒

Shudahuang（Zhangyedahuang）Peifangkeli

【来源】 本品为蓼科植物掌叶大黄 *Rheum palmatum* L. 的干燥根和根茎经炮制并按标准汤剂的主要质量指标加工制成的配方颗粒。

【制法】 取熟大黄（掌叶大黄）饮片2 600g，加水煎煮，滤过，滤液浓缩成清膏（干浸膏出膏率为25.0%～38.4%），加入辅料适量，干燥（或干燥，粉碎），再加入辅料适量，混匀，制粒，制成1 000g，即得。

【性状】 本品为棕黄色至棕褐色的颗粒；气微，味苦而微涩。

【鉴别】 取本品适量，研细，取0.1g，加甲醇20ml，超声处理15分钟，滤过，滤液蒸干，残渣加水10ml使溶解，再加盐酸1ml，加热回流30分钟，立即冷却，用乙醚振摇提取2次，每次20ml，合并乙醚液，蒸干，残渣加三氯甲烷2ml使溶解，作为供试品溶液。另取大黄（掌叶大黄）对照药材0.1g，加水50ml，加热回流45分钟，滤过，滤液蒸干，残渣加甲醇20ml，同法制成对照药材溶液。照薄层色谱法（《中国药典》2020年版通则0502）试验，吸取供试品溶液10μl、对照药材溶液及〔含量测定〕总蒽醌项下的混合对照品溶液各5μl，分别点于同一以羧甲基纤维素钠为黏合剂的硅胶H薄层板上，以石油醚（30～60℃）-甲酸乙酯-甲酸（15∶3∶1）的上层溶液（临用新制）为展开剂，展开，取出，晾干，置紫外光灯（365nm）下检视。供试品色谱中，在与对照药材色谱和对照品色谱相应的位置上，显相同的五个橙黄色荧光主斑点。

【特征图谱】 照高效液相色谱法（《中国药典》2020年版通则0512）测定。

色谱条件与系统适用性试验 以十八烷基硅烷键合硅胶为填充剂；以甲醇为流动相A，以0.05%磷酸溶液为流动相B，按下表中的规定进行梯度洗脱；柱温为35℃；检测波长为265nm。理论板数按大黄酸峰计算应不低于2 000。

时间（分钟）	流动相A（%）	流动相B（%）
0～4	5→20	95→80
4～13	20→35	80→65
13～38	35→41	65→59
38～56	41→47	59→53
56～67	47→50	53→50
67～81	50→75	50→25
81～86	75→100	25→0
86～92	100	0

参照物溶液的制备　取大黄（掌叶大黄）对照药材2g，加水100ml，加热回流1小时，放冷，离心（每分钟3 000转）10分钟，取上清液，蒸干，残渣加80%甲醇50ml，超声处理（功率250W，频率40 kHz）30分钟，放冷，滤过，取续滤液，作为对照药材参照物溶液。另取没食子酸对照品、芦荟大黄素对照品、大黄酸对照品、大黄素对照品、大黄酚对照品、大黄素甲醚对照品适量，加甲醇制成每1ml含没食子酸140 μg，芦荟大黄素、大黄酸、大黄素、大黄酚各16 μg，大黄素甲醚8 μg的混合溶液，作为对照品参照物溶液。

供试品溶液的制备　取本品适量，研细，取1g，加80%甲醇50ml，超声处理（功率250W，频率40kHz）30分钟，放冷，摇匀，滤过，取续滤液，即得。

测定法　分别精密吸取参照物溶液与供试品溶液各10 μl，注入液相色谱仪，测定，即得。

供试品色谱中应呈现15个特征峰，并应与对照药材参照物色谱中的15个特征峰保留时间相对应，其中峰1、峰9、峰11、峰13、峰14、峰15应分别与相应对照品参照物峰保留时间相对应。与大黄酸参照物峰相对应的峰为S峰，计算峰2～峰8、峰10、峰12与S峰的相对保留时间，其相对保留时间应在规定值的±10%之内，规定值为：0.26（峰2）、0.39（峰3）、0.54（峰4）、0.74（峰5）、0.76（峰6）、0.81（峰7）、0.92（峰8）、0.94（峰10）、1.02（峰12）。

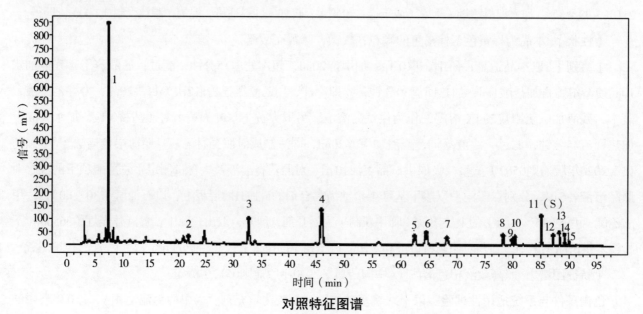

对照特征图谱

峰1：没食子酸；峰9：芦荟大黄素；峰11（S）：大黄酸；
峰13：大黄素；峰14：大黄酚；峰15：大黄素甲醚
参考色谱柱：HSS T3，4.6mm×250mm，5 μm

【检查】　土大黄苷　取本品适量，研细，取0.2g，加甲醇10ml，超声处理20分钟，放冷，滤过，取滤液1ml，加甲醇至10ml，摇匀，作为供试品溶液。另取土大黄苷对照品，加甲醇制成每1ml含10 μg的溶液，作为对照品溶液（临用新制）。照薄层色谱法（《中国药典》2020年版通则0502）试验，吸取上述两种溶液各5 μl，分别点于同一聚酰胺薄膜上，以甲苯-甲酸乙酯-丙酮-甲醇-甲酸（30：5：5：20：0.1）为展开剂，展开，取出，晾干，置紫外光灯（365nm）下检视。供试品色谱中，在与对照品色谱相应的位置上，不得显相同的亮蓝色荧光斑点。

其他　应符合颗粒剂项下有关的各项规定（《中国药典》2020年版通则0104）。

【浸出物】　取本品适量，研细，取约2g，精密称定，精密加入乙醇100ml，照醇溶性浸出物测定法（《中国药典》2020年版通则2201）项下的热浸法测定，不得少于22.0%。

【含量测定】　**总蒽醌**　照高效液相色谱法（《中国药典》2020年版通则0512）测定。

色谱条件与系统适用性试验　以十八烷基硅烷键合硅胶为填充剂；以甲醇-0.1%磷酸溶液（78∶22）为流动相；检测波长为254nm。理论板数按大黄素峰计算应不低于3 000。

对照品溶液的制备　取芦荟大黄素对照品、大黄酸对照品、大黄素对照品、大黄酚对照品、大黄素甲醚对照品适量，精密称定，加甲醇制成每1ml含芦荟大黄素、大黄酸、大黄素、大黄酚各16μg，大黄素甲醚8μg的混合溶液，即得。

供试品溶液的制备　取本品适量，研细，取约0.1g，精密称定，置具塞锥形瓶中，加10%盐酸溶液20ml，超声处理（功率250W，频率40kHz）5分钟，加三氯甲烷50ml，加热回流45分钟，放冷，移至分液漏斗中，分取三氯甲烷液，加无水硫酸钠2g，振摇，滤过，用三氯甲烷20ml洗涤容器，并入分液漏斗中，分取三氯甲烷液，酸液再用三氯甲烷振摇提取3次，每次20ml，三氯甲烷液依次以铺有无水硫酸钠2g的漏斗滤过，合并三氯甲烷液，回收溶剂至干，残渣精密加入甲醇25ml，称定重量，置水浴中微热使溶解，放冷，再称定重量，用甲醇补足减失的重量，摇匀，滤过，取续滤液，即得。

测定法　分别精密吸取对照品溶液与供试品溶液各10μl，注入液相色谱仪，测定，即得。

本品每1g含总蒽醌以芦荟大黄素（$C_{15}H_{10}O_5$）、大黄酸（$C_{15}H_8O_6$）、大黄素（$C_{15}H_{10}O_5$）、大黄酚（$C_{15}H_{10}O_4$）和大黄素甲醚（$C_{16}H_{12}O_5$）的总量计，应为5.5～21.0mg。

游离蒽醌　照高效液相色谱法（《中国药典》2020年版通则0512）测定。

色谱条件与系统适用性试验　以十八烷基硅烷键合硅胶为填充剂（柱长为250mm，内径为4.6mm，粒径为5μm）；以甲醇-0.1%磷酸溶液（78∶22）为流动相；流速为每分钟0.8ml；检测波长为254nm。理论板数按大黄素峰计算应不低于3 000。

对照品溶液的制备　同〔含量测定〕总蒽醌项。

供试品溶液的制备　取本品适量，研细，取约0.2g，精密称定，置具塞锥形瓶中，精密加入甲醇25ml，称定重量，超声处理（功率200W，频率40KHz）30分钟，放冷，再称定重量，用甲醇补足减失的重量，摇匀，滤过，取续滤液，即得。

测定法　分别精密吸取对照品溶液与供试品溶液各10μl，注入液相色谱仪，测定，即得。

本品每1g含游离蒽醌以芦荟大黄素（$C_{15}H_{10}O_5$）、大黄酸（$C_{15}H_8O_6$）、大黄素（$C_{15}H_{10}O_5$）、大黄酚（$C_{15}H_{10}O_4$）和大黄素甲醚（$C_{16}H_{12}O_5$）的总量计，应为1.6～5.5mg。

【规格】　每1g配方颗粒相当于饮片2.6g

【贮藏】　密封。

橘核配方颗粒

Juhe Peifangkeli

【来源】 本品为芸香科植物橘 *Citrus reticulata* Blanco 及其栽培变种的干燥成熟种子经炮制并按标准汤剂的主要质量指标加工制成的配方颗粒。

【制法】 取橘核饮片5 000g，加水煎煮，滤过，滤液浓缩成清膏（干浸膏出膏率为10%～19%），加入辅料适量，干燥（或干燥，粉碎），再加入辅料适量，混匀，制粒，制成1 000g，即得。

【性状】 本品为浅棕黄色至灰黄色的颗粒；气微，味微苦。

【鉴别】 取本品适量，研细，取1g，加乙酸乙酯20ml，超声处理30分钟，滤过，滤液蒸干，残渣加乙酸乙酯1ml使溶解，作为供试品溶液。另取橘核对照药材4g，加水100ml，煎煮30分钟，滤过，滤液蒸干，残渣加乙酸乙酯20ml，超声处理30分钟，滤过，滤液蒸干，残渣加乙酸乙酯0.5ml使溶解，作为对照药材溶液。照薄层色谱法（《中国药典》2020年版通则0502）试验，吸取供试品溶液2μl、对照药材溶液10μl，分别点于同一硅胶G薄层板上，以三氯甲烷-甲醇（15∶0.5）为展开剂，展开，取出，晾干，喷以10%硫酸乙醇溶液，在105℃加热至斑点显色清晰。供试品色谱中，在与对照药材色谱相应的位置上，显相同颜色的斑点。

【特征图谱】 照高效液相色谱法（《中国药典》2020年版通则0512）测定。

色谱条件与系统适用性试验 同〔含量测定〕项。

参照物溶液的制备 取橘核对照药材0.5g，加水30ml，煎煮30分钟，滤过，滤液蒸干，残渣加70%甲醇25ml，超声处理（功率300W，频率40kHz）30分钟，放冷，摇匀，滤过，取续滤液，作为对照药材参照物溶液。另取〔含量测定〕项下的对照品溶液，作为对照品参照物溶液。再取橙皮苷对照品适量，加甲醇制成每1ml含0.1mg的溶液，作为对照品参照物溶液。

供试品溶液的制备 同〔含量测定〕项。

测定法 分别精密吸取参照物溶液与供试品溶液各2μl，注入液相色谱仪，测定，即得。

供试品色谱中应呈现6个特征峰，并应与对照药材参照物色谱中的6个特征峰保留时间相对应，其中峰1、峰4、峰5、峰6应分别与相应对照品参照物峰保留时间相对应。

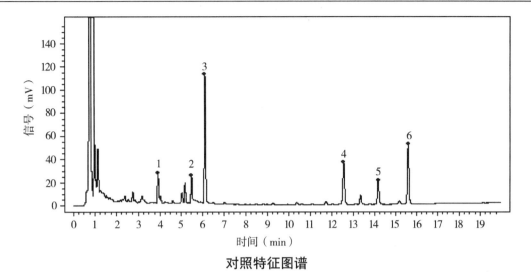

对照特征图谱

峰1：橙皮苷；峰4：柠檬苦素；峰5：诺米林；峰6：黄柏酮
参考色谱柱：BEH C18，2.1mm × 100mm，1.7 μm

【检查】 应符合颗粒剂项下有关的各项规定（《中国药典》2020年版通则0104）。

【浸出物】 取本品适量，研细，取约2g，精密称定，精密加入乙醇100ml，照醇溶性浸出物测定法（《中国药典》2020年版通则2201）项下的热浸法测定，不得少于14.0%。

【含量测定】 照高效液相色谱法（《中国药典》2020年版通则0512）测定。

色谱条件与系统适用性试验 以十八烷基硅烷键合硅胶为填充剂（柱长为100mm，内径为2.1mm，粒径为1.6～2.2 μm）；以乙腈为流动相A，以0.1%磷酸溶液为流动相B，按下表中的规定进行梯度洗脱；流速为每分钟0.3ml；柱温为30℃；检测波长为210nm。理论板数按柠檬苦素峰计算应不低于6 000。

时间（分钟）	流动相A（%）	流动相B（%）
0～10	18→35	82→65
10～20	35→65	65→35

对照品溶液的制备 取柠檬苦素对照品、诺米林对照品、黄柏酮对照品适量，精密称定，加甲醇制成每1ml含柠檬苦素40 μg、诺米林20 μg、黄柏酮10 μg的混合溶液，即得。

供试品溶液的制备 取本品适量，研细，取约0.1g，精密称定，置具塞锥形瓶中，精密加入70%甲醇25ml，称定重量，超声处理（功率300W，频率40kHz）30分钟，放冷，再称定重量，用70%甲醇补足减失的重量，摇匀，滤过，取续滤液，即得。

测定法 分别精密吸取对照品溶液与供试品溶液各2 μl，注入液相色谱仪，测定，即得。

本品每1g含柠檬苦素（$C_{26}H_{30}O_8$）、诺米林（$C_{28}H_{34}O_9$）和黄柏酮（$C_{26}H_{30}O_7$）的总量应为9.5～39.5mg。

【规格】 每1g配方颗粒相当于饮片5g

【贮藏】 密封。

燀桃仁（山桃）配方颗粒

Chantaoren（Shantao）Peifangkeli

【来源】 本品为蔷薇科植物山桃 *Prunus davidiana*（Carr.）Franch. 的干燥成熟种子经炮制并按标准汤剂的主要质量指标加工制成的配方颗粒。

【制法】 取燀桃仁（山桃）饮片4 500g，加水煎煮，滤过，滤液浓缩成清膏（干浸膏出膏率为11%～19%），加入辅料适量，干燥（或干燥，粉碎），再加入辅料适量，混匀，制粒，制成1 000g，即得。

【性状】 本品为灰白色至灰棕色的颗粒；气微，味苦。

【鉴别】 取本品适量，研细，取1.2g，加甲醇30ml，超声处理15分钟，滤过，滤液作为供试品溶液。另取桃仁（山桃）对照药材1g，加水20ml，煎煮30分钟，滤过，滤液蒸干，残渣加甲醇15ml，同法制成对照药材溶液。再取苦杏仁苷对照品，加甲醇制成每1ml含2mg的溶液，作为对照品溶液。照薄层色谱法（《中国药典》2020年版通则0502）试验，吸取供试品溶液与对照品溶液各5～10μl、对照药材溶液10～15μl，分别点于同一硅胶G薄层板上，以三氯甲烷-乙酸乙酯-甲醇-水（15：40：22：10）5～10℃放置12小时的下层溶液为展开剂，展开，取出，立即喷以磷钼酸硫酸溶液（取磷钼酸2g，加水20ml使溶解，再缓缓加入硫酸30ml，混匀），在105℃加热至斑点显色清晰。供试品色谱中，在与对照药材色谱和对照品色谱相应的位置上，显相同颜色的斑点。

【特征图谱】 照高效液相色谱法（《中国药典》2020年版通则0512）测定。

色谱条件与系统适用性试验 同〔含量测定〕项。

参照物溶液的制备 取桃仁（山桃）对照药材0.3g，加水50ml，加热回流30分钟，放冷，离心，取上清液水浴蒸干，残渣加50%甲醇使溶解，并转移至50ml量瓶中，用50%甲醇稀释至刻度，超声处理（功率250W，频率40kHz）30分钟，放冷，滤过，取续滤液，作为对照药材参照物溶液。另取苦杏仁苷对照品、色氨酸对照品适量，加70%甲醇制成每1ml含苦杏仁苷80μg、色氨酸10μg的混合溶液，作为对照品参照物溶液。

供试品溶液的制备 同〔含量测定〕项。

测定法 分别精密吸取参照物溶液与供试品溶液各2μl，注入液相色谱仪，测定，即得。

供试品色谱中应呈现5个特征峰，并应与对照药材参照物色谱中的5个特征峰保留时间相对应，其中峰1、峰5应分别与相应对照品参照物峰保留时间相对应。

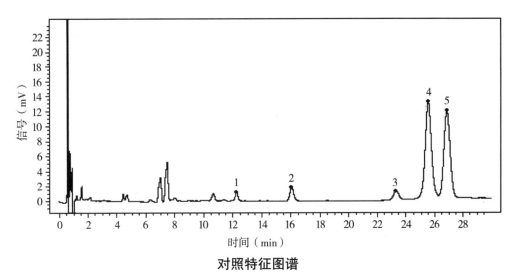

对照特征图谱

峰1：色氨酸；峰4：L-苦杏仁苷；峰5：苦杏仁苷
参考色谱柱：HSS T3 C18，2.1mm×100mm，1.8μm

【检查】 **溶化性** 照颗粒剂溶化性检查方法（《中国药典》2020年版通则0104）检查，加热水200ml，搅拌5分钟（必要时加热煮沸5分钟），立即观察，应全部溶化或轻微浑浊，不得有焦屑或异物。

重金属及有害元素 照铅、镉、砷、汞、铜测定法（《中国药典》2020年版通则2321原子吸收分光光度法或电感耦合等离子体质谱法）测定，铅不得过5mg/kg；镉不得过1mg/kg；砷不得过2mg/kg；汞不得过0.2mg/kg；铜不得过20mg/kg。

黄曲霉毒素 照真菌毒素测定法（《中国药典》2020年版通则2351）测定。

本品每1 000g含黄曲霉毒素B_1不得过5μg，含黄曲霉毒素G_2、黄曲霉毒素G_1、黄曲霉毒素B_2和黄曲霉毒素B_1的总量不得过10μg。

其他 应符合颗粒剂项下有关的各项规定（《中国药典》2020年版通则0104）。

【浸出物】 取本品适量，研细，取约2g，精密称定，精密加入乙醇100ml，照醇溶性浸出物测定法（《中国药典》2020年版通则2201）项下的热浸法测定，不得少于30.0%。

【含量测定】 照高效液相色谱法（《中国药典》2020年版通则0512）测定。

色谱条件与系统适用性试验 以十八烷基硅烷键合硅胶为填充剂（柱长为100mm，内径为2.1mm，粒径为1.8μm）；以乙腈为流动相A，以0.2%磷酸溶液为流动相B，按下表中的规定进行梯度洗脱；流速为每分钟0.4ml；柱温为30℃；检测波长为210nm。理论板数按苦杏仁苷峰计算应不低于5 000。

时间（分钟）	流动相A（%）	流动相B（%）
0～3	3	97
3～5	3→4	97→96
5～28	4	96
28～33	4→100	96→0

对照品溶液的制备　取苦杏仁苷对照品适量，精密称定，加70%甲醇制成每1ml含80μg的溶液，即得。

供试品溶液的制备　取本品适量，研细，取约0.1g，精密称定，置具塞锥形瓶中，精密加入70%甲醇50ml，称定重量，超声处理（功率250W，频率40kHz）30分钟，放冷，再称定重量，用70%甲醇补足减失的重量，摇匀，滤过，取续滤液，即得。

测定法　分别精密吸取对照品溶液与供试品溶液各2μl，注入液相色谱仪，测定，即得。

本品每1g含苦杏仁苷（$C_{20}H_{27}NO_{11}$）应为26.0～66.0mg。

【规格】　每1g配方颗粒相当于饮片4.5g

【贮藏】　密封。

附　录

附录 I　广东省中药配方颗粒质量控制与标准制定技术要求（试行）

为满足广东省中药配方颗粒的临床使用需求，规范广东省中药配方颗粒的标准研究，体现中药配方颗粒质量控制的特点，广东省药品监督管理局参照国家药品监督管理局《中药配方颗粒质量控制与标准制定的技术要求》，结合广东省中药配方颗粒产业实际，制定本规范。

一、基本要求

中药配方颗粒是由单味中药饮片经水加热提取、分离、浓缩、干燥、制粒而成的颗粒，在中医药理论指导下，按照中医临床处方调配后，供患者冲服使用。

（一）具备汤剂的基本属性

中药配方颗粒的制备，除成型工艺外，其余应与传统汤剂基本一致，即以水为溶媒加热提取，采用物理方法进行固液分离、浓缩、干燥、颗粒成型等工艺生产。

（二）符合颗粒剂通则有关要求

除另有规定外，中药配方颗粒应符合《中国药典》现行版制剂通则颗粒剂项下的有关规定。根据各品种的性质，可使用颗粒成型必要的辅料，辅料用量以最少化为原则。除另有规定外，辅料与中间体（浸膏或干膏粉，以干燥品计）之比一般不超过1∶1。

（三）符合品种适用性原则

对于部分自然属性不适宜制成中药配方颗粒的品种，原则上不应制备成中药配方颗粒。

二、研究用样品及对照物质的要求

（一）研究用样品

研究用样品应具有代表性，所用中药材产地应覆盖品种生产拟采用中药材的道地产地或主产区，每个中药材产地的样品不少于3批，并从产地环境条件、质量水平等方面对样品批次、数量的代表性进行合理评价，至少应收集15批以上中药材样品，经相关专业技术人员鉴定合格后，制成中药饮片和标准汤剂。其中至少有3批应达到商业规模的量，以满足备案用样品的要求。样品保存应符合各品种项下的贮藏要求。所有样品均应按要求留样。

（二）对照物质

标准制定应使用国家法定部门认可的对照物质（包括对照品、对照提取物和对照药材）。若使用的对照物质是自行研制的，应按照相关要求向广东省药品检验所报送相应的对照物质研究资料和对照物质实物样品。

三、原辅料要求

（一）中药材

供饮片生产用中药材应符合现行版《中国药典》、其他国家标准或《广东省中药材标准》等省级中药材标准中的相关规定。应固定基原、采收时间、产地加工方法、药用部位等并说明选择依据。其中，同时收载在广东省中药材标准与其他省份中药材标准中且具有相同基原的品种，应优先执行广东省中药材标准。

（二）中药饮片

1. 供中药配方颗粒生产用饮片应符合现行版《中国药典》、其他国家标准或《广东省中药饮片炮制规范》等省级中药饮片炮制规范中饮片相关要求及炮制通则的规定，其中广东省中药饮片炮制规范和其他省份中药饮片均有收载的同名品种，应优先执行广东省中药饮片炮制规范的要求。企业应结合中药材实际质量情况和工艺控制水平制定企业内控标准及关键控制指标，并提供3批检验报告书。

2. 应明确中药饮片炮制方法及条件，明确关键生产设备、规模、收率及辅料、包材、包装、贮藏条件等，说明相应的生产过程质量控制方法。

（三）提取用溶媒

中药配方颗粒提取用溶媒为制药用水，不得使用酸、碱、有机溶媒。

（四）药用辅料

供中药配方颗粒生产用辅料应符合药用要求，并提供相关的证明性文件、来源、质量标准、检验报告书及选用依据。

（五）直接接触药品的包装材料和容器

直接接触药品的包装材料或容器应符合药用要求，并提供相关的证明性文件、来源、质量标准、检验报告书及选用依据，必要时应进行相容性研究。

四、标准汤剂要求

中药饮片是中医药发挥临床疗效的重要药用物质，其安全性、有效性已得到广泛认可，其习用方式以汤剂为主。单味中药配方颗粒是单味中药饮片的水提物，为使中药配方颗粒能够承载中药饮片的安全性、有效性，需要以标准汤剂为桥接，该标准汤剂为衡量单味中药配方颗粒是否与其相对应的单味中药饮片临床汤剂基本一致的物质基准。标准汤剂中的"标准"主要涵盖了投料中药饮片的道地性、提取工艺的统一性及质量控制的严谨性。

研究表征标准汤剂，需由不少于15批有代表性的原料，遵循中医药理论，分别按照临床汤剂煎煮方法规范化煎煮，固液分离，经适当浓缩制得或经适宜方法干燥制得后，测定其出膏率、有效（或指标）成分的含量及转移率等，计算相关均值，并规定其可接受变化的范围。中药配方颗粒的所有药学研究均须与标准汤剂进行对比。

（一）研究表征标准汤剂用原料

供研究表征标准汤剂的原料包括中药材及其中药饮片，除应符合上述研究用样品的要求和原辅料要求外，其中药饮片规格应与《中国药典》一致。

（二）研究表征标准汤剂用汤剂的制备

由单味中药饮片制备其汤剂，包括煎煮、固液分离、浓缩和干燥等步骤，应固定方法、设备、工艺参数和操作规程。

1. 煎煮。

在充分研究古今文献的基础上，考虑中药药性、药用部位、质地等因素，并参照原卫生部、国家中医药管理局《医疗机构中药煎药室管理规范》（国中医药发〔2009〕3号），固定前处理方法、煎煮次数、加水量、煎煮时间等相关参数进行煎煮。煎煮用设备不做统一规定（但不得使用连续回流提取设备），实验报告和申报资料中应注明设备名称及型号。建议每次煎煮使用的中药饮片量一般不少于100克，花、叶类等中药饮片可酌减。

（1）前处理：待煎中药饮片应符合现行版《中国药典》规定的相关要求，还应参考传统经验对中药饮片进行必要的处理。例如，视中药饮片质地按中药调剂"逢壳必捣，逢籽必破"等要求对中药饮片进行捣碎或破壳的处理，其中破壳率应不低于90%。

（2）浸泡：待煎中药饮片应当先行浸泡，浸泡时间应根据中药饮片的质地确定，一般不少于30分钟。

（3）煎煮次数：每剂药一般煎煮两次。

（4）加水量：由于中药饮片的质地和吸水率相差较大，应根据不同的中药饮片确定加水量。加水量一般以浸过药面2~5厘米为宜，花、草类中药饮片或煎煮时间较长的中药饮片可酌量加水。

（5）煎煮时间：煎煮时间应当根据药性及功能主治确定。一般煮沸后再煎煮30分钟；解表类、清热类、芳香类药物不宜久煎，煮沸后再煎煮20分钟为宜；质地较硬的中药饮片可适当延长煎煮时间；滋补类中药饮片先用武火煮沸后，改用文火慢煎约60分钟。第二煎时间可适当缩短。

中药饮片药性、功效、质地及吸水性差异较大，当上述参数无法满足《医疗机构中药煎药室管理规范》的要求时，应酌情加减，并提供数据参数。

2. 固液分离。

（1）分离：应趁热进行固液分离，滤材目数应在100目以上，要固定方法、设备、耗材和条件。

（2）混合：将两煎药液混合，备用。

3. 浓缩和干燥。

上述煎煮混合液，一般经浓缩制成规定量的浸膏或经适宜的干燥方法制成干燥品。浓缩可采用减压浓缩方法进行低温浓缩，温度一般不超过65℃。干燥采用冷冻干燥或其他适宜的方法进行，以保证其质量的稳定和易于溶解。

（三）标准汤剂的表征与应用

标准汤剂的表征，需用至少以下3个参数。

1. 出膏率：以干膏粉计算浸膏得率及标准偏差（SD）。均值加减3倍SD（或均值的70%~130%）为出膏率的允许范围。

2. 有效（或指标）成分的含量及含量转移率：制定有效（或指标）成分的含量测定方法，测得各批次标准汤剂中有效（或指标）成分的含量，计算转移率和标准偏差。转移率可接受的范围为均值加减3倍SD（或均值的70%~130%），根据含量测定得到的有效（或指标）成分的含量，确定含量限度及范围。

对于中药饮片标准中规定有挥发油含量测定项目的以及中医临床处方规定"后下"的含挥发油成分的中药饮片，应采用适宜的挥发油含量测定方法测定其煎煮液中挥发油含量。

3. 特征图谱或指纹图谱：建议采用液相或气相色谱法，比较主要成分色谱峰的个数，规定其相对保留时间等（计算方法另行规定）。用相似度评价软件生成标准汤剂对照特征图谱，并标注其样品浓度（每毫升相当于多少克饮片）。当对照特征图谱相对保留时间难以满足要求时，可用对照药材、对照提取物或多个对照品作为随行对照，规定应与随行对照的保留时间一致。

中药配方颗粒所有药学研究，包括工艺参数确定、质控方法和指标选择、限度制定等，原则上应以标准汤剂的上述3个参数为依据进行对比研究。鼓励采用指纹图谱表征标准汤剂。

五、生产工艺要求

（一）生产工艺研究

1. 工艺合理的评价指标。

中药配方颗粒生产工艺研究应以标准汤剂为对照，以出膏率、主要成分含量转移率、指纹图谱或特征图谱的一致性为考察指标，对原料、中间体及成品制备过程中的量质传递和物料平衡进行全面研究，确定各项工艺参数。

2. 提取。

参照标准汤剂制备工艺放大至商业规模。应对影响质量的主要工艺参数进行研究与评价。明确中药饮片切制（破碎）规格、提取方法、提取温度、加水量、提取次数等主要参数。

对于含挥发油且传统煎煮需后下的中药饮片，商业规模生产时可先行提取挥发油，然后按"标准汤剂"中挥发油含量转移率范围，计算出挥发油加入量，按比例重新加入。

3. 固液分离。

对所选用固液分离方法、设备参数进行考察，确定技术参数。

4. 浓缩。

对所选用浓缩方法、温度、真空度等进行考察，明确对考察指标的影响，确定技术参数。

5. 干燥。

对所选用干燥方法、设备及其工艺参数进行考察，明确对考察指标的影响，确定技术参数。若干燥过程中需要使用辅料，应对辅料的种类及用量进行考察，确定辅料品种及最小用量。

6. 成型。

应进行制剂处方和成型工艺研究，包括辅料的种类和用量、制粒方法、干燥方法、设备及其技术参数、成品得率、包装材料等，明确辅料的种类、用量和各项工艺参数以及直接接触药品的包装材料。

制剂处方可适当加入辅料进行调整，以保证建立统一固定的颗粒与中药饮片折算关系，方便临床调剂，并考虑辅料使用量最少化，除另有规定外，辅料与中间体之比一般不超过1：1。

7. 生产工艺的确立。

根据提取、固液分离、浓缩、干燥和成型工艺研究结果，建立中药配方颗粒生产工艺，明确各项工艺参数，制定放大生产方案。

（二）生产试验与过程控制

根据放大生产方案，进行3批以上中药配方颗粒生产试验，根据商业规模试验或验证批次数据，结合研发试验批次数据综合评价，确定各项生产工艺参数，明确生产过程质控点及控制方法，建立生产工艺规程。

（三）中间体要求

在制备中药配方颗粒过程中，符合要求的中药材制成中药饮片后，根据中药配方颗粒生产工艺要求，应在工艺规程中建立投料方案。可制定混批调配等处理方法，以解决原料质量波动问题；然后按照规定的工艺，经提取、分离、浓缩后得到中间体，并制定适宜的生产工艺规程。

应制定中间体标准，并须与标准汤剂进行对比。以表征标准汤剂的参数作为商业规模中间体的各项指标理论值，通过生产放大后，确定生产的实际工艺参数，制定中间体出膏率、含量上下限范围、特征图谱或指纹图谱。

（四）量质传递要求

通过中药材质量考察、中药饮片炮制、标准汤剂、制备工艺等项研究，明确关键质量属性。以出膏率、含量及含量转移率、特征图谱或指纹图谱、浸出物等的值为表征，详细说明生产全过程的量质传递情况，设定可接受的变异范围及理由，从原料到中间体再到成品生产全过程的量质传递应具相关性、可行性和合理性。

（五）清洁工艺

应严格按照《药品生产质量管理规范》（GMP）要求进行清洁。

六、标准制定的要求

为了有效控制中药配方颗粒生产各环节的质量，应分别建立中药材、中药饮片、中间体（浸膏或干膏粉）和成品的标准，实现全过程质量控制。标准研究应符合中药质量标准研究制定相关技术要求的规定。

根据中药配方颗粒的特点，加强专属性鉴别和多成分、整体质量控制。应建立与药效相关的活性成分或指标成分的含量测定项，并采用指纹图谱或特征图谱等方法进行整体质量评价，必要时可建立生物活性评价方法。

标准研究中，应进行原料、中间体、成品与"标准汤剂"的比对研究，以明确关键质量属性，并说明生产全过程量值传递和各项指标设定的合理性。中药材、中药饮片的标准应参照《国家药品标准工作手册》中相关技术要求制定，其中薄层色谱鉴别、含量测定、指纹图谱或特征图谱等项目设置应与中药配方颗粒质量标准具有相关性。对于来源复杂的原料药材，必要时采用DNA分子鉴别技术进行物种真伪鉴别。中间体标准参照中药配方颗粒的标准制定。当原标准发布机构对生产用中药材和中药饮片的质量标准进行更新后，配方颗粒的生产单位应及时按照更新后的标准开展研究。除因上述情形而变更生产用中药材和中药饮片质量标准的生产单位外，均应按新的中药配方颗粒品种重新开展研究。

中药配方颗粒的标准内容主要包括：名称、来源、生产用饮片质量标准、制法、性状、鉴别、检查、浸出物、指纹图谱或特征图谱、含量测定、规格、贮藏等。应提供相应的中药配方颗粒标准与起草说明。标准正文应按《中国药典》《广东省中药材标准》《广东省中药饮片炮制规范》等中药质量标准正文格式编写；标准起草说明应按国家药品质量标准和广东省中药质量标准起草说明编写相关要求编写。

（一）名称

包括中文名和汉语拼音。命名以"饮片名+配方颗粒"构成，饮片名称按照法定标准命名，如"醋白芍配方颗粒"。对于不同基原品种，或临床习用需区分特定产地的品种，在×××配方颗粒名称中加括号标注其植物的中文名，如"溪黄草（线纹香茶菜）配方颗粒"或"溪黄草（溪黄草）配方颗粒"，"党参（潞党参）配方颗粒"。对于来源植物名称与药材名称相同的可不标注。

（二）来源

本品为×××经炮制并按标准汤剂的主要质量指标加工制成的配方颗粒。例如，"本品为毛茛科植物芍药 *Paeonia lactiflora* Pall. 的干燥根经炮制并按标准汤剂的主要质量指标加工制成的配方颗粒。"来源如为多基原药材，应固定一个基原，不同基原的药材不可相互混用。

（三）生产用饮片的炮制

对于非现行版《中国药典》收载的饮片品种，需准确表述生产用饮片的炮制依据。如醋白芍收载于《广东省中药饮片炮制规范（第一册）》，【生产用饮片的炮制】应描述为"应按照《广东省中药饮片炮制规范（第一册）》醋白芍项下的规定炮制"。

（四）制法

根据"生产工艺要求"项下记载的制备工艺进行简要描述，包括投料量、制备过程、主要参数、出膏率范围、辅料及其用量范围、制成量等。

（五）性状

包括颜色、形态、气味等特征。

（六）鉴别

根据中药配方颗粒各品种及其原料的性质可采用理化鉴别、色谱鉴别等方法，建立的方法应符合重现性、专属性和耐用性的验证要求。

理化鉴别应根据所含成分的化学性质选择适宜的专属性方法。色谱鉴别，包括薄层色谱法、高效液相色谱法、气相色谱法，具有直观、承载信息量大、专属性强等特点，可作为中药配方颗粒鉴别的主要方法。

（七）检查

中药配方颗粒应符合现行版《中国药典》制剂通则颗粒剂项下的有关规定，另应根据原料中可能存在的有毒有害物质、生产过程中可能造成的污染、剂型要求、贮藏条件等建立检查项目。检查项目应能真实反映中药配方颗粒质量，并保证安全与有效。所有中药配方颗粒都应进行有毒有害物质的检查研究。以栽培中药材为原料生产的中药配方颗粒，农药残留检查可根据可能使用农药的种类进行研究；以易于霉变的中药材（如种子类、果实类中药材等）为原料生产的中药配方颗粒，应进行真菌毒素的检查研究。根据研究结果制订合理限度，列入标准正文。

（八）浸出物

应根据该品种所含主要成分类别，选择适宜的溶剂进行测定，根据测定结果制定合理限度。由于中药配方颗粒均以水为溶剂进行提取，同时其辅料多为水溶性辅料，因此，浸出物检查所用的溶剂一般选择乙醇或适宜的溶剂，并考察辅料的影响。

（九）特征图谱或指纹图谱

由于中药配方颗粒已经不具备饮片性状鉴别的特征，应建立以对照药材、对照提取物或多个对照品为随行对照的特征图谱、指纹图谱。特征图谱可从供试品与随行对照药材、对照提取物或多个对照品色谱峰的对应情况进行结果评价。指纹图谱可采用中药指纹图谱相似度评价系统对供试品图谱的整体信息（包括其色谱峰的峰数、峰位及峰高或峰面积的比值等）进行分析，得到相似度值进行结果评价。主要成分在特征或指纹图谱中应尽可能得到指认。

应重点考察主要工艺过程中图谱的变化。在对中药材产地、采收期、基原调查基础上建立作为初始原料的中药材特征图谱或指纹图谱。中药材、中药饮片、中间体、中药配方颗粒特征图谱或指纹图谱应具相关性，并具有明确的量质传递规律。

中药配方颗粒特征图谱或指纹图谱的测定一般采用色谱法，如采用高效液相色谱法，根据中药配方颗粒品种多批次、检验量大的特点，亦可考虑采用超高效液相色谱法。

（十）含量测定

应选择与功能主治及活性相关的专属性成分作为含量测定的指标，并尽可能建立多成分含量测定方法。应选择样品中原型成分作为测定指标，避免选择水解、降解等产物或无专属性的指标成分及微量成分作为指标。对于被测成分含量低于0.01%者，可增加有效组分的含量测定，如总黄酮、总生物碱、总皂苷等。

中药配方颗粒含量测定应选择具有专属性的方法，否则应采用其他方法进行补充，以达到整体的专属性。选用的分析方法必须按照现行版《中国药典》"分析方法验证指导原则"的要求进行验证。应根据实验数据制定限度范围，一般规定上下限，以"本品每1g含×××应为×××～×××mg"表示。

由于中药配方颗粒的品种多、批次多、检验数据量大，在选择测定方法时，可考虑采用超高效液相色谱方法。高效液相色谱方法与超高效液相色谱方法转换应进行必要的方法学验证。包括分离度、峰纯度和重现性。如果转换前后待测成分色谱峰顺序及个数不一致、检测结果明显不一致，或涉及不合格情况，应放弃方法转换。选择超高效液相色谱方法时，标准正文项下可规定色谱柱规格，但色谱柱品牌和生产厂家一般不作规定。

（十一）规格

根据制法项下投料量和制成量计算规格，以"每1g配方颗粒相当于饮片××g"来表示。如规格不是整数，一般保留不多于两位的小数。

七、稳定性试验要求

中药配方颗粒的稳定性试验应按照国家药品监督管理局药品审评中心发布的《中药、天然药物稳定性研究技术指导原则》进行研究。其中，长期稳定性试验一般考察12～24个月，根据考察结果确定中药配方颗粒的保质期（不列入标准）。申报标准时可提供6个月的室温稳定性试验数据。

八、标准复核技术要求

为保证中药配方颗粒标准中检测方法的科学性、重现性和可行性，规范标准复核的试验工作，特制定本技术要求。

中药配方颗粒标准复核为验证性检验复核，具体要求如下：

（一）实验室条件的要求

1. 从事中药配方颗粒标准复核检验的实验室，应通过省级相关部门的资质认定或为国家实验室认可的省级药品检验机构（含副省级）。

2. 具有完善的中药检验仪器设备和必要的设施，符合药品检验的质量保证体系和技术要求。

3. 曾经承担过药品标准复核等相关工作。

（二）标准复核人员要求

1. 承担标准复核工作的检验机构应指定标准复核负责人专门负责复核工作，应对复核实验过程进行监督，及时处理和解决实验中出现的问题，并对实验结果进行审查和负责。标准复核负责人应具有高级技术职称（或相应技术水平），具有较丰富的药品标准研究和起草经验，能指导标准复核承担人员进行实验复核。

2. 标准复核承担人员应具有中级及以上技术职称（或具备相应技术水平），具有一定的药品标准起草、复核经验。

（三）复核资料、样品、对照物质要求

1. 实验复核负责人和承担人员应首先审阅起草单位提供的技术资料（请复核公文、中药配方颗粒标准草案、起草说明、复核用样品检验报告书、复核用样品、复核用对照物质等），确认上述资料完整并基本符合起草技术要求后，安排实验复核工作。否则，应向起草单位提出补充资料或退回的要求。

2. 复核用样品，应为商业规模生产的3个批号样品，样品量应为一次检验用量的3倍。

3. 复核用对照物质，由起草单位提供给复核单位，如为新增对照物质，应提供新增对照物质相应的技术资料。

（四）复核试验技术要求

承担复核任务的实验室应按照下述要求对起草单位寄送的样品及资料进行复核检验，当复核结果无法重现时，实验室应另指派一名经验丰富的检验人员进行复核。

1. 性状。

考察标准草案中描述的性状是否与样品符合。性状中的颜色描述是否规定了一定的幅度范围。气、味规定是否合适。

2. 鉴别。

考察设立的鉴别项目是否具有专属性和良好的重现性。薄层色谱鉴别，应考察供试品取样量、制备方法是否合理，对照品配制溶剂、浓度是否适宜；对照药材用量、制备方法是否合理；固定相、展开剂、点样量、显色条件和检视方法是否适宜；色谱分离是否良好，斑点是否清晰，供试品和对照物质的色谱特征是否一致，方法是否具有专属性（必要时，采用阴性对照进行验证）。

3. 特征图谱。

应考察色谱条件是否合适，色谱峰分离是否良好，相对保留时间是否稳定（或与随行对照的匹配性是否良好），重现性是否良好，方法是否可行。

4. 检查。

有特殊限量规定和通则外检查项目的按标准草案方法进行试验，考察可行性和限度的合理性。其余按现行版《中国药典》四部通则规定的方法实验复核，复核结果应在限度范围内。

5. 浸出物测定。

考察供试品取样量、溶剂及使用量等是否适宜，限度值是否合理。复核测定两份结果的相对平均偏差不得大于2%（测量值减去平均值的绝对值，再除以平均值，最后乘100%或两数之差的绝对值除以两数之和，再乘100%）。与起草单位数据的相对平均偏差不得大于10%。

6. 含量测定。

应对含量测定方法的专属性、重现性、可行性进行验证复核。复核测定平行两份结果的相对平均偏差不得大于3%（薄层色谱扫描法等误差相对较大的方法可适当放宽至5%）。与起草单位数据的相对平均偏差不得大于10%。当含量测定方法与原料药材国家标准收载的方法不同时，复核过程中应对方法专属性、准确度、重复性进行验证。

（1）高效液相色谱法。

考察供试品取样量、提取和纯化方法等是否适宜；对照品用量、浓度、溶剂等是否适宜；色谱柱类型、流动相（组成和比例）、洗脱梯度、检测波长（或其他检测器参数）是否合理；色谱分离效果是否良好；理论板数和分离度等规定的数值是否可行；被测成分峰是否被干扰；供试品中的被测成分测定量是否在线性范围内；含量限度是否合理。

（2）气相色谱法。

考察供试品取样量、提取和纯化方法等是否适宜；对照品用量、浓度、溶剂等是否适宜；固定液种类、程序升温梯度、柱温、检测器温度、进样口温度等参数设置是否合理；色谱分离效果是否良好；理论板数和分离度等规定的数值是否可行；被测成分峰是否被干扰；供试品中的被测成分测定量是否在线性范围内；含量限度是否合理。

（3）紫外-可见分光光度法。

采用对照品比较法时，应考察供试品取样量、提取和纯化方法、稀释倍数是否适宜；测定用溶剂、对照品浓度、测定波长、吸光度值（应为0.3~0.7）等是否合理；含量限度是否合理。

采用比色法测定时，考察供试品取样量、提取和纯化方法、稀释倍数、显色剂的用量等是否适宜；显色条件如温度、时间等是否合理；供试品溶液中被测成分测定量是否在标准曲线测定范围；重现性是否良好；含量限度是否合理。

（4）薄层色谱扫描法。

考察供试品取样量、提取和纯化方法、点样量等是否适宜；对照品用量、浓度、溶剂、点样量是否适宜；固定相、展开剂、显色剂和检视方法是否适宜；扫描方式、测定波长是否合理；色谱分离、扫描效果是否良好；供试品中被测成分量是否在线性范围内；测定结果是否重现良好；含量限度是否合理。

（五）复核资料要求

1. 复核单位应提供如下资料：（1）复核结果（意见）回复公文；（2）三批复核检验报告；（3）复核总结报告。

复核总结报告应当对复核过程和结果进行总结。内容包括对起草单位提供的技术资料的审核情况、实验复核工作过程（包括数据、彩色照片、图谱等）及结果（包括与起草单位数据比对结果等），并根据复核结果，对标准草案中各项内容提出复核意见及复核结论等。特别是根据复核结果对起草标准作出的修改，应在总结报告中详尽说明。

2. 起草单位应根据复核意见作出相应的说明。

附录Ⅱ　制备过程常用的辅料

一、倍他环糊精

是指参照《中国药典》2020年版四部规定的倍他环糊精。

倍他环糊精是环状糊精葡萄糖基转移酶作用于淀粉而生成的7个葡萄糖以 α-1，4-糖苷键结合的环状低聚糖。按干燥品计算，含（$C_6H_{10}O_5$）$_7$ 应为98.0%～102.0%。为白色结晶或结晶性粉末。在水中略溶，在甲醇、乙醇或丙酮中几乎不溶。比旋度为+160°～+164°。药用辅料，可作包合剂和稳定剂等。

二、糊精

是指参照《中国药典》2020年版四部规定的糊精。

糊精是淀粉在少量酸和干燥状态下经加热改性而制得的聚合物。为白色或类白色的无定形粉末。在沸水中易溶，在乙醇或乙醚中不溶。有引湿性。药用辅料，可作填充剂和黏合剂等。

三、麦芽糊精

是指参照《中国药典》2020年版四部规定的麦芽糊精。

麦芽糊精是淀粉经酶法或酸法水解后精制而得。为白色或类白色的粉末或颗粒，微臭。在水中易溶，在无水乙醇中几乎不溶。有引湿性。药用辅料，可作稀释剂、黏合剂和增稠剂等。

四、乳糖

是指参照《中国药典》2020年版四部规定的乳糖。

乳糖是4-O-β-D-吡喃半乳糖基-D-葡萄糖一水合物。按无水物计算，含 $C_{12}H_{22}O_{11}$ 应为98.0%～102.0%。为白色至类白色的结晶性颗粒或粉末。在水中易溶，在乙醇、三氯甲烷或乙醚中不溶。比旋度为+54.4°～+55.9°。药用辅料，可作填充剂和矫味剂等。

五、二氧化硅

是指参照《中国药典》2020年版四部规定的二氧化硅。

二氧化硅是硅酸钠与酸（如盐酸、硫酸、磷酸等）反应或与盐（如氯化铵、硫酸铵、碳酸氢铵等）反应产生的硅酸沉淀（即水合二氧化硅），经水洗涤、除去杂质后干燥而制得。按炽灼品计算，含 SiO_2 不得少于99.0%。为白色疏松的粉末。在热的氢氧化钠试液中溶解，在水或稀盐酸中不溶。药用辅料，可作助流剂和助悬剂等。

六、硬脂酸镁

是指参照《中国药典》2020年版四部规定的硬脂酸镁。

硬脂酸镁是镁与硬脂酸化合而成，系以硬脂酸镁（$C_{36}H_{70}MgO_4$）与棕榈酸镁（$C_{32}H_{62}MgO_4$）为主要成分的混合物。按干燥品计算，含Mg应为4.0%～5.0%。为白色轻松无砂性的细粉，微有特臭。在水、乙醇或乙醚中不溶。与皮肤接触有滑腻感。药用辅料，可作润滑剂等。

七、可溶性淀粉

是指参照《中国药典》2020年版四部规定的可溶性淀粉。

可溶性淀粉是淀粉通过酸水解等方法加工，改善其在水中溶解度而制得。为白色或类白色粉末。在沸水中溶解，在水或乙醇中不溶。有引湿性。药用辅料，可作稀释剂和黏合剂等。

八、羧甲淀粉钠

是指参照《中国药典》2020年版四部规定的羧甲淀粉钠。

羧甲淀粉钠是淀粉在碱性条件下与氯乙酸作用生成的淀粉羧甲基醚的钠盐。为白色或类白色粉末，无臭、无味。在乙醇中不溶。有引湿性。药用辅料，可作崩解剂和填充剂等。

九、聚维酮K30

是指参照《中国药典》2020年版四部规定的聚维酮K30。

聚维酮K30是吡咯烷酮和乙炔在加压下生成的乙烯基吡咯烷酮单体，在催化剂作用下聚合得到的1-乙烯基-2-吡咯烷酮均聚物。按无水物计算，含N应为11.5%～12.8%。为白色至乳白色粉末，无臭或稍有特臭。在水、甲醇或乙醇中易溶，在丙酮中极微溶解，在乙醚中不溶。极具引湿性。药用辅料，可作黏合剂和助溶剂等。

十、无水枸橼酸

是指参照《中国药典》2020年版四部规定的无水枸橼酸。

无水枸橼酸是2-羟基丙烷-1，2，3-三羧酸。按无水物计算，含$C_6H_8O_7$应为99.5%～100.5%。为无色的半透明结晶、白色颗粒或白色结晶性粉末。在水中极易溶解，在乙醇中易溶。在干燥空气中微有风化性，水溶液显酸性反应。药用辅料，可作pH调节剂、稳定剂和酸化剂等。

十一、碳酸氢钠

是指参照《中国药典》2020年版四部规定的碳酸氢钠。

碳酸氢钠是在碳酸钠饱和溶液中通入二氧化碳生成的碳酸氢钠，经干燥而得。或以氯化钠、氨、二氧化碳为原料，在一定条件下反应，生成碳酸氢钠和氯化铵，利用其溶解度差异经分离、干燥而得。按干燥品计算，含$NaHCO_3$不得少于99.0%。为白色结晶性粉末。在潮湿空气中即缓缓分解。水溶液放置稍久，或振摇，或加热，碱性即增强。药用辅料，可作碱化剂等。

十二、乙醇

是指参照《中国药典》2020年版四部规定的乙醇。

乙醇为无色澄清的液体。微有特臭，加热至约78℃即沸腾。相对密度不大于0.8129，相当于含C_2H_6O不少于95.0%（ml/ml）。易挥发，易燃烧，燃烧时显淡蓝色火焰。药用辅料，可作溶剂。

索　引

汉语拼音索引

药材拉丁学名索引